《黃帝內經》是人類歷史上最早、最完整的醫學巨著，
是一部生命科學與生命哲學，天人合一的養生健康聖典。

通俗易懂、經絡穴位完全圖解全書。
適合全家平時防病、必要時治病的各種方案！

黃帝內經
經絡按摩健康全書

曾子孟　著

前　言

經絡是經脈和絡脈的總稱，是人體聯絡、運輸和傳導的體系。經，有路徑的含義，經脈貫通上下，溝通內外，是經絡系統中的主幹；絡，有網路的含義，絡脈是經脈別出的分支，較經脈細小，縱橫交錯，遍佈全身。經絡內屬於臟腑，外絡於肢節，溝通於臟腑與體表之間，將人體臟腑組織器官聯繫成為一個有機的整體；並藉以行氣血，營陰陽，使人體各部的功能活動得以保持協調和相對的平衡。人體的健康是由經絡系統維持的。經絡正常運轉，人體就健康；經絡失控則疾病發生，而疾病的痊癒則是經絡恢復控制的結果，所以經絡與健康密切相關。

經絡按摩是中醫學的一種醫療和保健方法，以中醫學的氣血學說、臟腑學說和經絡學說為理論基礎。中醫學認為，人體如果氣血不暢，經絡阻塞就會發生疾病。經絡按摩就是根據上述理論，根據不同病情，運用指掌的不同部位及特定的按摩方法，直接作用於人體的經脈和穴位，疏通經絡，行氣活血，從而起到有病治病、無病健身的作用。

經絡是我們按摩治病的依據。在病理上，由於經絡是病邪由體表進入體內的傳變途徑，也是臟腑與體表組織之間病變相互影響的重要管道，故臟腑的病變可通過經絡反應

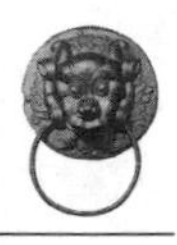

於體表，外界致病因素也可通過經絡引起臟腑功能失調而產生疾病。現代研究認爲，按摩是一種在特定部位施加手法的物理治療，通過力學、熱學作用及生物電、生物磁場綜合作用而改善人體的血液循環、增強機體的新陳代謝能力、調節人體神經系統與胃腸道蠕動、提高機體免疫功能，從而達到強身健體和治療疾病之目的。

現代人的工作節奏越來越快，生活壓力越來越重，健康問題也更加突出。很多表面看起來很健康的人，由於長期工作壓力、生活的操勞，身體往往長期處於亞健康狀態，這類人經常感到身體疲乏，沒有精神。要改變身體的這種狀態，按摩就是一種強身健體的主要途徑。

本書介紹了經穴按摩與臟腑養生、經穴按摩與兩性保健，並特別從經穴的功效與主治、取穴方法、按摩方法、穴位配伍等，爲大家介紹經穴按摩的保健方法。相信本書有助於大家的身體時刻保持最佳狀態，輕鬆應付繁重的工作。

目　錄

Contents

第四章 正確使用經絡穴位保健康／079

第七章　萬病不求人／317

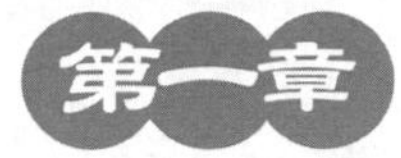

養生保健，先從經絡開始

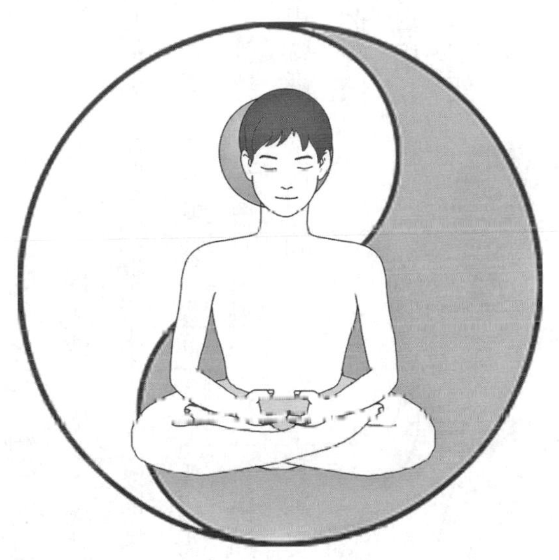

經絡是「人之所以生，病之所以成，人之所以治，病之所以起」的根本，換句話說，人生下來、活下去、生病、治病的關鍵就在於經絡。經絡不通暢了，我們的身體就會有一定的反應，而通過按摩、針灸等方法則可以疏通經絡中的氣血，氣血通了人的病也就好了。這就是經絡養生。

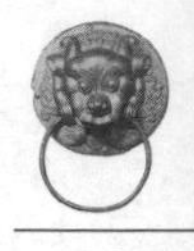

經絡是我們身體的活地圖

中醫認爲，人的經絡主要由經脈和絡脈組成。所謂「經」實際上有「徑」的意思，相當於路，是大且深的主幹；而「絡」呢？它有「網」的意思，相當於分支，是小且淺的橫行支脈。如果將我們的身體比做一棵大樹，那麼，經脈就是樹幹，絡脈就是樹枝。「樹幹」與「樹枝」就如同我們身體裏深淺不一、縱橫交錯的溝渠一樣，運載著全身的氣血。氣血通暢，人就能「活」起來，氣血不暢，人就得打盹。就好像一座城市的交通，一旦出現堵車時，被堵的人就會心情沮喪，而一旦疏通了，所有的車都正常地跑起來，城市的各個角落也就恢復了以往的平靜，大家也就相安無事地專心自己的工作了。

人體的經絡與我們身體的五臟六腑等所有器官相互連通，循行於人體的各個部位，就如同一張精細準確的旅遊地圖，不論你想去哪兒，都能找到地方。這個大網路中的每一條路徑，乃至

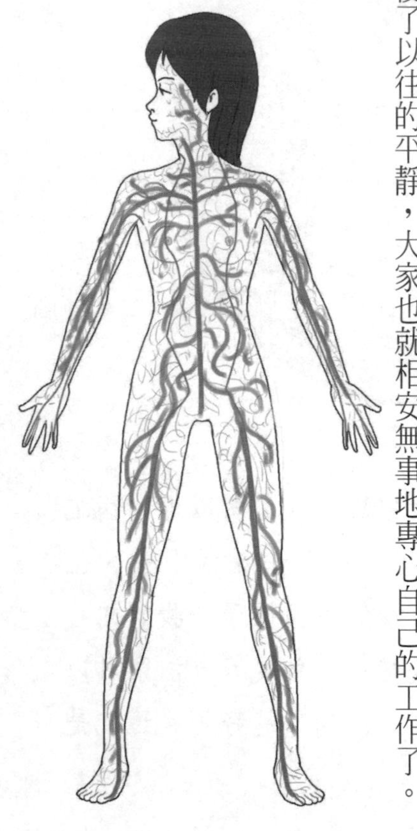

每一個點都相互作用，相互影響，共同維持著全身器官的協調運行和平衡，共同保護著我們的健康之軀。

說到健康，恐怕有不少人又要對經絡嗤之以鼻，說經絡是不科學的，甚至是不存在的。但千百年來的事實證明，通過經絡按摩及針灸等療法不知道有多少人起死回生。當然，現代醫學技術已經相當發達，但問題是，我們不可能一天24小時把醫生帶在身邊，身體一不舒服就給我們開藥、打針、打點滴，爲你手到病除。

這個時候，中醫經絡就派上用場。如果我們能夠掌握一些運用經絡穴位來進行自我保健和預防疾病的方法，也就相當於隨身帶了個保健醫生，省時省事又省錢。運用經絡，除了可以治一些因經絡不通而引起的疾病外，還能夠「治未病」。當你的身體將要發病或者剛剛發病之時，儘管你可能還沒有引起注意，但往往可以從經脈和穴位上反應到體表，出現一些硬結或酸、脹、痛等陽性點。此時，如果能夠按照我們身體的「地圖」刺激相應的經絡，身體的各種自我調節功能就會被激發，恢復到平衡狀態。這樣一來，既沒有讓病情進一步發展，還避免了用藥的副作用，我們的身體又怎能會不健康呢？所以說，要想壽命長，全靠經絡養。

經絡作爲人體氣血運行的通道，分爲運行於身體表面的和運行於體內、連接臟腑的支脈兩種。最主要的是十二條經絡、奇經八脈以及任督二脈，它們共同構成了人體的重

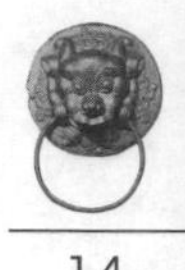

要徑路，在防病治病，保健養生中發揮著重要的作用。

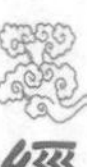

經絡是我們生下來、活下去的根本

上面我們提到了經絡的主體叫經脈，就是氣血運行的主要通道。而十二經絡就是主幹。《靈樞・本輸》：「凡刺之道，必通十二經絡之所終始。」可以說，十二經絡是我們生下來、活下去的根本。下面我們分別加以介紹——

✚手太陰肺經

古人對肺有這樣的描述：「喉下為肺，兩葉白瑩，謂之華蓋，以覆諸臟，虛如蜂巢，下無透竅，故吸之則滿，呼之則虛。」肺通過口鼻與外界直接相通，不耐寒熱，易受邪侵，故稱「嬌臟」。

・肺經的循行路線

手太陰肺經起於中焦，向下聯絡大腸回繞胃口過膈屬於肺臟，從肺系（肺與喉嚨相聯繫的部位）橫行而出，沿上臂內側下行，行于手少陰經、手厥陰經的前面，經肘窩入寸口，沿魚際邊緣，出拇指內側端（少商）。

肺經在手腕後方還有支脈，支脈從列缺處分出，走向食指內側端，與手陽明大腸經相接。

‧與肺經相關的病症

從肺經的循行可以看出，肺經與肺、大腸、喉嚨等器官密切相關，因此，保證了肺經的通暢，也就保證了這些相關器官的正常工作。反過來也是一樣，一旦肺經不通，相應的病症也就都出來了：

（1）臟腑病　肺經經氣的異常通常都會出現咳嗽、氣喘、氣短、胸悶、心煩等症狀；又因爲肺與口鼻直接相通，因此，肺經的異常也會出現鼻塞、流涕、感冒、傷風等症狀。

（2）外經病　外經病指的是沿肺經循行路線上的麻木、疼痛、酸脹、發冷等不適感覺，多出現在鎖骨上窩、上臂以及前臂內側上緣。

（3）皮膚病　由於肺經與皮膚相聯繫，因此肺經經氣異常也常出現一些過敏性皮膚病、色斑，或皮膚呈現無光澤等。

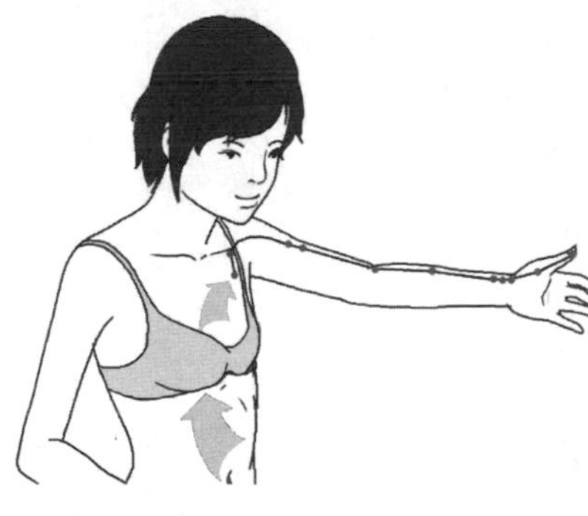

手太陽肺經

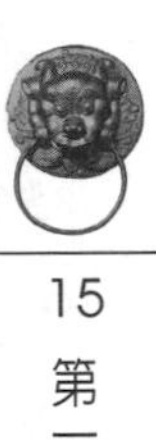

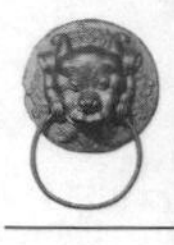

・肺經的最佳按摩時間

肺經的經氣在寅時，也就是早上的3點~5點鐘最爲旺盛，因爲按照中醫的人體生理時鐘觀點，寅時正是肺經當令。所以此時按摩最好，但是由於我們絕大多數人此時還都在睡夢之中，因此，我們可以找同名經（肺經與脾經均屬於太陰）當令之時進行按摩，也就是上午的9點~11點鐘，此時正是脾經當令之時。

✚手厥陰心包經

中醫講的心包就是心外面的一層薄膜，所以常說心包是「代心受過，替心受邪」，意思是說，當外邪來襲時，心包要首當其衝地跑上去替心承受一切苦難。爲什麼呢？「心爲君主之官」，就好比是皇上，有什麼危難當然要由臣子來代其受過了。

・心包經的循行路線

心包經起於胸中，出屬心包絡，向下穿過膈肌，依次絡於上、中、下三焦。它的一條支脈從胸中分出，沿脅肋到達腋下3寸處向上至腋窩下，沿上肢內側中線入肘，過腕部，入掌中，沿中指橈

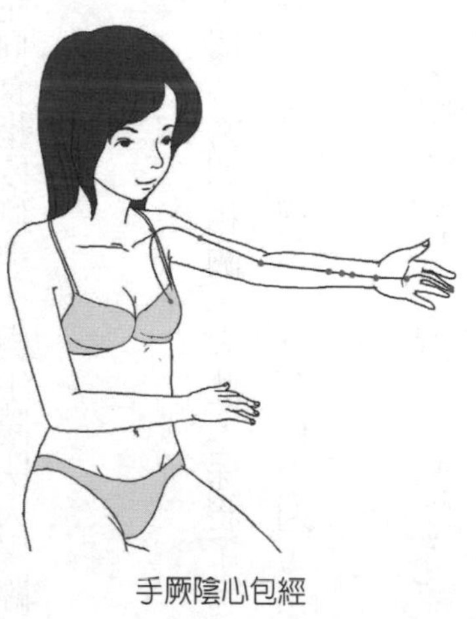

手厥陰心包經

側，出中指橈側端。

心包經的另一支脈從掌中分出，沿無名指出其尺側端，交於手少陽三焦經。

・與心包經相關的病症

與心包經相關的病症主要就是心臟上的疾病，如心絞痛、冠心病等。現代人飲食不規律，生活習慣也常常無法順應天時，使得血液中的膽固醇與脂肪含量增高，從而造成血管狹窄、彈性變差，導致心肌梗塞和腦中風等嚴重疾病的發生。而按揉心包經可使血液流動加快，使附著在血管壁上的膽固醇剝落，進而排出體外，我們的心臟也就「無毒一身輕」了。

・心包經的最佳按摩時間

晚上19點~21點鐘，也就是戌時心包經當令，這時的心包經最爲旺盛，而且此時也正是吃過晚飯促進消化的時候。但如果你是剛剛吃過晚飯，建議不要立即按摩，那樣反倒會影響氣血運行，最好是在飯後半小時後施行最好，或者將晚飯的時間做個調整，來迎合這個「健康需求」。

✚手少陰心經

心在五臟中是一個最重要的器官，它主宰一身上下、統管五臟六腑。《黃帝內經》

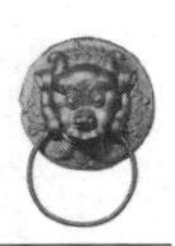

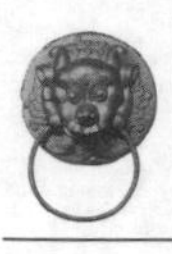

上說：心爲君主之官，生命之本。「心主血脈」，心氣推動血液在脈中運行，流注全身，發揮營養和滋潤的作用。它與脈直接相連，相互溝通，血液在心和脈中不停地流動，週而復始，我們的生命才得以不斷延續。

·心經的循行路線

心經從心臟開始，出屬於心臟與他臟相連的繫帶，下過膈肌，絡於小腸。

心經的一條支脈，從心臟的繫帶部向上夾咽喉，而與眼球內與腦的繫帶相聯繫。

心經的直行脈從心臟的繫帶上行至肺，向下出於腋下，沿上臂內側後緣，走手太陰、手厥陰經之後，下向肘內，沿前臂內側後緣，到掌後豌豆骨部進入掌內後邊，沿小指的橈側出於末端，接手太陽小腸經。

·與心經相關的病症

從上面的手少陰心經的循行路線上看，心經從心繫上夾於咽部，因此心經有熱則咽乾；陰液耗傷則渴而欲飲；心之經脈出於腋下，故脅痛；心經循臂臑內側入掌內後廉，所以心經有邪，則手臂內側疼痛，掌中熱痛。心脈痹阻不通則有心痛；心失所養，則心神不寧、心悸、失眠；同

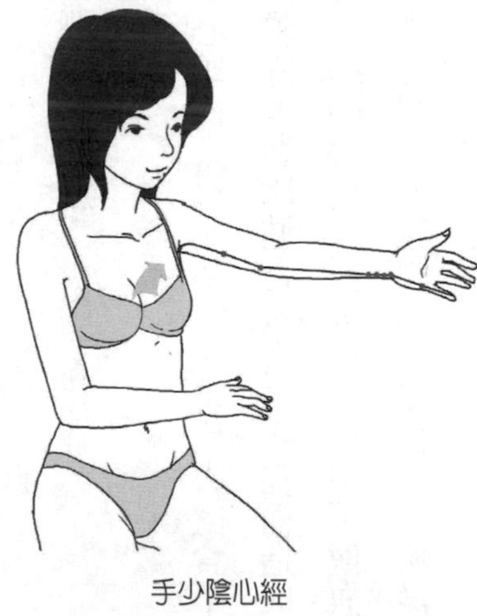

手少陰心經

時，心主神明，若心神被擾，則神志失常。

・心經的最佳按摩時間

心經在午時當令，即中午11點～13點鐘，這時陽氣最爲旺盛，此後就開始向陰轉化，而陰氣開始上升。心是人體的君主之官，此時按摩，最能疏通心經，心經的氣血暢通了，我們整個人都會變得神采奕奕。

✚手陽明大腸經

我們知道氣和血是維持生命活動的基礎，而「陽明經多氣多血」，也就是說人體的手陽明大腸經和足陽明胃經上氣血最爲充沛，腸胃也恰好是人進行消化、吸收以及排泄的重要器官，是人的「後天之本」。大腸功能是主排泄的，排泄功能正常，我們體內的垃圾就可以及時得到清理。「垃圾」多了，細菌就會多起來，拉肚子也就免不掉了。

・大腸經的循行路線

大腸經起於食指橈側

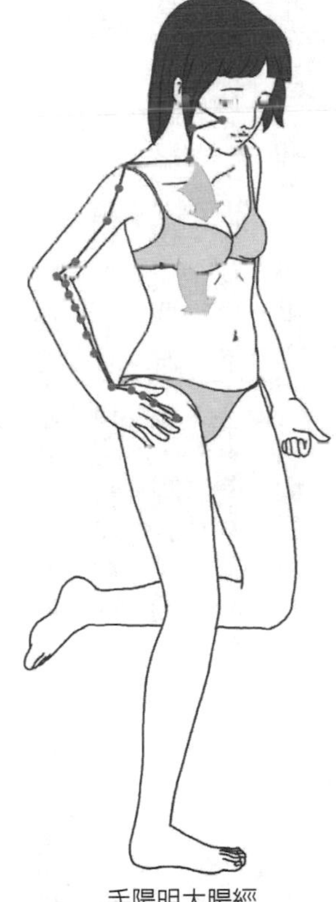

手陽明大腸經

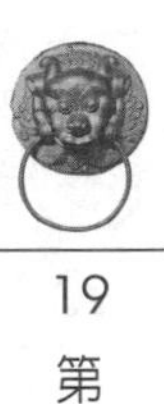

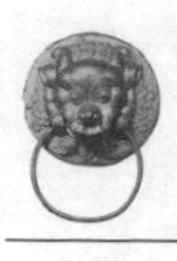

端，沿食指橈側，通過第一、第二掌骨之間，向上進入拇長伸肌腱與拇短伸肌腱之間的凹陷中，沿前臂背面橈側緣，至肘部外側，再沿上臂外側上行至肩端，沿肩峰前緣，向上會於督脈大椎穴，然後進入缺盆，聯絡肺臟，通過橫膈，屬於大腸。

大腸經的缺盆支脈：上走頸部扶突，經面頰，進入下齒齦，回繞口唇，交叉於水溝，左脈向右，右脈向左，分布在鼻旁迎香，與足陽明胃經相接。

·與大腸經相關的病症

與大腸經相關的病症主要是其循行路線上的部位疾病。

（1）上身部位　中醫始終強調「不通則痛」，因此大腸經氣血不通會導致其循行路線上的食指、手背、上肢、後肩等部位的疼痛或酸、脹、麻等不適。

（2）五官病　大腸經與面部、下齒和鼻子等密切相關，因此當我們的氣血有熱，也就是平常所說的「上火」時，就會有眼發黃、乾澀，口發乾，流鼻涕或流鼻血，牙齦咽喉腫痛等。

·大腸經的最佳按摩時間

早上的5點~7點鐘是大腸經當令，此時大腸經的氣血最為旺盛。我們多數人都會在這個時間「蹲廁所」，就是這個原因。在此時對大腸經進行按摩常可收到事半功倍的效果。

✚手少陽三焦經

手少陽三焦經分布在人體的體側，與膽經的分布類似，如同一扇門的門軸一樣，因此有「少陽爲樞」的說法，意思就是說，少陽經就好像是一個樞紐一樣。三焦，爲六腑之一，是上、中、下三焦的合稱。但關於「焦」字的含義，歷代醫家各有說法。有人認爲「焦」爲「膲」，是體內臟器，爲有形之物；有人認爲「焦」字從火，爲無形之氣，可腐熟水穀之變化；也有人認爲「焦」字爲「樵」，槌也，節也，就是說人體上、中、下三個節段。

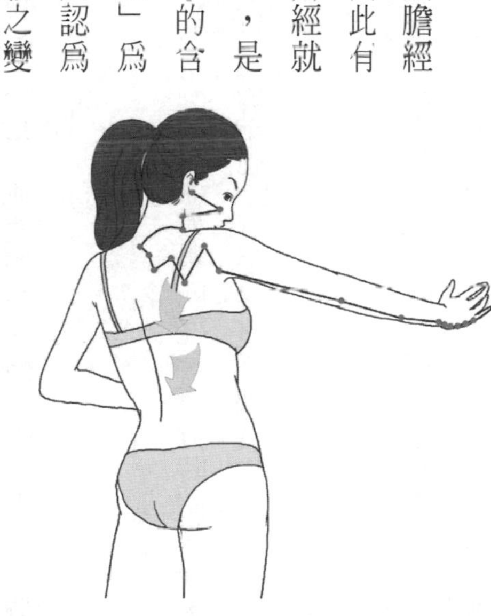

手少陽三焦經

・三焦經的循行路線

三焦經起自無名指尺側端，上出於四指、五指之間，沿手背至腕部，向上經尺、橈兩骨之間通過肘尖部、沿上臂後到肩部，在大椎穴處與督脈相會；又從足少陽膽經後，前行進入鎖骨上窩，分布於兩乳之間，脈氣散佈聯絡心包，向下貫穿膈肌，統屬於上、中、下三焦。

三焦經的分支從兩乳之間處分出，向上淺出於鎖骨上窩，經頸至耳後，上行出耳上

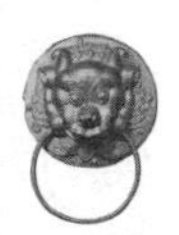

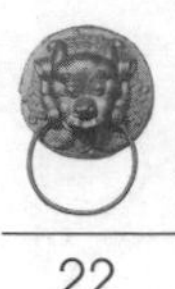

角，然後屈曲向下至面頰及眼眶下部。

三焦經的另一支脈從耳後進入耳中，出行至耳前，在面頰部與前條支脈相交，到達外眼角。脈氣由此與足少陽膽經相接。

・與三焦經相關的病症

（1）耳病　三焦經繞耳朵轉了大半圈，因此耳朵上的疾患幾乎都與三焦有關係，像耳聾、耳鳴、耳痛等都可以通過刺激三焦經上的穴位得到緩解。

（2）美容病　女性的色斑和魚尾紋也多與三焦經相關。這是為什麼呢？我們看看三焦經的循行路線就知道了，它的終止點是絲竹空，正好在我們的面頰上眼眶下，這個地方正是魚尾紋和色斑的地盤。

・三焦經的最佳按摩時間

三焦經是在亥時，也就是晚上9點～11點鐘之間氣血最為旺盛，這個時間很好，我們吃完飯有一段時間，做個小按摩，然後舒舒服服地睡上一覺，豈不快哉！

✚手太陽小腸經

中醫上講小腸經與手少陰心經相表裏，心火常常下移至小腸，而「小腸主液」，因此，像口舌生瘡、舌尖紅痛等就可以利用利小便的方法進行治療，喝點竹葉泡水，或者加點冰糖，熱就會與小便一起出來。

・小腸經的循行路線

手太陽小腸經從小指外側末端開始，沿手掌尺側，上行至腕部，出尺骨小頭部，直上沿尺骨下邊，出於肘內側當肱骨內上髁和尺骨鷹嘴之間，向上沿上臂外後側，出肩關節部，繞肩胛，交會肩上，進入缺盆，絡於心，沿食管〈食道〉，通過膈肌，到胃，屬於小腸。

手太陽小腸經的一條支脈從鎖骨上行沿頸旁，上向面頰，到外眼角，彎向後，進入耳中。

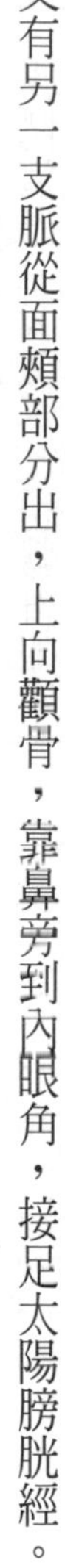

又有另一支脈從面頰部分出，上向顴骨，靠鼻旁到內眼角，接足太陽膀胱經。

手太陽小腸經

・與小腸經相關的病症

當手太陽小腸經發生病變時，常會咽痛、下頜腫、耳聾、目黃和肩部、上肢後邊內側等本經脈經過處的疼痛等。

・小腸經的最佳按摩時間

小腸經的經氣是在下午的1點~3點鐘之間最為旺盛，此時陽氣開始下降，陰氣開始上升，是按揉的最佳時間。

足陽明胃經

我們都知道，脾胃為「後天之本」，什麼意思呢？就是說它們是人生下來、活下去的根本保證，是我們身體能量的源泉。脾胃不好，人體的「電壓」就會不足，時間一長，人體這個「大機器」也就得報廢了。

・胃經的循行路線

胃經起於鼻翼旁，夾鼻上行，左右側交會於鼻根部，旁行入目內眥，與足太陽經相交，向下沿鼻柱外側，入上齒中，還出，夾口兩旁，環繞嘴唇，在頦唇溝承漿穴處左右相交，退回沿下頜骨後下緣到大迎穴處，沿下頜角上行過耳前，經過上關穴，沿髮際，到額前。

胃經的一個分支從大迎穴前方下行到人迎穴，沿喉嚨向下後行至大椎，折向前行，入缺盆，下行穿過膈肌，屬胃，絡脾。直行向下一支從缺盆出體表，沿乳中線下行，挾臍兩旁，下行至腹股

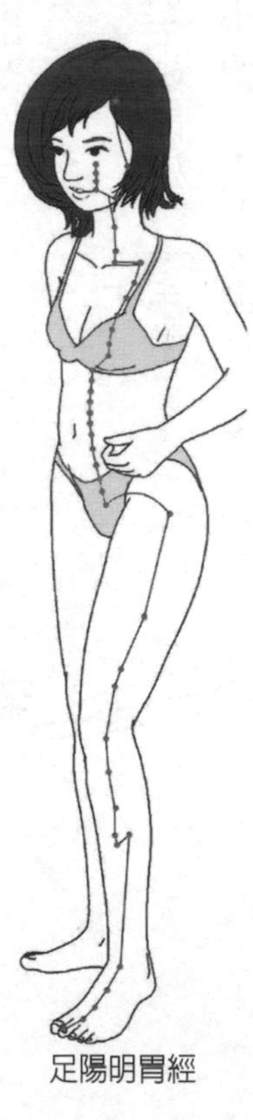

足陽明胃經

溝外的氣沖穴。

胃經脈又一分支從胃下口幽門處分出，沿腹腔內下行到氣沖穴，與直行之脈會合，而後下行到大腿前側，至膝髕沿下肢脛骨前緣下行至足背，入足第二趾外側端。

胃經脈另一分支從膝下3寸處分出，下行入中趾外側端。

又一分支從足背上沖陽穴分出，前行入足大趾內側端，交於足太陰脾經。

．與胃經相關的病症

可以看出，胃經的循行路線較爲龐雜，因此與其相關的病症也較多，比如高燒、出汗、頭痛、咽喉腫痛、脖子腫、牙齒痛、口角歪斜、流鼻血或濁鼻涕；精神上容易受驚嚇，或者易狂躁；噁心、胃脹、腹脹、腹瀉、便秘等腸胃疾病。另外，還有膝蓋腫痛、胸乳部、腹部、大腿部、下肢外側、足背以及足中趾疼痛或受限等都可能與胃經有關。

．胃經的最佳按摩時間

胃經的經氣在早晨的7點～9點鐘之間最爲旺盛，所以早餐吃多少都不會發胖，這時的胃經會最大限度地將食物分解爲有用物質利用起來，因此不會形成脂肪堆積。在胃經經氣最旺盛的時候按摩，也會收到最佳的效果，但應注意，如果剛剛吃過早飯則應等半小時以後再進行。

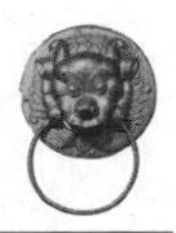

✚足少陽膽經

膽經是我們身上最長的一條經絡，也是現在應用相當火的一條經絡，很多人都認識到了它的好處，甚至有人將敲擊膽經看作是「萬金油」，這是有根據的。敲擊膽經可以改善氣血的運行，氣血通了，身體自然就健康了。

・膽經的循行路線

膽經起於目外眥，上達於額。

膽經的支脈繞耳經頸部結喉旁下行缺盆，經腋窩循脅肋，沿股、下肢外側中線下行至小趾、次趾之間。

・與膽經相關的病症

膽經不通會有頭痛、額痛、目眩、目外眥痛，或缺盆腫痛、腋下腫痛、胸脅、股及下肢外側痛，足小趾、次趾疼痛等。另外，膽主貯藏和排泄膽汁，膽汁橫溢則口苦、黃疸；膽氣不暢則脅肋疼痛，愛歎息，易惱怒等；又膽爲中正之官，具決斷功能，膽有病則決斷功能失常，常會一驚一乍、膽小或睡不著覺等。

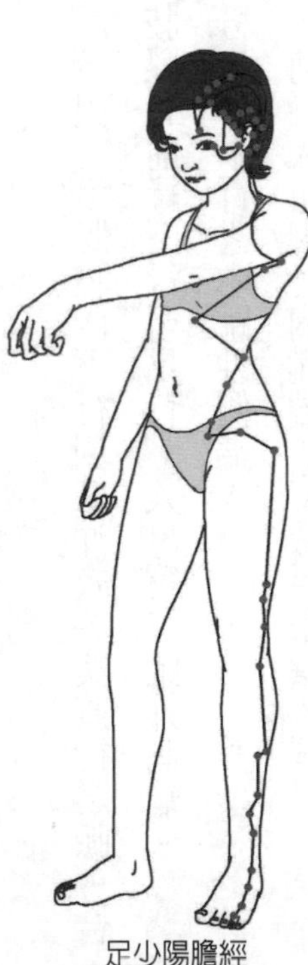

足少陽膽經

．膽經的最佳敲擊時間

膽經的氣血在子時最爲旺盛，也就是晚上11點到次日淩晨1點鐘這段時間，此時陰陽轉換，陰氣最盛，而陽氣則剛剛開始生，如果能在這個時候敲擊膽經效果是最好的。但如果你這個時候早就睡了，那麼可以退而求其次，取同名經即手少陽三焦經經氣最旺時（晚上9點~11點鐘）進行。

✚足太陽膀胱經

說到膀胱經，絕大多數人都會想到小便，這的確與膀胱經關係重大。小便通暢是足太陽膀胱經經氣足的表現，因爲膀胱是主管儲存水液的。而膀胱又與腎相表裏，也就是說膀胱是歸腎管的，小便不暢就是腎出了問題。

．膀胱經的循行路線

膀胱經起於內眼角（睛明穴），向上到達額部，左右交會於頭頂百會穴。

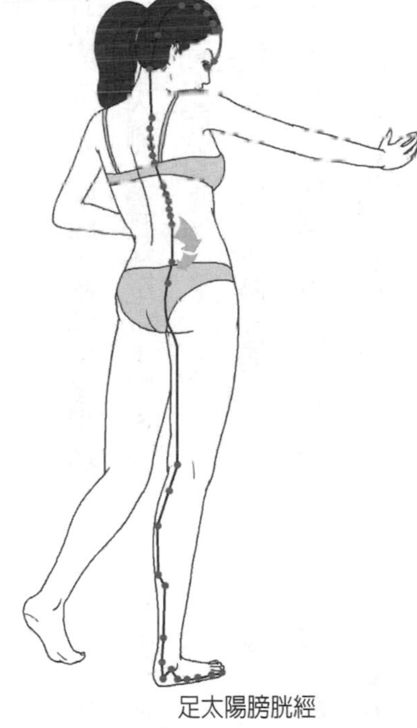

足太陽膀胱經

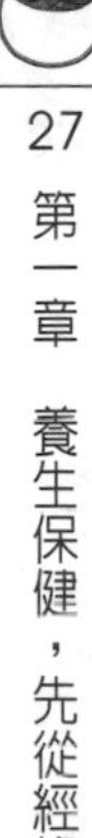

膀胱經的一個分支自頭頂部分出，到耳上角。

其直行者從頭頂部分別向後行至枕骨處，進入顱腔，絡腦，復出於外，分別下行到項部，下行交會於大椎穴，再分左右沿肩胛內側，脊柱兩旁1寸5分，到達腰部腎俞穴，進入脊柱兩旁的肌肉，深入體腔，絡腎，屬膀胱。

膀胱經的另一分支從腰部分出，沿脊柱兩旁下行，經過臀部，沿大腿後側外緣下行至膕窩中。還有一個分支從後項分出向下，經肩胛內側，自附分穴夾脊下行至髀樞，經大腿後側至膕窩中，與前一條支脈會合，再下行經過腓腸肌，出走於足外踝後，沿足背外側緣至小趾外側端至陰穴，交於足少陰腎經。

·與膀胱經相關的病症

膀胱經有問題時，人就會發熱，不管穿多少衣服還是覺得冷，頭痛，流鼻涕，項背僵硬，眼睛疼痛，腰像折了一樣疼，膝關節、股關節、足小趾不靈活，癲癇、痔瘡、狂證等多種病症都出來了。

·膀胱經的最佳按摩時間

足太陽膀胱經的經氣在申時，也就是下午的3點~5點鐘最爲旺盛，如果這時能夠按摩一下你的膀胱經，把這條經絡上的氣血疏通了，對身體是有很大的保健作用的。

✚足太陰脾經

「脾統血」，具有統攝和約束血液在脈中正常運行而不外溢的作用。而血對女性有著至關重要的作用，因此，脾對女性也有著特殊的意義。

・脾經的循行路線

脾經起於足大趾內側端，沿足內側赤白肉交際處上行，經內踝前面，上小腿內側，沿脛骨後緣上行，至內踝上8寸處走出足厥陰肝經前面，經膝股內側前緣至沖門穴，進入腹部，屬脾絡胃，向上通過橫膈，夾食管旁，連於舌根，散於舌下。

脾經的分支從胃部分出，向上通過橫膈，於任脈的膻中穴處注入心中，與手少陰心經相接。

・與脾經相關的病症

脾經為陰經，與臟腑的關係十分密切，脾經不通常會有下列疾病：

(1)外經病　脾經不通時，身體的大腳趾內側、腳內緣、小腿、膝蓋或大腿內側、腹股溝等經絡路線

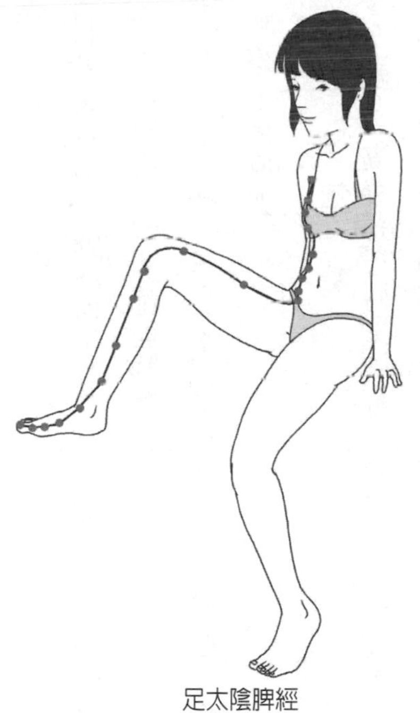

足太陰脾經

上就會出現發冷、酸脹、麻、疼痛等不適。

（2）五官病　從脾經的循行路線我們可以看出，脾經與舌頭、眼部都有密切的關係，因此舌根發強（發硬）、吃飯即吐、不自覺流口水等都與脾經相關。

（3）臟腑病　中醫講「陰主裏，陽主表」，因此，全身乏力疼痛、胃痛、腹脹、便稀、心胸煩悶、心窩下急痛等都可以用脾經來治療。

・脾經的最佳按摩時間

巳時是脾經當令，也就是說在上午9點～11點鐘這段時間脾經的經氣最為旺盛，人體的陽氣正處於上升時期，此時疏通脾經就能起到很好的平衡陰陽的作用。

✚足厥陰肝經

足厥陰肝經與肝、膽、肺、胃、膈、頭、眼、咽喉都有聯繫，因此，別看肝經的循行路線不長，穴位也不多，但是其作用卻不可小覷。

・肝經的循行路線

肝經起於腳大拇趾內側趾甲緣上，向上到腳踝，然後沿

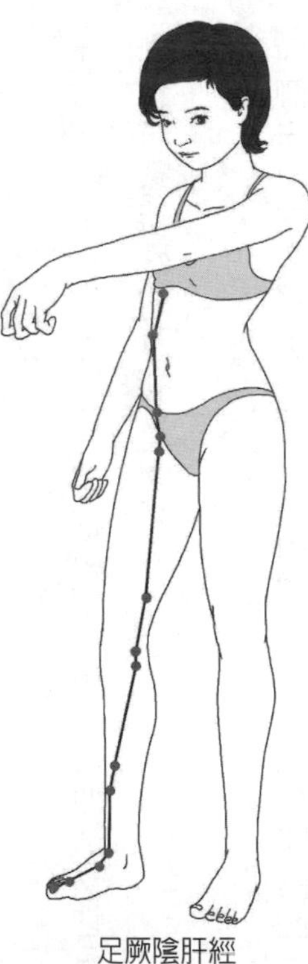
足厥陰肝經

腿的裏面向上，在腎經和脾經的中間，最後到達肋骨緣。

・與肝經相關的病症

肝經有問題就會出現下列病症：面色晦暗、咽乾、胸堵、腹瀉、嘔吐、腰痛、遺尿或尿不出、疝氣或腹部兩側疼痛等。

・肝經的最佳按摩時間

肝經在丑時，也就是凌晨1點~3點鐘這段時間氣血最爲旺盛，從這時開始，人體的陰氣開始下降，陽氣開始上升，因此雖然此時肝經當令，但也應安靜地休息。按摩可以選擇同名經手厥陰心包經經氣旺盛時，即晚上7點~9點鐘之間進行。

✚足少陰腎經

「腎爲先天之本」，其重要性不言而喻。腎經也和足太陰脾經一樣，雖然其循行經上的穴位也不算多，只有27個，但卻是與人體臟腑器官聯繫最多的一條經脈。尤其是腎經與腎相關，經常保持腎經的經氣旺盛、氣血通暢，對女性

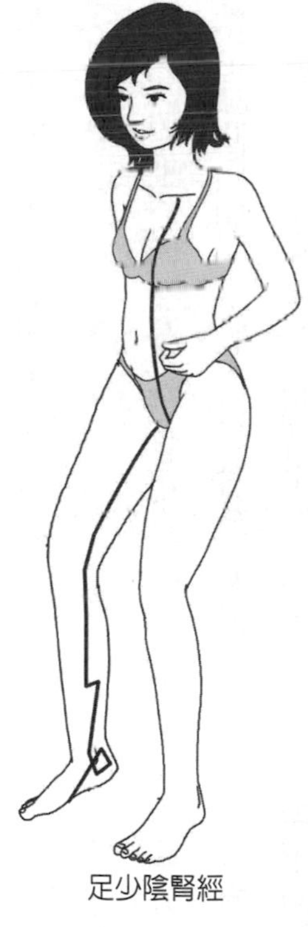

足少陰腎經

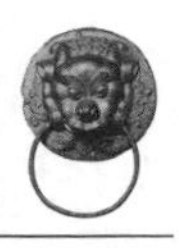

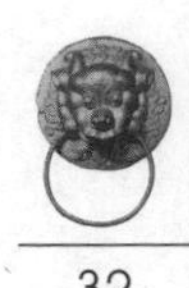

養顏、男性養身、保持精力旺盛等都有立竿見影的效果。

‧腎經的循行路線

腎經起於足小趾下面，斜行於足心湧泉穴出行於舟狀骨粗隆之下，沿內踝後緣分出，進入足跟，向上沿小腿內側後緣至膕窩內側，上股內側後緣入脊內長強穴，穿過脊柱，屬腎，絡膀胱。直行於腹腔內，從腎上行，穿過肝和膈肌進入肺，沿喉嚨到舌根兩旁。腎經的一條分支從肺中分出，絡心，注於胸中，交於手厥陰心包經。

‧與腎經相關的病症

腎經是與人體臟腑聯繫最多的一條經脈，因此，腎經出現問題也會引發身體的諸多病症如：面如柴黑、頭暈目眩；咳嗽咯血，氣短暴喘；肚子餓卻不想吃，心胸痛，腰脊、下肢乏力或者肌肉萎縮麻木，腳底熱痛；心煩、口熱，易驚易怒，咽腫舌乾等。

‧腎經的最佳按摩時間

下午5點~7點鐘，也就是酉時是腎經當令，此時腎經的經氣最為旺盛，這時刺激腎經上的相應穴位會有更加明顯的效果。

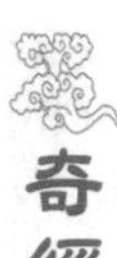

奇經八脈既不直屬於臟腑，也無表裏相配，是十二經脈之外的別道奇行的特殊通道。雖然有點另類，但它的作用卻不是誰都能做到的。我們可以舉一個簡單的例子，比如，我們將十二正經看做是一條大河的話，奇經八脈就好比一個大水庫。大河水流充盈的時候，

水庫就有足夠的水量，而當大河的水流不足的時候，水庫的水就會補充過來。什麼意思呢？就是說十二正經的氣血奔流不息時，奇經八脈也會很平靜地正常運行；十二正經氣血不足時，奇經八脈就會起到補充的作用。總之，奇經八脈與十二正經之間相互調節、相互配合、共同保證人體平安無事。

奇經八脈都是什麼呢？是任脈、督脈、沖脈、帶脈、陰維脈、陽維脈、陰蹻脈、陽蹻脈。任脈和督脈將在後一節詳細介紹，這裏先介紹後面六條脈絡：

✚沖脈

沖脈通行十二經，又稱「十二經之海」，主一身之氣，其意義十分廣泛。沖

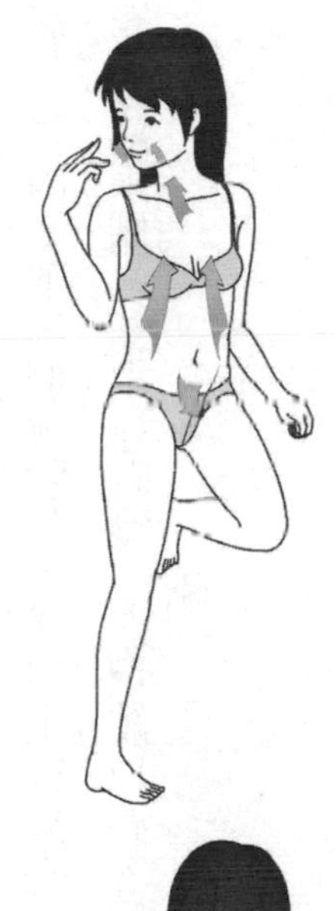

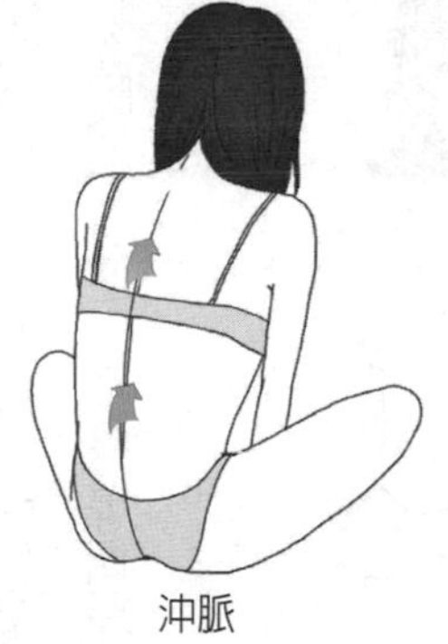

沖脈

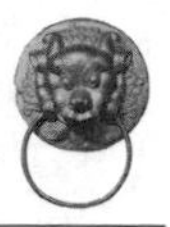

脈的循行徑路是：①起於小腹內，下出於會陰部。②向上行於脊柱內。③其外行者經氣沖與足少陰經交會，沿著腹部兩側。④上達咽喉。⑤環繞口唇。腹部氣逆、拘急等病症常與之相關。

✚帶脈

帶脈橫行繞身一周，如同腰帶，故而得名。它對足之三陰、三陽，以及陰陽二蹻脈等縱行之脈皆有約束作用，這個約束是爲了加強經脈之間的聯繫。

帶脈的循行徑路是：①起於季脅部的下面，斜向下行到帶脈、五樞，維道穴。②橫行繞身一周。腹滿、腰部覺冷等病症常與之相關。

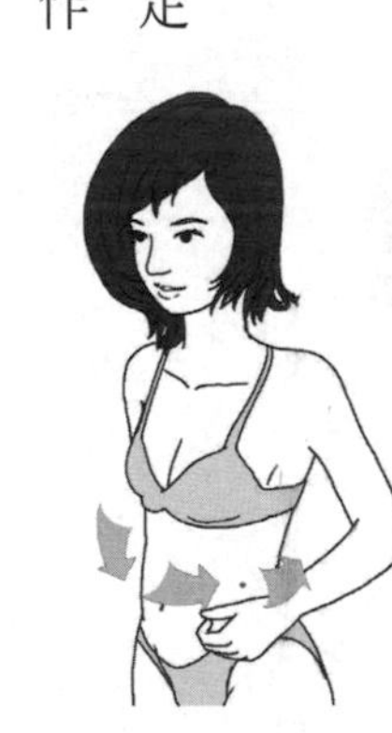

✚陰維脈

「維」者繫也，陰維脈就是維繫諸陰經之脈。陰維脈的循行徑路是：①起於小腹內側。②沿大腿內側上行到腹部。③與足太陰經相合。④過胸部。⑤與任脈會於頸部。心

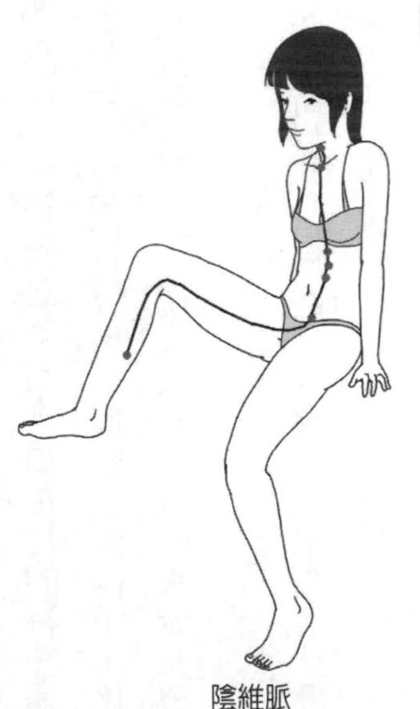

陰維脈

痛、憂鬱等常與之相關。

✚陽維脈

陽維脈起於諸陽之會，與陰維脈正好相反是維繫諸條陽脈的。陽維脈的循行徑路是：①起於足跟外側。②向上經過外踝。③沿足少陽經上行髖關節部。④經脅肋後側。⑤從腋後上肩。⑥至前額。⑦再到項後，會於督脈。惡寒發熱、腰疼等常與之相關。

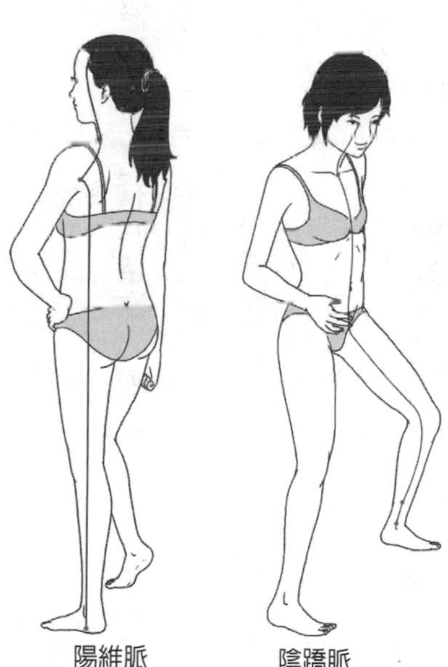
陽維脈　陰蹻脈

✚陰蹻脈

陰蹻脈的循行徑路是：①起於足舟狀骨的後方。②上行內踝的上面。③直上沿大腿內側。④經過陰部。⑤向上沿胸部內側。⑥進入鎖骨上窩。⑦上經人迎的前面。⑧過顴部。⑨到目內眥。與足太陽經和陽蹻脈相會合。多眠、癃閉、足內翻等常與之相關。

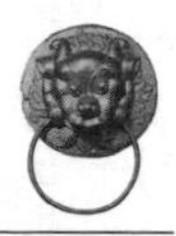

陽蹻脈

陽蹻脈的循行徑路是：①起於足跟外側。②經外踝上行腓骨後緣，沿股部外側和脅後上肩，過頸部上夾口角，進入目內眥，與陰蹻脈會合，再沿足太陽經上額。③與足少陽經會合於風池。目痛從目內眥始、失眠、足外翻等常與之相關。

陽蹻脈

任督二脈決定你的體質

奇經八脈中的任脈和督脈與其他六條脈絡相比，更有其特殊的地位。雖然也屬於奇經八脈，但是卻被拿出來與十二正經一起成爲十四經。任督二脈的作用，不同於一般。爲什麼這麼說呢？任脈主血，爲陰脈之海；督脈主氣，爲陽脈之海。我們知道，氣和血是我們生命的基礎，也就是說，我們的生命基礎都受這兩條脈的約束，對十二正經脈中的六陰經脈與六陽經脈起著主導作用。十二正經脈的氣血充盈，就會流溢於任督兩脈；反過來也一樣，若任督兩脈氣機旺盛，也會循環作用於十二正經脈，因此說：任督通則

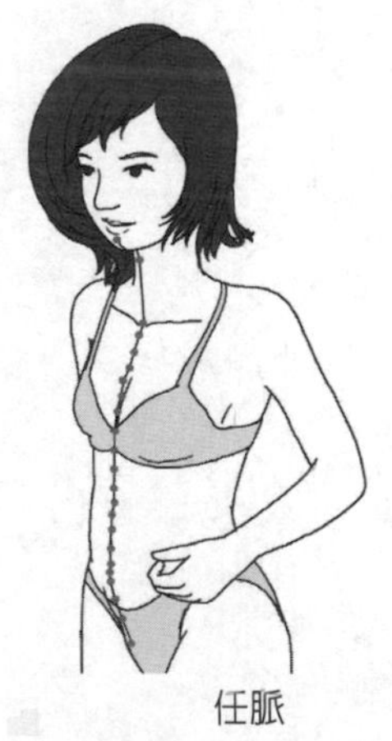
任脈

百脈皆通。百脈通了，自然就能改善體質，強筋健骨了。

任脈

「任」字，有擔任，任養之意。任脈總任全身所有陰經，不管是精血，還是津液都受任脈所管轄，因此任脈被稱爲陰脈之海。除此，任脈還能妊養胎兒，與女子經、帶、胎、產的關係也十分密切。

・任脈的循行路線

任脈起於小腹內，下出會陰部，向上行於陰毛部，沿著腹內，向上經過關元等穴，到達咽喉部，再上行環繞口唇，經過面部，進入目眶下。

它的分支由胞中貫脊，向上循行於背部。

當任脈不通時，常會有疝氣、帶下、腹中結塊等病症出現。

督脈

督脈與任脈不同，它是主陽的，總督一身之陽經。我們身體裏的六條陽經脈都與督

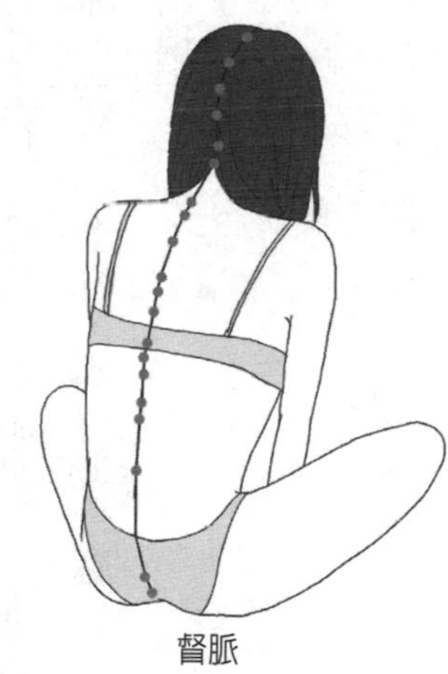
督脈

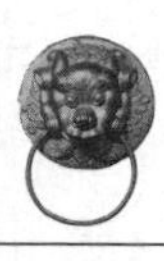

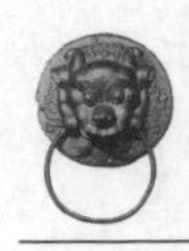

脈交會於大椎，都要受到它的約束。因其總督各條陽脈，有調節陽經氣血的作用，因此被稱爲「陽脈之海」。所以，男性朋友的生殖機能也與督脈有著諸多聯繫。

·督脈的循行路線

督脈起於胞中，下出會陰，後行於腰背正中，沿脊柱上行，經項部至風府穴，進入腦內，再回出上至頭頂，沿頭部正中線，經頭頂、額部、鼻部、上唇，到唇繫帶處。

督脈不通時，常會有脊柱強痛、角弓反張等病症出現。

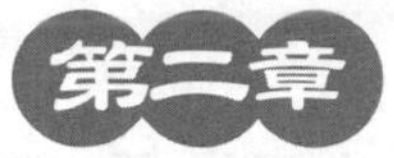

第二章

讓我們的全身活起來

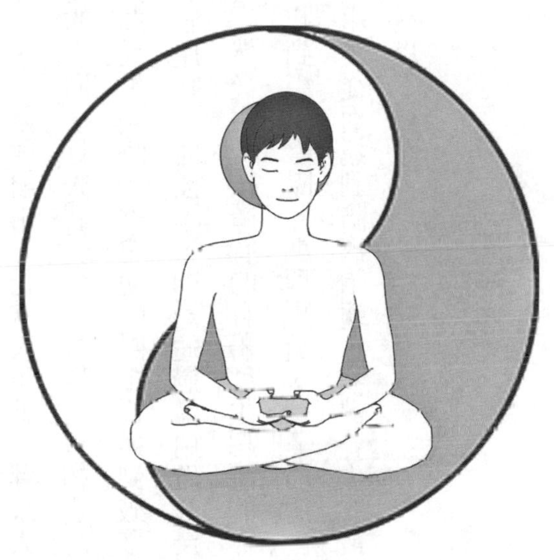

我們都知道按摩的功效不同凡響，但是按摩不是找個大概的地方隨便揉一揉、按一按就可以的，所以得先明白按摩的要義，才能真正讓我們的身體活起來。

說到按摩，很多人都能想到幾個關鍵字，如穴位、手法、經絡等，但是對於按摩的原理卻很少有人關心。在中醫理論中，正常人也就是健康人，他體內的陰陽是平衡的，他的經絡氣血是順暢的。而一旦人體受到了各種有害物質的侵襲，或者是身體自己不爭氣，自身出現功能虛弱或失調時，就會使陰陽平衡遭到破壞，經絡不順暢，氣不統血，進而出現一系列的疾病症狀。而按摩，則是通過作用於最淺層的皮膚，按著循經絡、經脈、內臟的次序傳遞，然後對被按摩者的身體產生相應的作用，這些作用就可轉變成各種防病治病的因素，起到平衡陰陽、調理臟腑、行氣活血、疏通經絡、溫經散寒、消腫止痛、祛風除濕的作用，從而達到防病治病，保健養生的最終目的。具體說來，我們可以將按摩的作用總結爲以下幾點——

✚調和陰陽

對於陰陽，我們都了解，人體的陰陽平衡才是健康的保證，陰陽平衡遭到破壞是疾病產生的最根本的原因，無論你是外感，還是內傷，其病理變化都不外乎陰陽二字，要麼陰虛，要麼陰盛，要麼是陽虛，要麼陽盛，總歸就是二者的分量不一樣。而保健按摩就是通過選擇不同的部位和手法，通過刺激經絡來達到維持身體的陰陽平衡狀態。

✚疏通經絡

我們總在說「通則不痛，痛則不通」，所以要保持身體健康，就要保持身體的氣血經絡通暢。當我們身體的經絡不通時，會表現出身體局部的不同症狀，如身體相應部位的疼痛、麻木、肌肉緊張、痙攣等。按摩則可疏通經絡，調節肌肉神經，消除肌肉阻滯的緊張和痙攣的狀態。

✚調和營衛

顧名思義，「營」有充盈於內的「營養」作用，而「衛」有捍衛、「保衛」的作用。如同夫妻一般，一個主外，一個主內，夫妻生活要和諧，就必須是主外的能將外面的事情處理好，主內的能將內部的事情處理好。身體也是一樣，只有負責主外的「衛氣」能夠真正起到保衛的作用，將病邪擋在體外，而負責主內的「營氣」能夠真正發揮其營養的作用，提高機體的素質，整個身體才不會生病。而營衛不合、經絡失常、氣血不暢等恰恰都可以通過按摩來加以調整。

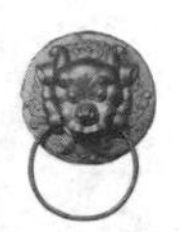

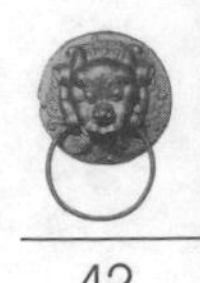

✚泄實補虛

中醫裏講，病是要分虛實的，所謂實證常表現爲內臟功能的亢進，而虛證則正好相反，表現爲人體內臟功能的低下。在按摩時，我們可以針對不同的證候選擇不同的手法作用於相應的經穴，使人體的氣血、津液、臟腑起到相應的變化，虛則補之，實則泄之。比如，較小的力度刺激可以活躍身體的生理功能，而較強的刺激則可以抑制生理功能的亢奮。

✚活血化淤

淤血內停也是引起臟腑或肌體病變的一種因素，我們同樣也可以通過按摩來促進局部的血液循環，改善血液的流速，減少血液的流動阻力，改善心臟功能，促進

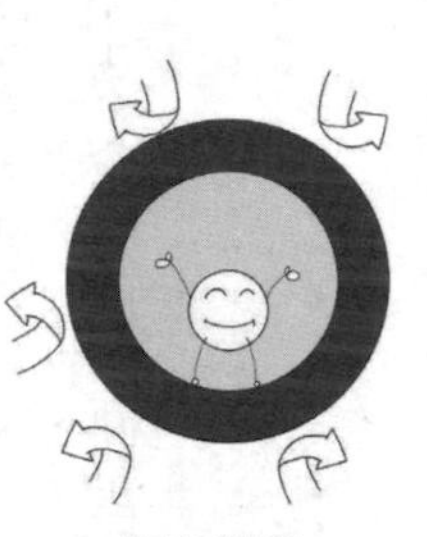

調和營衛

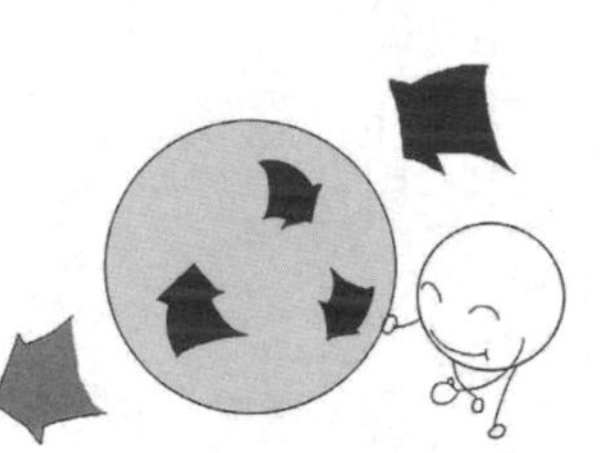

洩實補虛

調和陰陽

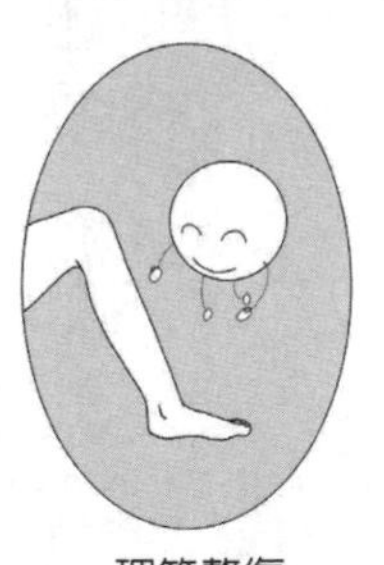

理筋整復

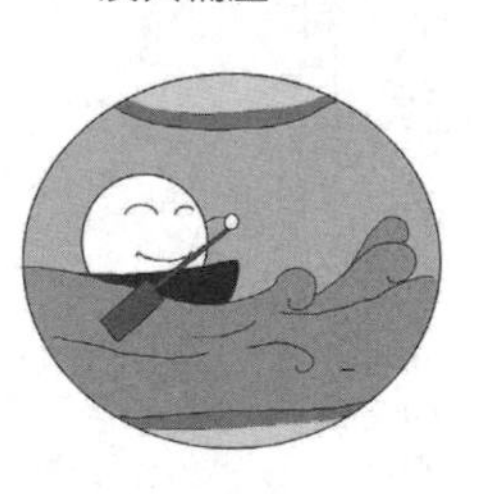

活血化瘀

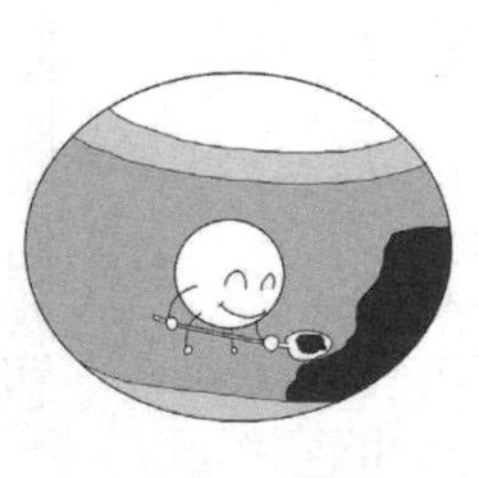

疏通經絡

微循環的建立，達到活血化淤，袪病健身的目的。

✚理筋整復

對於骨傷、筋傷等，按摩更是有著直接的整復作用，比如局部的軟組織、韌帶、肌肉、肌腱拉傷等，均可以通過採用一定的手法進行整復，而關節脫臼、骨質增生等所產生的疼痛感，也可以通過適當的手法予以減輕甚至消除。

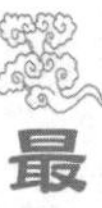

最管用和最簡單的按摩手法

我們這裏說的按摩是指保健按摩，也就是自己或讓家人幫助自己進行按摩，所以我們使用的手法是最簡單最有效的，主要有三種——

✚點揉

點揉可以說是所有按摩手法當中最簡單最有效的一種，不論你在什麼地方，也不論是什麼時間，只要能空出一隻手來，我們就可以爲自己做個點揉按摩。點揉按摩雖然簡單，但作用很大，不僅可以用來日常保健，有時還能救急。比如我們都熟悉的人中穴，

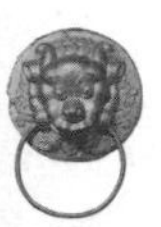

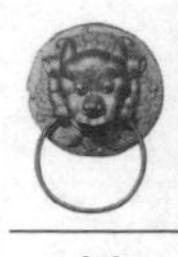

它的學名叫水溝穴，有人暈倒的時候掐掐人中，就能緩過氣來。如果我們沒有這個辦法，而是等著救護車來或是自己去醫院，費時費勁費錢不說，還可能會耽誤事兒。

✚推捋

捶腿，恐怕是很多人心目中的「大享受」，自己優閒地躺在椅子上，一個人給你輕柔地捶著腿，實在舒服得很。這樣的鏡頭我們在電視劇和電影裏大概都看到過。但是，如果從醫學的角度來講，對雙腿的最好「獎勵」和人體最舒服最大的享受就是捶腿嗎？當你發現了推捋經絡的好處後，你就不會有這個感覺了。當你長時間走路或者感到雙腿發困發沉的時候，試著讓身體取座位，將手自然分開，放在腿上，自上而下推，拇指和中指的位置就相當於足太陰脾經和足陽明胃經的循行路線。推捋一會兒後，你就會感覺到什麼才是眞正的放鬆。爲什麼會收到這樣的效果呢？在中醫理論中，脾主四肢肌肉，推捋脾經和胃經可以疏通這兩條經脈上的經

敲揉

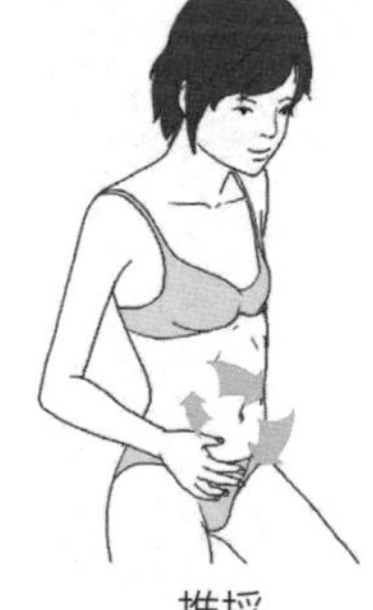

推捋

點揉

氣，從而達到放鬆肌肉和驅逐脾胃上的疾病的效果。

✚敲揉

相對於推捋來講，敲揉經絡的刺激量要更大些，因此其效果也相對更加明顯一些，所以有些人甚至提出敲揉的療效比針灸還要好。這當然不能一概而論，各自有各自的長處，這就是我們平時所說的要對症下藥。一般說來，敲揉經絡應按照經絡的循行路線進行，但是如果我們僅僅是作爲保健來做的話，也可以不必過於講究。

你也可以找到自己的養生要穴

使用經絡穴位，最重要的當然就是要找對地方，做到有的放矢，才能收到效果。就好像我們射箭一樣，不管你學了多少射箭的技巧，你拉弓的姿勢多麼優美，你射出的箭力量有多大，如果你沒有找到靶子或者說沒有對準你的獵物，所有的做功都等於零，因爲這是無的放矢。同樣的道理，在我們使用經絡穴位推拿時，不管你介紹的方法多麼好，如果你不能正確地找到穴位點，一切都是白費功夫，可以說不具有任何意義。

目前介紹經穴療法的書籍雖然很多，介紹穴位和經絡找法的書卻少之又少，即便有

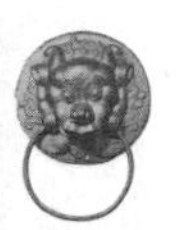

些書中介紹了一些找法，又過於複雜或籠統，而使得很多人空有一堆療法，卻不知道如何運用。實際上，沒有什麼方法比刺激經穴療法更適合家庭使用了，所以若是因爲尋穴困難而棄之不用就未免太可惜了。下面我們就介紹兩點大家都能使用的可以簡便地找到穴位的方法——

✚找反應點

我們說找反應點實際上找的點就是穴位的反應點，當我們的身體出現異常的時候，相應的穴位就會出現相應的反應點。認準這些反應點，就不難找到穴位了，通常這些反應點有：

1．壓痛：用手壓時有痛感。

2．硬結：用手指觸摸時，穴位處會有硬結。

3．敏感：當身體有異常時，稍微一刺激，相應穴位處就會有酸脹或痛的感覺。

4．色素沉著：相應的穴位處有時還會出現黑痣或者斑點等色素沉著現象。

5．溫度變化：穴位處的皮膚會與其周圍的皮膚產生溫度差，或者發涼或者發燙。

這幾點反應都是很明顯的，在找穴位之前不妨先壓一壓、捏一捏皮膚，如果感覺有上述反應，那就說明你找對地方了。

✚記分寸

「同身寸」這個詞可能對一些人還不太熟悉，但這個詞在經絡穴位的使用上的作用卻非同一般。我們看一些經絡穴位書籍時，經常會看到說什麼地方「旁開幾寸」等說法，於是有的人就糊塗了，打個比方，腹正中線、恥骨上2寸處是關元穴，但是這2寸如果我們在剛出生的嬰兒身上找，恥骨上2寸早就過了關元穴。這就涉及到了「同身寸」，中醫裏講的幾寸幾寸，並不是我們用尺子量的，而是以我們的身體的某個指標定的，不同的人，「寸」的長度也是不同的。那麼什麼是「同身寸」呢？「同身寸」就是用自己的手指作爲找穴的尺度：大拇指的指間關節的寬度爲「1寸」；食指和中指併攏，從指間算起的第二關節的寬度就是「2寸」；四指併攏，第二關節的寬度就是「3寸」。有了這個方法，我們就可以用自己的手指輕鬆地找到穴位了。

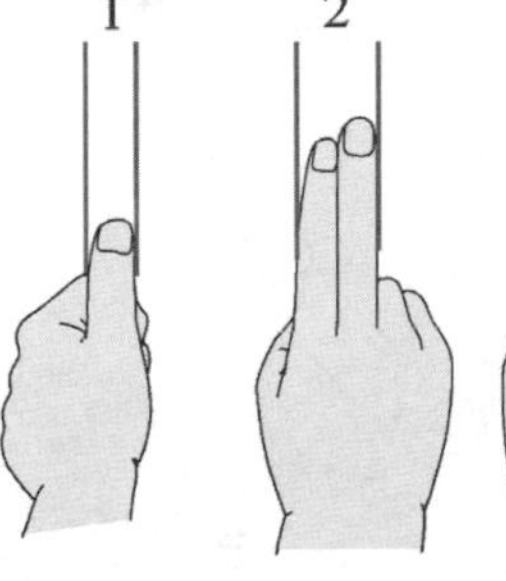

✚看骨骼

如果我們知道身體中的某一個部位有什麼骨骼，那麼找起穴位來就更容易了。比

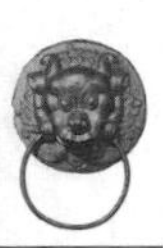

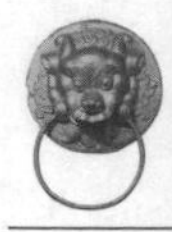

如，我們低頭時，脖子後部正中間露出來的那塊骨頭就是第七頸椎，接下來的凸骨就是第一胸椎；還有，兩邊肩胛骨的最下端與第七胸椎骨的突起在同一條線上，就是常說的「平第七胸椎」；腰的左右端各突出一個骨頭，也就是我們繫腰帶的地方，這個骨頭與第四腰椎的突起在一條線上。我們身體裏有很多「標誌性」的骨頭，平時不妨多記一些，對找穴位會有很大的幫助。

按摩常用手法有哪些？

✚推法

【概念】指、掌或肘部著力於一定部位上，進行單方向的直線推動稱爲推法。

【功效】可促進血液循環，放鬆皮膚，利於腎經調節。

【要點】推法用力一定要輕，但速度一定要快，大約每分鐘200下。

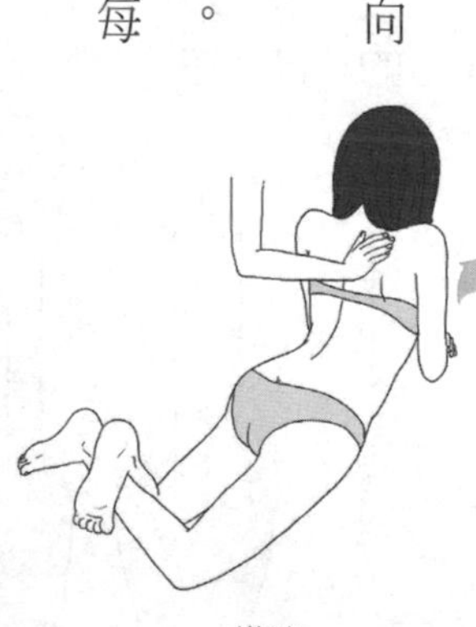

推法

✚按法

【概念】用手指或手掌面著力於體表一部位或穴位上，逐漸用力下壓，稱為按法。

【功效】消除肌肉緊張，降低腎經亢進。

【要點】指端按壓時，用力要輕揉；用掌心、肘尖按壓時，用力要大些；速度約每分鐘10～20次。

✚揉法

【概念】手掌大魚際、掌根或手指腹面附著於一定的體表某部位或穴位上，做輕柔緩和的迴旋揉動稱為揉法。

【功效】促進血液循環，疏通經絡，祛出寒邪，緩解疲勞。

【要點】揉時要輕快柔和，柔中帶剛，速度約每分鐘100～150次。

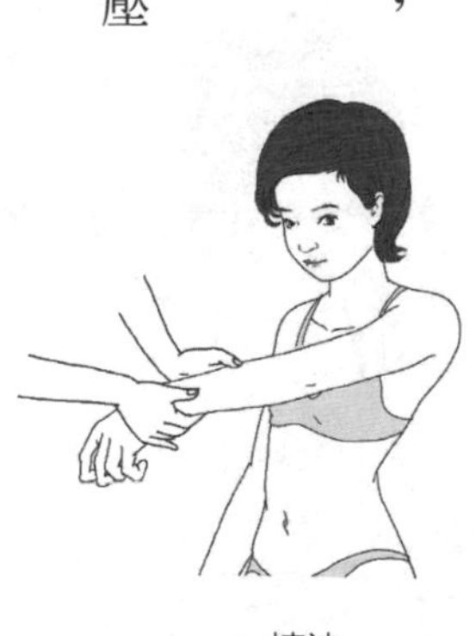
按法

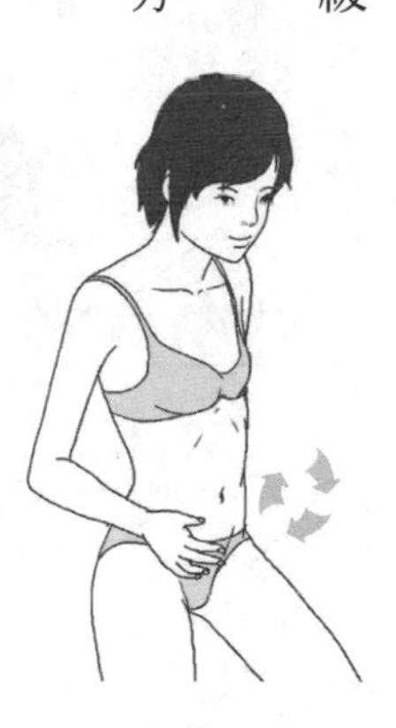
揉法

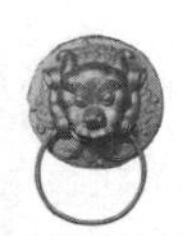

摩法

【概念】手掌掌面或食指、中指、無名指指面附著於體表某部位上，以腕關節連同前臂做環形而有節律的摩動稱爲摩法。

【功效】促進血液循環，祛除寒邪、疏經通絡、緩解疲勞。

【要點】著力部分要隨著腕關節連同前臂做盤旋活動，用力要自然，每分鐘120次左右。

捏法

【概念】用雙手拇指、食指或用拇指、食指、中指在皮膚上做拿捏的方法。

【功效】可促進血液循環，消除疲勞。

【要點】用力要柔和，且同時捏住表皮以及皮下組織，速度力度要均勻。

摩法

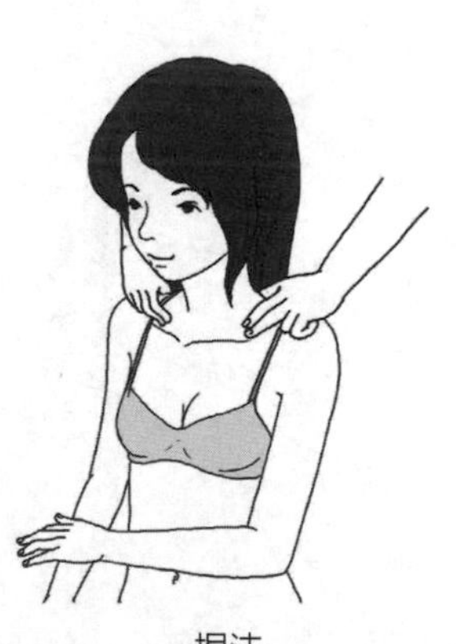

捏法

抖法

【概念】用雙手握住按摩者的腕或踝，做上下左右的小幅度擺動，使波動感上傳至手腕上部或小腿部。

【功效】增強身體機能。

【要點】被按摩者要放鬆，並將肢體向外伸展，按摩者的抖動速度大約10秒鐘完成一次。

擦法

【概念】用手掌緊貼皮膚，稍用力下壓並做上下方向或左右方向直線的往返摩擦，使之產生一定的熱量稱爲擦法。

【功效】促進血液循環，祛除寒邪，疏通經絡。

【要點】按摩時用力要均勻、柔和，速度每分鐘12~15次左右來回。

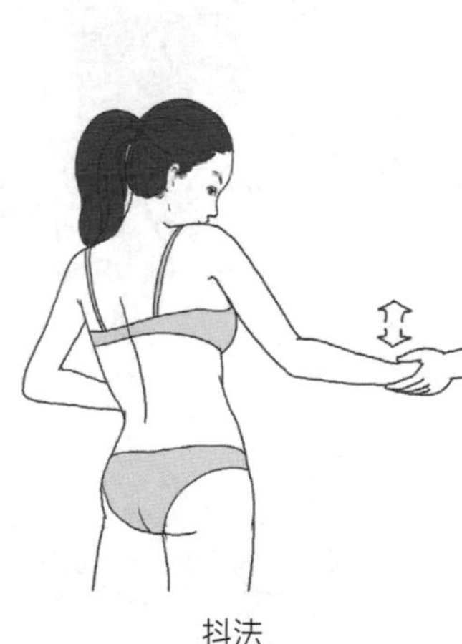

抖法

擦法

✚拍法

【概念】五指自然併攏，掌指關節微屈，使掌心空虛，並以虛掌做有節律地拍擊治療部位，稱爲拍法。

【功效】疏通氣血經絡、消除肌肉緊張、緩解疲勞。

【要點】用力要輕、快、穩、均勻，速度每分鐘150次左右，雙手可交替進行。

✚滾法

【概念】用手背部近小指側部分壓按在體表某部位上，以腕部做前、後，左、右連續不斷的滾動的方法稱爲滾法。

【功效】疏通氣血經脈，祛除寒邪。

【要點】速度要均勻，用力稍大，每分鐘約50～70次。

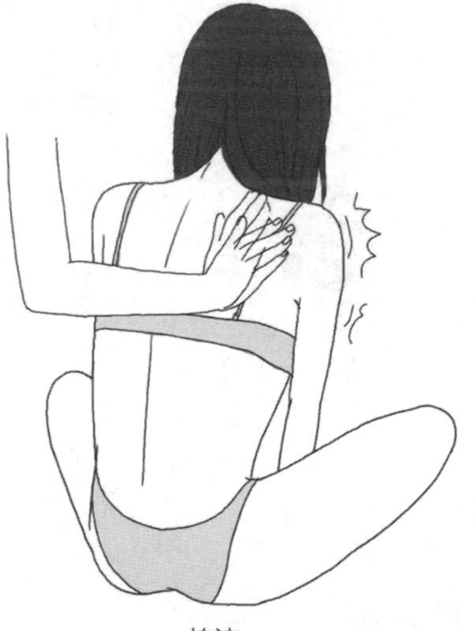

拍法

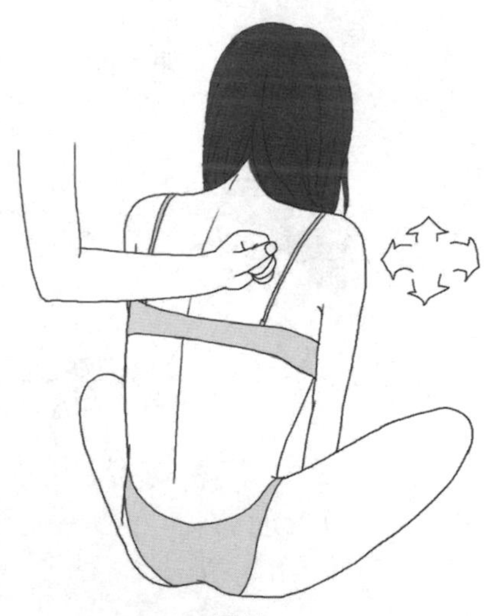

滾法

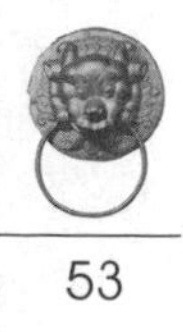

✚叩法

【概念】五指微屈，用五指指端扣穴位的方法稱爲叩法。

【功效】疏通氣血經絡，緩解疲勞。

【要點】按摩者腕關節放鬆，速度每分鐘150次左右。

✚點法

【概念】用指端、肘尖或屈曲指關節突起部位，著力於體表一部位或穴位，按而壓之，戳而點之，稱爲點法。

【功效】通經活絡，調和陰陽，消腫止痛，解除痙攣，祛散風寒。

【要點】點時要垂直用力，固定不移，由輕到重，穩而持續，每分鐘20次。

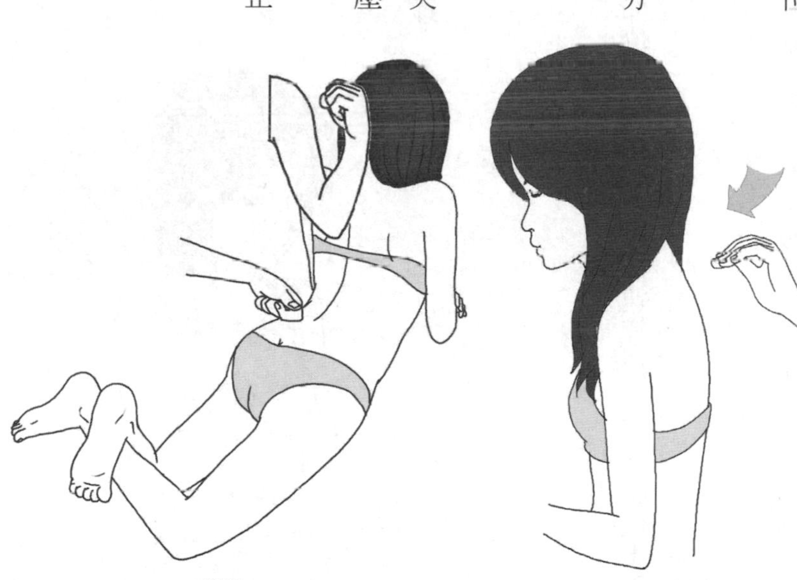

點法　叩法

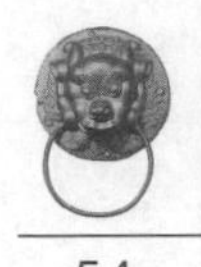

拿法

【概念】將單手或雙手的拇指與其餘四指相對合，呈鉗形，持續而有節律地提拿體表部位的肌筋的方法，稱爲拿法。

【功效】散寒祛邪，調節胃腸，緩解痙攣，消除疲勞，促進新陳代謝。

【要點】用力由輕到重，再由重到輕，重而不滯，輕而不浮。動作要有連貫性，每分鐘10～20次。

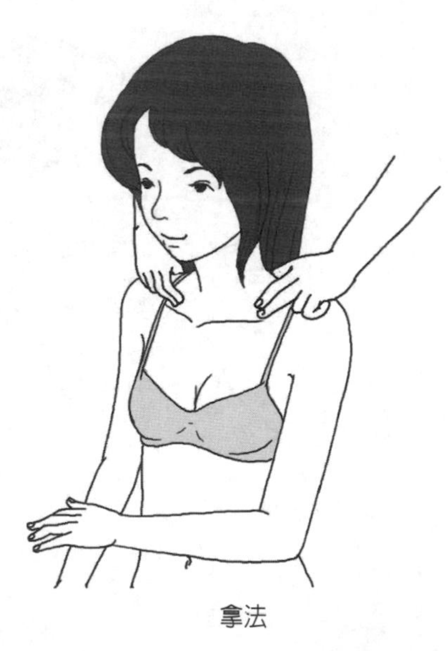

拿法

搓法

【概念】用雙手的掌面或掌側挾住一定部位，相對用力做快速搓揉，並同時做上下往返移動。

【功效】調和氣血，舒通經絡、放鬆肌肉。

【要點】使用此法時，兩手用力要對稱，搓動要快，移動要慢，每分鐘10次左右。

撥法

【概念】用雙手拇指或單拇指的指端陷壓於一定部位上。適當用力做與韌帶或肌纖維垂直方向的來回撥動。

【功效】消腫散結，解痙止痛。

【要點】操作時拇指端要深按於韌帶或肌肉、肌腱的一側，然後做與韌帶和肌纖維成垂直方向的撥動，好像彈撥琴弦一樣。每分鐘15～20次。

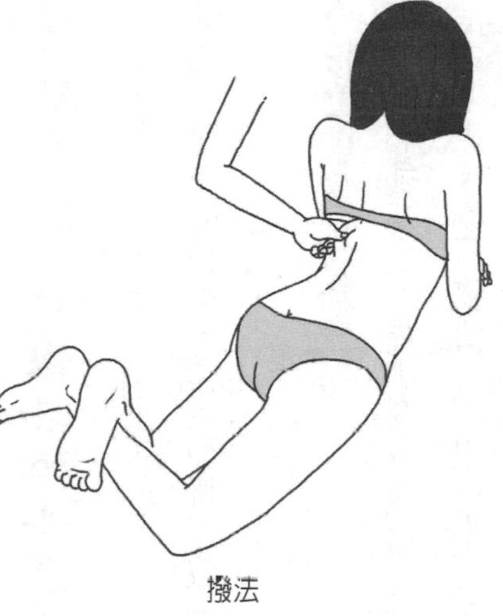

撥法

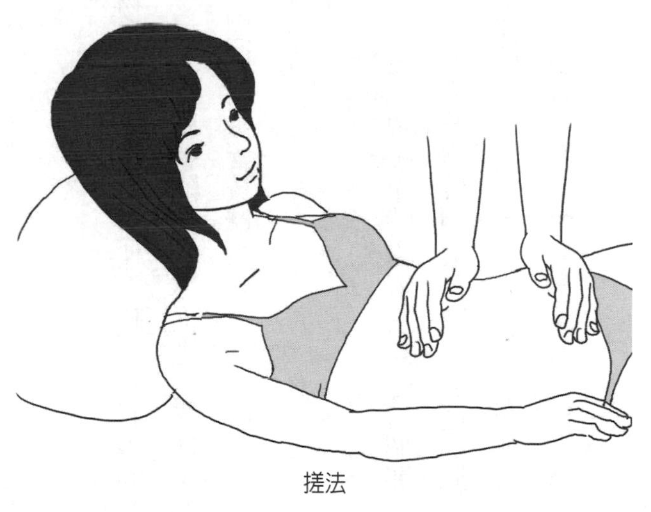

搓法

使用經穴按摩時要注意些什麼？

按摩看上去是一項簡單的動作，但也有很多注意事項，如果你忽略了，就很可能讓你的按摩事倍功半，甚至毫無療效。按摩時主要應注意下列問題——

✚按摩前禁止吸煙

我們都知道香煙中含有致命的毒物，這些有害物質可多達40～200種，特別是其中的尼古丁更是劇毒物質。如果在進行按摩前吸煙，那麼尼古丁就會隨著按摩而進入體內，進而造成交感神經緊張，血管收縮，血液循環不暢，因此而影響按摩療效。

✚刺激穴道應在呼氣時

進行穴道按摩療法最容易被忽視的就是呼吸，尤其是自我按摩時更容易忽略這個問題。一般情況下，我們要求刺激穴道時應在呼氣時進行。因爲當我們吸氣時，身體的肌肉收縮而變得僵硬，這時刺激穴位不太容易傳達，因此療效很差。相反，我們在呼氣時，肌肉是鬆弛而柔軟的，此時給以刺激，不僅可以減少疼痛感，還利於傳導，因此能夠取得更好的效果。

✚對於手法的要求

在進行按摩時，手法操作要熟練，力度要適中，先輕後重，由淺入深，絕對不能使用暴力或者蠻勁，這樣做不但起不到保健作用，還可能損傷皮膚和筋骨，因此按摩的手法一定要盡可能地協調柔和，切忌生硬粗暴。另外，不同的身體部位，按摩手法和力度也不盡相同，比如，腰臀部的力度可以大些，前胸、腹部的力度要小一些，要用浮力。如果被按摩者如果是老人、兒童或者是體質較弱者，那麼按摩的力度就應當小些。

✚按摩的環境選擇

按摩時一定要根據當時的天氣狀況選擇合適的環境，比如在夏季按摩時，環境應是空氣流通、氣溫適中的；而在冬季按摩時，環境則應溫暖，而且要求按摩者的雙手一定要是熱的，以防被按摩者著涼。除此之外，在按摩的時候，被按摩者有時候容易睡著，要注意用毛巾蓋好，防止著涼。

✚按摩的時間選擇

按摩的時間一般每次以20～30分鐘爲宜，按摩次數以12次爲一個療程。另外，有兩個時間不宜進行按摩，一是被按摩者在大喜、大怒、大悲、大恐等情緒較為激動的時候，不要立即按摩；二是在飽食之後不宜立即按摩，而是應在飯後2小時左右的時間進行按摩。

按摩的禁忌證、按摩的好處幾乎人人都能說出一二。但是我們必須同時指出，按摩並非在什麼情況下都合適，比如當身體有下列疾患時就不適應按摩保健了。

(1)感染化膿的體表部位不能進行按摩；

(2)發生癌變的部位不能進行按摩，以免癌細胞擴散；

(3)皮膚被燙傷或者皮膚劃開出血的地方不能進行按摩，以免影響皮膚癒合；

(4)患有傳染性疾病處於傳染期時不能進行按摩，比如肝炎、霍亂、皮膚病等；

(5)女性在懷孕期或月經期時腹部按摩一定要注意手法，切忌使用重手法；

(6)在大運動量過後或者正處於饑餓時不宜進行按摩，以免發生暈厥；

(7)高血壓患者以及患有嚴重心臟病的老年患者，按摩時一定不能使用重手法；

(8)患有急性感染或者發熱性疾病時不能進行按摩；

(9)腎炎患者進行按摩時，要注意不能採用重手法按摩腰部脊柱兩側的腎區。

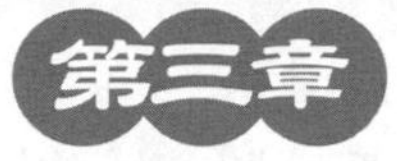

協調臟腑，機體和諧才健康

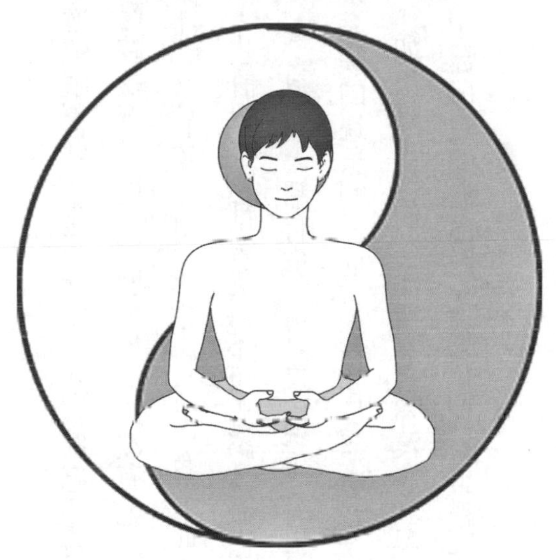

經絡內屬於臟腑，外絡於肢節，溝通人體內外表裏。當經絡、臟腑有病變時可以反應於體表，而刺激體表的經穴又可以使相應臟腑的疾病得到治療。所謂「有諸內必形諸外」，「揣外而知內，治外而調裏」，因此說只有臟腑協調，人體這張大地圖才能真正活起來。

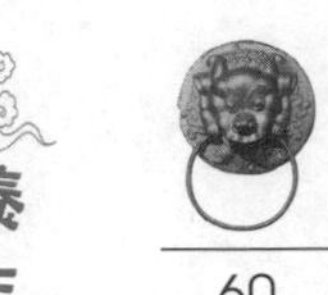

相信不少人都有過睡眠不好、夜裏胸悶、悲觀健忘、舌根發硬、焦躁不安或手腳心發熱等症狀，但是去醫院檢查又沒有什麼毛病。眞沒有毛病嗎？不是的，中醫認爲這些症狀實際上都是「淤血」惹的禍，可以說，它是所有心血管疾病的幕後黑手。說「淤血」有這麼大的力量，也許很多人都會覺得不可思議：淤血我們都見過啊！如身體的某個部位不小心碰了一下，很多人都有皮下青紫的現象，可是也沒覺得晚上就睡不好了呀，也沒有什麼舌根發硬的現象啊。而且在現代醫學看來，不過是毛細血管破裂導致的，沒什麼大不了的。如果是這樣的「淤血」自然沒有大礙。但是，中醫裏面所說的淤血並不是這種意思，中醫所說的淤血既包括我們看得見的青紫淤斑，也包括看不見的「離經之血」。

✚都是淤血惹的禍

什麼是「離經之血」呢？中醫認爲，血是在經絡裏運行的，它通過經絡這個通道到達身體的各個部位。但是，在某種因素的誘發下，血也可能不按照正常的道路行走，而是走錯了路，離經叛道，這就成了「離經之血」。說白了，「離經之血」就是誤入歧途的「壞血」。這些「壞血」不但不能對身體的各器官起到濡養的作用，反而會破壞器官的正常工作。那麼，淤血是怎麼形成的呢？正常的血怎麼就誤入歧途了呢？兩個原因，一是「久病必淤」，就是說病邪在人體內肆虐的時間長了，體內就必然會有淤血。怎麼回事呢？得病時間長了，氣血津液就會變得不足，而其中受影響最大的就是氣，而「氣爲血之帥」，就是說氣對血是有統帥作用的，這個統帥既有管制作用也有推動作用。氣虛了，就推不動血、管不住血，這時血就很容易「跑偏」或者是堆積起來，而變成淤血。另一個原因是熱血沸騰，水遇熱是要蒸發的，這是個常識。血一熱，其中的水分就會被過多消耗，血就會變得黏稠起來，大家都亂烘烘地黏在一起，當然走得就慢了，最後也就堆積成了淤血。

✚體察求救信號

我們都知道「心主血脈」，反過來，血的運行出現問題，也必然會對心造成不利的影響。比如說，「心藏神」，就是說神藏在心這個房子裏面，如果心的經絡上有了淤血，心的各種功能就都會受到影響，神就不能在心裏老老實實地待著了，它就要跑出來，所以人就會睡不好。

也有人會覺得夜裏胸悶，憋得慌。這與心有什麼關係呢？血在身體裏運行有一個特

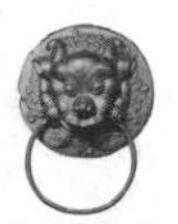

點，「得溫則行，得寒則凝」。這與水的性質是一樣的，水在溫暖的日子裏就可以正常的流動，但是一到冬天，氣溫降低，河水結冰，就沒法流動了。如果身體裏本來就有淤血，白天氣溫高，人的陽氣也比較活躍，還能推動血液在體內運行，但是到了晚上，氣溫降低，人的陽氣就消弱了，也就沒有那麼大的力氣推動血液循環，尤其是晚上11點到次日淩晨3點鐘這段時間，陰氣最重，血液的流動最成問題，這也是爲什麼很多心臟不好的人，容易在此時犯病的原因。

還有人會覺得舌頭發硬，「舌爲心之苗」，它是心上長出來的一棵小苗，而心就是這個小苗的根，根上出了問題，自然會在小苗上有所反應。當淤血阻到了心脈，舌頭上得不到足夠的營養來滋潤，動作肯定不靈活。就像我們整個身體一樣，如果整個身體得不到足夠的營養，那麼不管做什麼都會顯得不俐索。

其實，這些症狀就是身體在敲警鐘，也就是說我們的身體向我們「求救」了。如果我們能夠及時預防的話，症狀就會很快改善。但如果我們置之不理，日後心血管不暢、心律不整、冠心病等就要接踵而來。

✚三大特效穴位

對於上面的「求救信號」，一定要給予高度重視，要注意活血祛淤，此時我們身體自有的三大特效穴位——內關、心俞、膈俞就派上用場了：

（1）內關　在經絡腧穴裏面有個「四總歌訣」，其中一句叫做「心胸取內關」，就是說凡是心臟的、心胸部位的疾病，用上內關包準沒錯。它的作用是寧心安神、寬胸理氣、降逆止嘔。寧心安神比較好理解，上面我們說了，「心藏神」，心安寧了，神自然也就守得住了；寬胸理氣應該倒過來看，理氣——寬胸，並且與降逆止嘔合起來更容易理解些，也就是理氣——氣順了——降逆氣——止嘔。另外，它還有一個非常重要的作用，就是雙向調節心率，什麼意思呢？就是說這個內關既可以將心動過緩的調上去，又可以將心動過速的降下來，這一點對於有心血管毛病的患者來說更是至關重要。

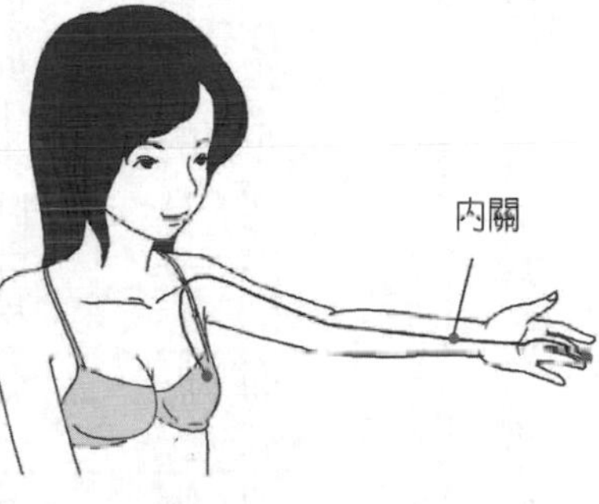

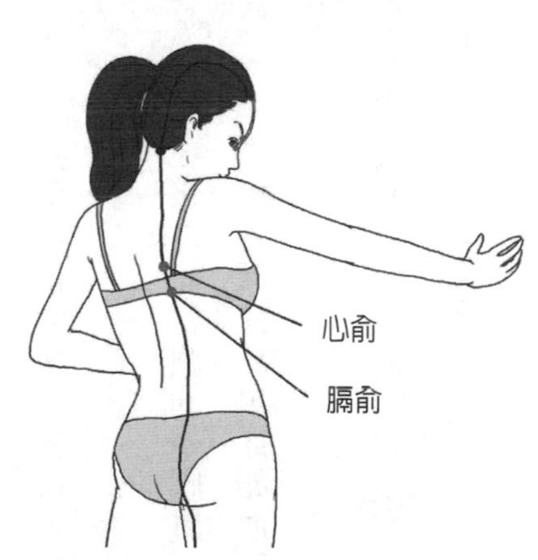

內關是手厥陰心包經上的要穴，它的位置比較好找，位於手腕後面兩指，前臂的正

中央。按下去的時候可以感覺到下面有兩條大筋，內關就在這兩條大筋的中央。每晚7點~9點鐘用拇指按揉效果最好，兩側都要進行。注意，每次按的時候要一按一放，按下去要有酸脹或疼的感覺才行；另外，按下去須持續半分鐘，然後再鬆開，再重複；每次應不少於3分鐘，每天不拘次數。

（2）心俞　心俞是足太陽膀胱經的穴位，是把淤血排向膀胱經的必經之路。它可以很好地調節臟腑功能，具有寧心安神、通調氣血的作用。

心俞位於後背上，在脊柱旁開1.5寸的直線上，也就是脊柱和肩胛骨內側的中點，平對第5胸椎。對心俞穴的刺激以拔罐爲好，每天晚上9點左右，兩側穴位同時進行。對於年齡稍大者拔罐的力量要適度放小，時間稍短，以每次10分鐘即可。拔完後在穴位上按揉2分鐘以鞏固效果。

（3）膈俞　膈俞是一個比較特殊的穴位，特殊在哪呢？特殊在它裏面對應的是膈肌而不是一個內臟。但是，膈俞卻經常作爲輔助與其他穴位一起治療各種血病，比如血淤、血熱等都可以求救於它。

膈俞也在足太陽膀胱經上面，脊柱旁開1.5寸的直線上，平對第七胸椎。它的刺激方法和心俞一樣，每天和心俞同時拔罐10分鐘，兩側同時進行，拔完後按揉2分鐘。

肝膽相照，百病不擾，按揉三個穴位勝吃藥

✚肝失養，則筋不利

40歲以上的人常會覺得腰腿痛、落枕、抽筋、眼花、全身莫名酸痛、打嗝噁心等症狀。這又是哪的問題呢？你到老中醫那裏看看，他一定會告訴你，這是肝的問題。

《內經》說「肝主筋」，又說「食氣入胃，散精於肝，淫氣於筋」，這裏的「淫氣」指的是氣血，也就是說肝的氣血可以濡養筋骨。而「筋」不但是指我們一般所理解的筋骨，它還包括我們身上的肌腱，總之，筋負責管理著全身各個關節的運動。但是如果肝血虛了，就沒有足夠的氣血分給筋，筋就得不到滋養，它也就發揮不出正常的管理關節的作用，人就會沒有力氣，並出現抽筋、全身酸痛等症狀。這當然也是身體向我們抱怨，提醒我們該注意了。如果我們還是不管不顧的話，就會發展成西醫中的脂肪肝、高血脂、膽囊炎、慢性肝炎、淺表性胃炎、視網膜剝離等症。

✚三大特效穴位

面對上面所提到的症狀，我們可以選承山、陽陵泉以及三陰交來進行調理。

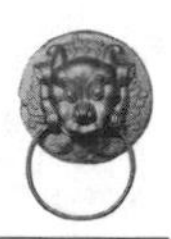

（1）承山　該穴自古以來就是腿痛轉筋的有效大穴，從它的名字上我們也可以看出，它是承擔著如山的重擔的一個穴位，能夠舒筋活絡。承山位於足太陽膀胱經上，在小腿後側正中，後面隆起肌肉的下角處。疼的時候，用手點揉此處5分鐘就可以了。如果是在平時，每天按揉3分鐘即可。需要注意的是，這個穴位按下去的時候會有很強的脹痛感，但是一定要忍住，等按摩過後，你就會感到有一種說不出來的舒服感覺。

（2）陽陵泉　陽陵泉不僅是足少陽膽經上的穴位，還是特定穴「八會穴」中的「筋會」，是全身筋的總匯之處，因此，用陽陵泉來治療筋的疾病，效果自然也是一流的。陽陵泉的取穴也不難，在膝關節的下方，小腿外側、腓骨頭下方的凹陷處就是。使用陽陵泉時，應用拇指點揉或者點撥，其中尤以點撥的效果最好，每天5分鐘，或者也可以用指關節進行刺激，以加大刺激量。

（3）三陰交　顧名思義，三陰交應該是三條陰經的交會穴位，哪三條陰經呢？就是足厥陰肝經、足太陰脾經和足少陰腎經三條陰經交會的重要通道，因此，刺激它可以防治肝、脾、腎三臟上的諸多疾病。我們講過，脾為氣血生化之源，腎為先天之本，而肝

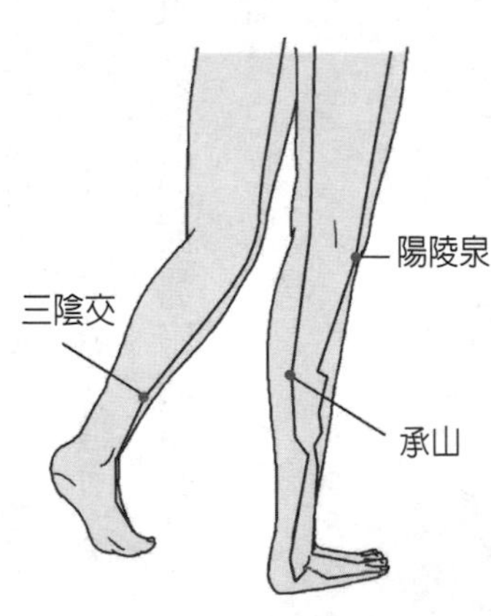

又主藏血，所以每天按揉三陰交，能夠堅持兩個月左右的時間的話，就可以很好地保養脾、腎、肝，使其氣血充盈、運行涌暢，從而三臟上的很多不適都會慢慢地消退了。三陰交位於小腿內側，在內踝尖上方四指的骨後緣處。按摩時，向著骨緣內側點揉5分鐘即可。

三個穴位的具體操作方法是：每晚臨睡前，先用熱水泡腳10分鐘，水要泡到小腿肚以上。然後從上到下按揉穴位，先按兩側陽陵泉3分鐘至產生酸脹感，然後點按承山3分鐘（按揉承山時力度不要太大，因爲這個穴位的感覺很敏感，刺激力量太大反而不能起到好的保健效果）。最後按揉雙腿的三陰交，向著骨緣內側點揉5分鐘。重要的是要堅持，不可三天打魚兩天曬網。

滋養後天之本——脾胃，四個要穴最關鍵

✚脾胃是幹什麼的

相對於其他臟腑來講，脾胃很是不受重視的，尤其是脾更是有人將其視爲可有可無，因此對於脾胃的一些症狀，如莫名心煩、膽小多疑、疲憊消瘦等也常常視而不見。

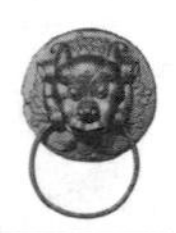

但稍了解中醫的人都知道，脾胃爲「後天之本」，既然稱作「本」，那它們的作用就不是一般的重要。

先說說脾。脾主運化，我們吃進去的東西要靠脾才能轉化爲氣血，並且脾還會將氣血運送到全身的臟腑器官供它們吸收，脾就好比是我們身體裏的「食品加工廠+運輸公司」，可以說是包產包銷。另外，脾主升清。什麼是「清」呢？那就先看看什麼是「濁」。濁就是我們身體裏的濁氣、濁水、濁便，除此，剩下的精華就是「清」。那麼，清氣應該向哪兒走呢？當然是向上升。盤古開天地時天地原本一片混沌，一斧子下去，清者向上升爲天，濁者下降成爲地。而《內經》又說，人體宮竅與外界大自然是相通的，人是一個小整體，人與天是一個大整體，所以《內經》有天人合一之論述。因此，身體裏的清氣也會向上走，濁氣也是向下走。而推動清氣上升的正是脾氣，這就是「脾主升清」的功能。

再說說胃。「人之所受氣者，穀也。穀之所注，胃也。胃者，水穀氣血之海。」什麼意思呢？就是說，我們能夠活下來是從哪兒吸取的生氣呢？糧食。而糧食是從哪兒進入身體的呢？胃。所以說，胃是水穀氣血之海。說得明白一點，就是說胃是我們身體的大糧食囤，糧食到了胃裏，先進行一個初步的消化，形成食糜，然後再到脾這個加工廠裏加工並運送到身體各個部位。兩個臟腑互爲表裏，一個管受納，一個管消化，因此常被放在一起稱爲「中焦脾胃爲後天之本」。

✚看看脾胃的問題

俗話說「人是鐵，飯是鋼」，脾胃虛弱，要麼不想吃，要麼吃了不消化，不管怎樣，都會讓我們的身體缺少「動力」。所以，脾胃之病不可不防，更不可不治。不過，脾胃的保健一定分清到底是脾的問題還是胃的問題，這樣才能「對症下藥」。

我們知道「胃主受納，脾主運化」，根據這個道理我們可以推斷，如果你的食欲不好，不想吃飯或者吃過飯以後不消化，那就是脾的問題，這是脾的運化功能不好，不能將吃進去的食物弄走，所以才會沒有食欲；但是如果你到了吃飯的時候就想吃，吃進去以後又不舒服，那就是胃的問題，就是說你吃進去的東西胃有點受不了。

✚讓胃永遠舒服

胃的問題主要表現在有食欲，吃飯前也會覺得餓，但飯後總感覺肚子不舒服或發脹發悶。去西醫檢查經常給你定爲慢性胃炎，然後發展下去就是胃潰瘍、胃穿孔。要改變這種情況，我們可以取足三里和天樞兩穴。

首先，堅持每天按揉足三里和天樞，方法是用大拇指按揉，力量由輕到重，然後再

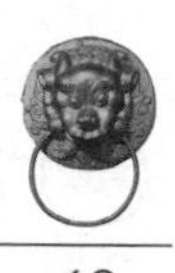

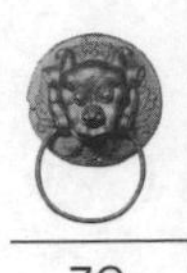

由重到輕，每次按揉3分鐘，每天不拘次數。或者也可以用艾灸，在飯後30分鐘內，和每天早晨7點~9點鐘的時候進行，兩側都要做。

另外，堅持飯後以順時針方向摩腹，每次10分鐘也很有效。

✚讓脾更加強壯

脾主運化，脾的功能強弱要看飯前的食欲和飯後的消化。有些人根本沒有食欲，或是吃過飯後兩小時還覺得很飽，這肯定是脾的工作出問題了。對於如何提高脾的「工作品質」，見效最快最持久的就是足三里和脾俞。

（1）足三里　足三里位於外膝眼下3寸，脛骨外側約一橫指處。每天不定時按，每頓飯前飯後的按揉是不能省略的，且一定要堅持。每次3分鐘，力量還是先由輕到重，然後再由重到輕。

（2）脾俞　脾俞位於人體的背部，在第十一胸椎棘突下，左右旁開兩指寬處。刺激脾俞的最好

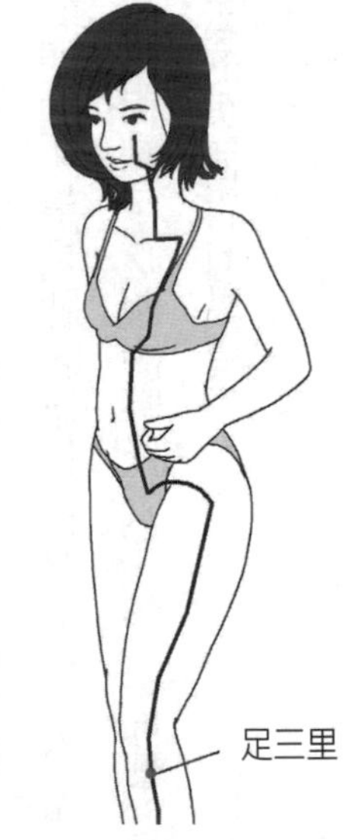

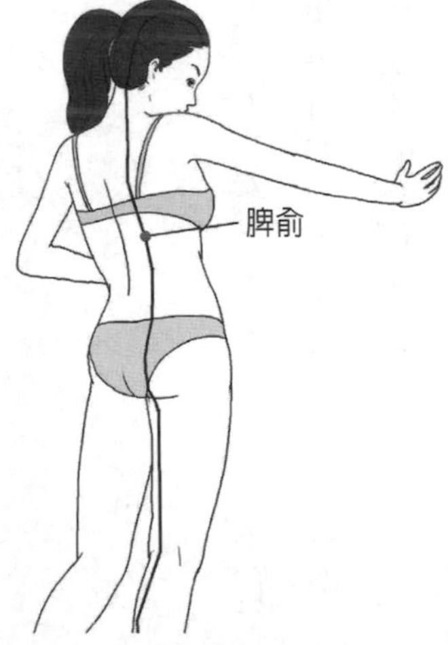

方法是拔罐，隔天一次，每次15分鐘，兩側都要進行，時間大約在每晚臨睡前1小時就可以了。

✚肚脹嘔吐加中脘

有些人飯後很長時間還覺得肚脹，甚至有的人還嘔吐或拉肚子。這多半就是食積造成的。也就是說，我們吃進去的食物，脾胃不能完全將其轉化成水穀精微，每次剩一點，時間久了就成了積食了。我們人的胃不像牛、羊等動物的胃，可以把吃進去的東西拿出來反覆咀嚼研磨直至完全消化，所以當我們感覺不舒服的時候，積食一定已經有一段時間了。

中醫有一個治病原則就是——「急則治標，緩則治本」，這種症狀不算是急症，因此我們應從根本上讓食物消化掉，而不是讓其瀉出去，只有廢物停留在大腸中的時候，我們才會採取瀉的方式，而食物停在胃中的時候，是要「消」，也就是「消食和胃」。這個時候，我們必須用指推胸腹部，方法是從上腹部向下直推到小腹部，力量要稍大，以帶動皮下肌肉為度。每天飯後半小時開始，重複100次。

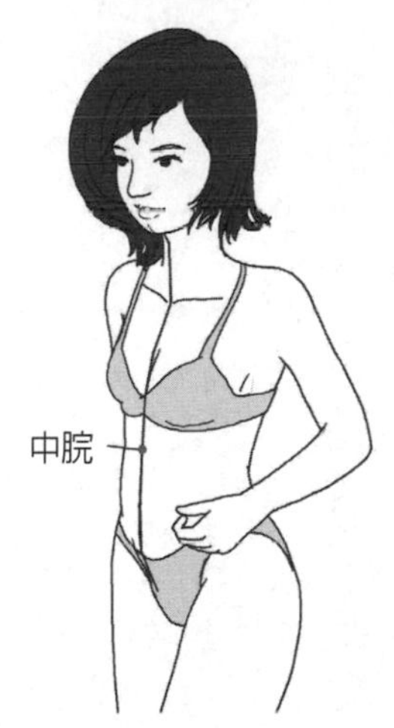

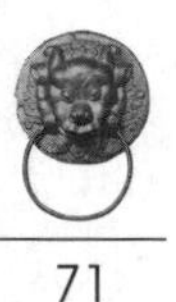

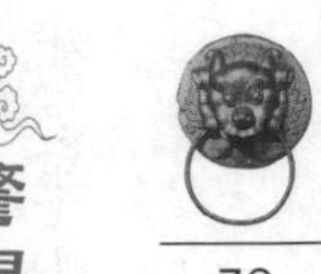

警惕腎陽虛的預兆，先天不足後天補

✚什麼是腎陽虛

腎爲先天之本，是父母饋贈給我們的寶物。這正因爲它的重要，所以稍有不適都會很快在腎體現出來，而且各個年齡段的人都比較常見，如畏寒怕冷、口渴多飲、夜尿頻多、腰膝酸痛、口舌生瘡、小便赤黃、煩躁疲勞等。

腎爲什麼會有如此重要的作用呢？中醫認爲，氣血津液是人體生命活動的基本元素。其中氣又有很多種，如元氣、衛氣、宗氣。元氣是人體中最基本、最根本的氣，它的根源就在腎，屬於先天之氣，是父母給的。而衛氣，即衛陽，顧名思義，有「保衛、護衛」的意思，它的作用主要就是溫養肌體、防禦內臟疾病和護衛肌表及具有將食物轉化成水穀精微的功用。所謂陽虛的意思主要就說的是衛氣衛陽虛。

✚腎陽虛的症狀

上面我們說到了元氣，很多人都知道「傷什麼也別傷元氣」的道理，有些人自小感冒不斷，動不動就發冷、流鼻涕等，這就是先天元氣不足的原因，這樣的人總是比別人愛生病，別人都能抵抗的小病，他就沒辦法抵抗，動輒吃藥、打針，甚至還要打點滴。也有很多人不是這樣，只是覺得畏寒怕冷、四肢不溫，這是衛陽虛弱的表現。陽不足，則熱量不夠，以至於溫養功能不足，當然就會怕冷了。同時，衛陽虛弱的人還會有尿頻、尿急、尿短、腰痛、疲勞、恐懼等症狀。另外，陽氣虛，則身體裏就沒有足夠的力量推動陰津流向全身，因此，人還會感到口乾咽燥，愛喝水，而衛氣虛弱也就意味著身體的防禦功能減弱了，用現代醫學的話講，就是身體的免疫力下降了，因此，口腔也特別容易潰瘍，就是我們通常所說的口瘡。同時，衛氣不足還會導致腎這個大機器在運轉的過程中，因缺乏潤滑油而出現摩擦過度的現象，表現出來就是腰酸、小便黃熱、坐臥不安等。

✚三大簡便穴位

腎陽虛實際上是個比較普通的現象，一般算不得什麼大病，但是如果你對它置之不理就很容易造成胃、肺以及腎臟上的重大疾病，這裏用西醫的說法可能更明確些，比如高血壓、腎炎、腎下垂、膀胱炎、糖尿病、陽痿、婦科病等。所以千萬不能掉以輕心。如果我們的身體眞的出現了一些腎陽虛的徵兆，通常只需要灸推以下3個簡單又行之有效的穴位就可以了。

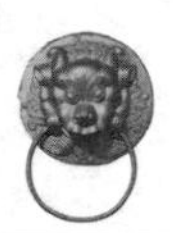

（1）合谷

合谷是手陽明大腸經上的穴位，在拇指和食指之間的掌背側，第二掌骨的中點處，俗稱「虎口」，被稱作是人體的第二保健大穴，可以很好地提高衛陽功能。每天堅持按揉或者用艾灸都可以。另外，在使用合谷時我們還要注意一點，就是在春夏時節，適合用按揉的方法，在冬季、深秋或者夏秋之交則適合用艾灸。按揉的時候應該是朝著小指方向按，以有酸脹感爲度；艾灸時應拿著艾條在距離穴位約兩指的地方進行灸療。

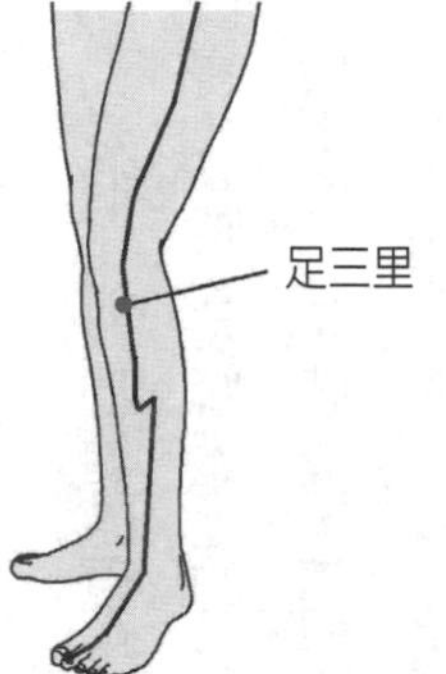

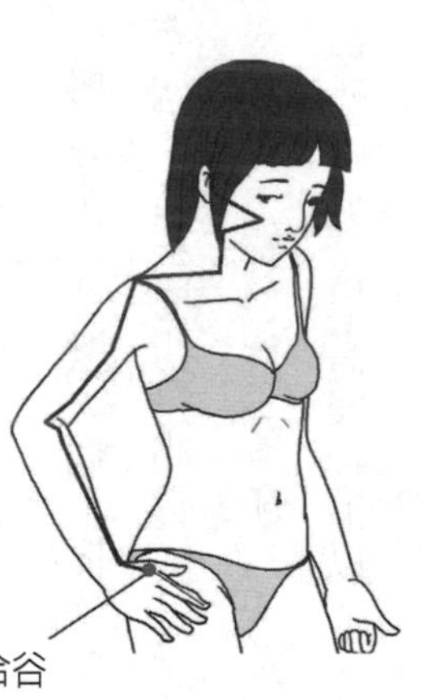

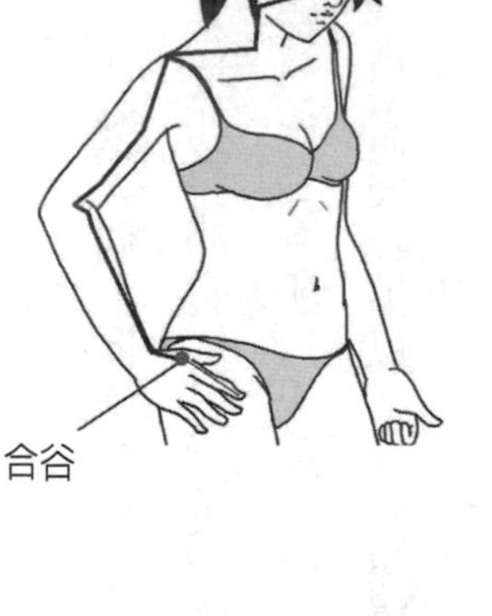

（2）足三里　民間有句諺語叫做「拍擊足三里，勝吃老母雞」，爲什麼會這麼說呢？足三里是足陽明胃經的合穴，幾乎肚腹上的所有疾病的治療都會用到足三里。人們認爲按揉或者艾灸此穴，可以將身體裏的邪氣驅逐於三里之外，從而可使身體康健，因此得名足三里。它與合谷穴配合使用，可以養胃、補腎、補肺。

（3）魚際　魚際是手太陽肺經的穴位，位於手拇指本節（第一掌指關節）後的凹陷處，約當第一掌骨中點橈側赤白肉交際處。可每天堅持掐揉雙手的魚際。但一定要與合谷、足三里配合使用。方法是每天早飯前和晚飯前按揉雙側合谷穴各3分鐘，然後再按揉或艾灸雙側魚際和足三里各3分鐘。

《黃帝內經・素問》第二十二篇有「病在腎，愈於春，春不愈，甚於長夏，長夏不死，持於秋，起於冬，禁犯焠烘熱食、溫灸衣。」冬季是腎氣當家的時候，如果此時不注意保養最容易損傷腎氣，因此，冬季一定要堅持使用上述3個穴位。另外，在飲食上我們可以適當吃些辛辣之品，以增強衛氣。辛味宣散，可以將衛氣驅趕到皮膚表面的腠理之中，這樣衛氣在我們的身體表面五步一哨，十步一崗，守衛森嚴，身體就自然不易得病了。

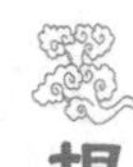

根除肺陰虛，啟動肺健康的要穴

✚揭開肺陰虛的面紗

在我們的身體裏，只有肺是通過鼻孔直接與外界大氣相通，其接觸也最為密切，因此遭受外邪侵襲的機會也就多於其他臟腑，所以有「肺為嬌臟，不耐寒暑」的說法，尤

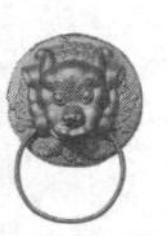

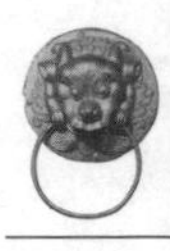

其是老人和孩子內臟比較弱，抵抗力就更低了。所以經常出現多咳（痰經常很難咳出）、怕熱、虛汗、氣短、情緒低落、容易感冒等。

這些看似「熱病」的表現其實是假象，眞正的病因是肺陰虧虛。在中醫看來，長年多咳的人必定會有「虛熱」的表現，比如痰老是咯在喉嚨裏面咳不出，睡覺時老是出汗，也就是我們常說的「盜汗」，也有人會莫名其妙地怕熱。怎麼回事呢？我們講人體的陰陽平衡，身體才能健康，現在陰虛了，那麼相對來說，陽就顯得盛了，陰不能抑制陽，以致虛熱浮於表面，所以就睡也睡不好，而且手心腳心還會出黏汗。

✚根除肺陰虛

以上這些症狀不少人都有，治起來也不困難，比如在中藥房，買生地、五味子各10克，泡水喝，用不了一星期，症狀就可以解除。但這畢竟只是解除症狀的第一步，而要徹底啓動肺健康，就要用到一個穴位，而且就這一個穴位就夠了，它就是合谷。

合谷俗稱「虎口」，是手陽明大腸經的穴位，位於拇指和食指之間的掌背側，第二掌骨的中點處。每天堅持按揉合谷穴3分鐘，15天左右，多咳、高燒、虛汗、胸悶、氣短等症狀就會悄然而逝。不過有一點，在使用合谷治療肺陰虛的過程中，還要配合摩腹。這是什麼道理呢？我們看到有些人從小就愛感冒，總是第一批衝進感冒大軍裏，這說明他的先天體質不好，先天體質不好怎麼辦？那就要靠後天來補。而脾胃爲後天之本，因此，我們配合摩腹也是爲了增進脾胃的健康。而在五行之中，肺屬金，脾胃屬土，土生金，因此，脾胃的健康對於肺的健康也是有扶持作用的。摩腹的方法是每天晚上臨睡前給自己摩腹，力度以自己感覺舒服爲尺度，順時針摩3分鐘，然後逆時針再摩3分鐘。但是，腹瀉的時候一定要逆時針摩腹，這樣才能夠止瀉。

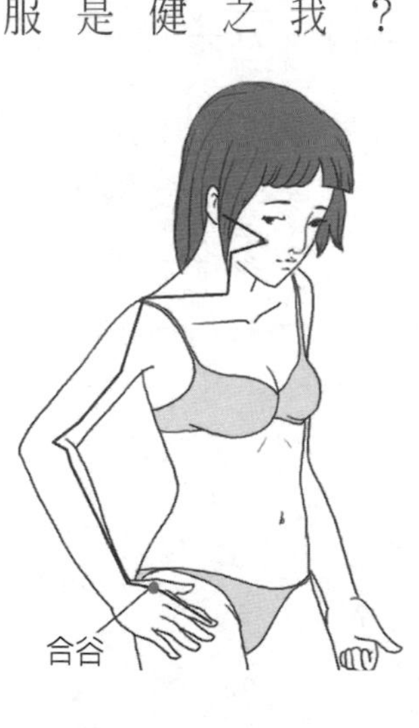

養肺、養胃在日常生活和飲食上也很有講究，比如平時要注意身體背部的保護，因爲背部正中的督脈是人體陽氣的匯聚地。在飲食上，要少吃寒涼的，不合時節的食物，即使在夏季也要控制冷飲和生冷食物的攝入量，以免加重脾胃的負擔，日常可以多吃些山藥、蘋果、薏米粥等，達到健脾和胃助消化的功效。對於肺，可以多吃酸味而少吃辛辣。我們說過，肺位於五臟的最高處，被稱爲「華蓋」。當五臟六腑之氣相互溝通時，肺負責使氣下降。同時，肺屬金，在性質上喜歡收斂，不喜歡發散。那麼我們當然要投其所好，適度的多吃酸，少吃辛辣的食物。

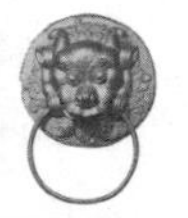

正確使用經絡穴位保健康

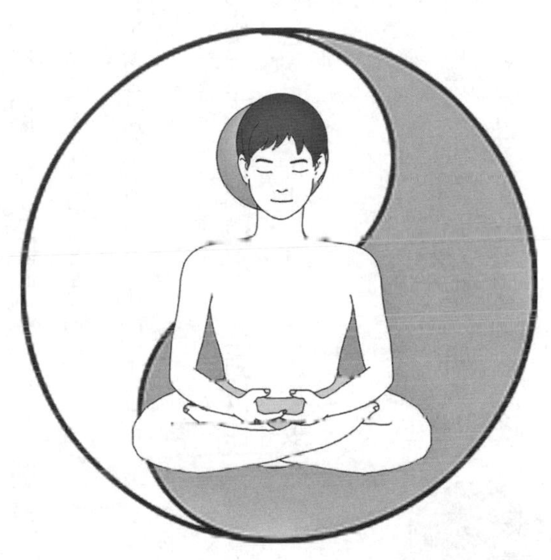

經絡植根於我們的臟腑，但它向外生長延伸至身體的每個部位，甚至我們的手指腳趾都有重要的穴位存在，這裏就教給你簡單而又實用的按摩方法，讓你正確認識身體的每個部位，讓你的全身細胞都「活」起來。

手太陰肺經穴（11穴）

1．中府

【功效與主治】中府穴屬於手太陰肺經，可調理肺氣、止咳平喘、疏經清熱，多用於治療支氣管哮喘、支氣管炎和肺炎等疾病。

【取穴方法】位於乳頭外側2寸，再向上3根肋骨的位置。

【按摩方法】用兩手手指指端做環狀運動按揉該穴，可自上而下，也可自下而上，注意：力度要適中。

【人體穴位配伍】將肺俞穴、尺澤穴、太淵穴與中府配伍按摩可以治療氣管炎、咳嗽；將內關穴、少沖穴與中府穴配伍按摩，可以治療胸痛；將少商穴、商陽穴與中府穴配伍按摩，可有效治療發燒；將大椎穴、肺俞穴與中府穴配伍按摩，可治療肺結核。

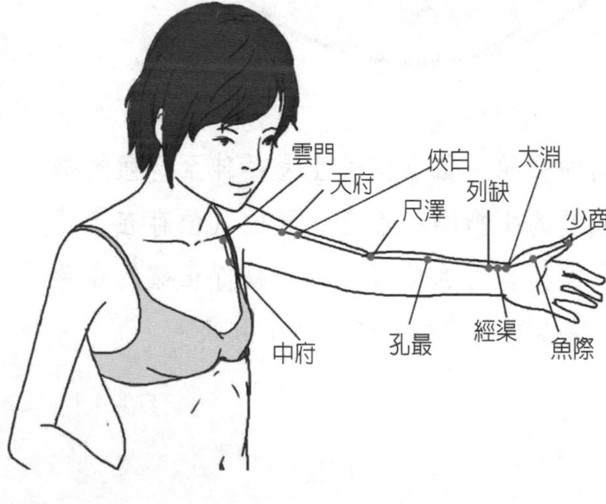

2・雲門

【功效與主治】雲門穴屬手太陰肺經，可疏通經絡、清熱降火、調理肺氣，多用於治療支氣管哮喘、支氣管炎、肩臂疼痛、肋間神經痛等疾病。

【取穴方法】鎖骨下窩凹陷處，距身體前正中線6寸處。

【按摩方法】用兩手手指指腹做環狀運動按壓該穴，每次2分鐘，每日2次。

【人體穴位配伍】將天宗穴、巨骨穴與雲門穴配伍按摩，可治療肩背疼；將尺澤穴、肺俞穴與雲門配伍按摩，則能治療支氣管炎；將太淵穴與雲門穴配伍按摩，可治療支氣管哮喘。

3・天府

【功效與主治】天府穴屬於手太陰肺經，可疏經清熱、調理肺氣、散風涼血。多用於治療哮喘、咽喉腫痛、鼻出血咳嗽、憋氣、上肢內側疼等疾病。

【取穴方法】位於肱二頭肌的橈側，臂內側面，腋前皺襞上端向外的水平線下3寸之處。

【按摩方法】用兩手手指指腹做環狀按壓，捏拿該穴。

【人體穴位配伍】將與合谷穴、上星穴、孔最穴、尺澤穴與天府穴配伍按摩，可治療吐血、鼻出血；將少商穴與天府穴配伍按摩，則可治療咽喉腫痛；將太淵穴與天府穴

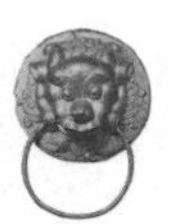

配伍按摩，可以治療慭氣、哮喘。

4・俠白

【功效與主治】俠白穴屬手太陰肺經，可調理肺氣、疏經止痛、活絡散淤，多用於治療肩臂疼痛等疾病。

【取穴方法】位於臂內側肱二頭肌橈側，腋下4寸處。

【按摩方法】四指併攏配合大拇指按壓該穴，每次2分鐘，每日2次。

【人體穴位配伍】將天府、尺澤等位與俠白穴配伍按摩，可治療上臂內側痛；將中府穴、內關穴與俠白穴配伍按摩，可治療胸滿、慭氣、哮喘等症狀。

5・尺澤

【功效與主治】尺澤穴屬手太陰肺經，可疏經止痛、清咽利喉。多用於治療肺結核、支氣管哮喘、肺炎、胸膜炎、腸胃炎等疾病。

【取穴方法】手掌向上彎曲手臂時，肘關節內側有一條粗筋，此筋的拇指側凹陷處即是該穴。

【按摩方法】用兩手拇指指腹端按壓該穴，每次3分鐘，每日2次。

【人體穴位配伍】將中府穴、肺俞穴與尺澤穴配伍按摩，可以治療咳嗽；將曲澤穴與尺澤穴配伍按摩，能治療手臂攣痛；將膻中穴、膈俞穴與尺澤穴配伍按摩，則能治療急、慢性乳腺炎；將委中穴與尺澤穴配伍按摩，可治療哮喘。

6・孔最

【功效與主治】孔最穴屬手太陰肺經，可調理肺氣、疏經止痛。多用於治療哮喘、咯血、肺結核、扁桃體炎、肋間神經痛等疾病。

【取穴方法】位於前臂掌面的橈側，食指延長線上腕部橫紋上7寸處，左右各一。

【按摩方法】用兩手拇指指腹端按、揉壓該穴，每次2分鐘，每日2次。

【人體穴位配伍】將少商穴、商陽穴與孔最穴配伍按摩，可以治療咽喉腫痛；將肺俞、風門、大杼等穴位與孔最配伍按摩，對治療肺炎有很好的療效；將足三里穴與孔最穴配伍按摩，能治療痔瘡；將天突穴、豐隆穴與孔最穴配伍按摩，可以治療失語症。

7・列缺

【功效與主治】列缺穴屬手太陰肺經，可祛風通絡、宣肺止咳、利氣止痛。多用於治療感冒、落枕、蕁麻疹、尿瀦留、面部神經麻痹等疾病。

【取穴方法】位於腕部橫紋拇指側下方1.5寸處，左右各一。

【按摩方法】用兩手手指指腹端按壓該穴，每次2分鐘。

【人體穴位配伍】將合谷穴、地倉穴、頰車穴與列缺穴配伍按摩，能夠治療顏面神經炎；將陽溪、偏歷、陽池等穴位與列缺配伍按摩，可以治療手腕狹窄性腱鞘炎；將太

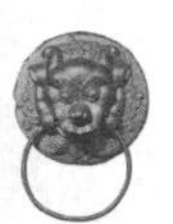

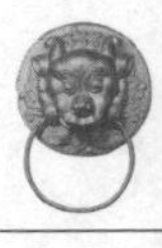

陽穴、頭維穴與列缺穴配伍按摩，對治療偏頭疼、頭疼有很好的療效；將下關、頰車、合谷等穴位與列缺穴配伍按摩，對牙齦腫脹、疼痛都有很好的療效。

8．經渠

【功效與主治】經渠穴屬於手太陰肺經，可調理肺氣、清熱平喘、疏經止痛。多用於治療胸部脹滿、懲氣、咳嗽、扁桃體炎、咽喉腫痛等疾病。

【取穴方法】位於前臂掌面橈側下端，橈骨莖突內緣，腕橫紋上1寸橈動脈橈側。

【按摩方法】用兩手手指對穴位進行推、搓、捏等，禁灸療。

【人體穴位配伍】將尺澤、肺俞、中府、膻中等穴與經渠穴配伍按摩，可以治療胸部脹滿、咳嗽；將扶突穴、合谷穴與經渠穴配伍同按可以治療扁桃體炎。

9．太淵

【功效與主治】太淵穴屬手太陰肺經，可調理肺氣、祛風除痰、活血通脈。多用於治療感冒、咳嗽、肺結核、心絞痛、腕關節疼痛、心絞痛等疾病。

【取穴方法】位於腕橫紋拇指側的橈脈搏動處，左右各一。

【按摩方法】用兩手拇指指腹端按壓該穴，每次2分鐘即可。

【人體穴位配伍】將內關穴、神門穴與太淵穴同按可以治療心悸、胸痛；將膈俞、血海、膻中等穴與太淵穴配伍按摩，能夠治療無脈證；將尺澤穴與太淵穴配伍按摩，對咳痰帶血有很好的療效。

10・魚際

【功效與主治】魚際穴屬於手太陰肺經，可泄熱宣肺、散淤潤膚。多用於治療支氣管炎、支氣管哮喘、扁桃體炎、肺炎、咽喉炎、鼻炎、心悸，以及小兒單純性消化不良等疾病。

【取穴方法】魚際穴左右各一，分別位於第一掌指關節後凹陷處，大約在第一掌骨中點的橈側，赤白肉交際處。

【按摩方法】用雙手拇指指腹按壓該穴位，每次2分鐘，每日2次。

【人體穴位配伍】將通里穴、廉泉穴與魚際穴一起按摩，可治療失音；將少商穴與魚際穴配伍按摩，可治療咽喉腫痛；將大杼、風門等穴位與魚際穴配伍按摩，能夠治療咳嗽；將乳根穴、少澤穴與魚際穴配伍按摩，可以治療乳腺炎。

11・少商

【功效與主治】少商穴屬手太陰肺經，可清肺止痛，解表退熱。多用於治療肺炎、扁桃體炎、腮腺炎、感冒、中風、昏迷、精神分裂症等疾病。

【取穴方法】少商穴左右各一，位於拇指指末節橈側，距指甲約0.1寸。

【按摩方法】用另一手拇指和食指捍住另一隻手的拇指兩側，以揉捏的方式進行按

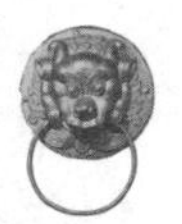

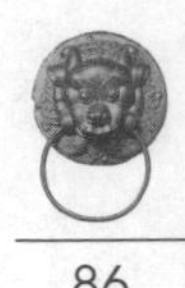

摩，每次按摩2分鐘左右。

【人體穴位配伍】將商陽穴與少商穴同按，可以治療咽喉腫痛和發燒；將隱白穴與少商穴配伍按摩，可以治療神經疾病；將水溝穴與少商穴配伍按摩，則能治療昏迷。

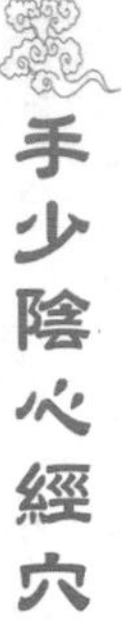

手少陰心經穴（9穴）

1．極泉

【功效與主治】極泉穴屬手少陰心經，可疏經利筋、活血散結、寬胸凝神，多用於治療心絞痛、淋巴結核等疾病。

【取穴方法】位於腋窩的正中，腋動脈的搏動處。

【按摩方法】用對側手指指腹端按壓該穴，力度要適中，每次2分鐘，每日2次。

【人體穴位配伍】將內關穴與極泉穴相互穿插按摩，能夠治療心絞痛；將郄門穴與極泉穴同按，可以治療頸、腋淋巴結結核、腫痛；將天井、臑俞穴位與極泉穴配伍按摩，可以治療腋臭。

2．青靈

【功效與主治】青靈穴屬於手少陰心經，可活血止痛、疏經祛風、利筋化淤。多用於治療肩背腫痛、目黃、臂麻木不能舉。

【取穴方法】位於手臂內側，少海穴與極泉穴連線上，少海穴上3寸。

【按摩方法】用手指對穴位輕推、揉搓，可灸療。

【人體穴位配伍】將曲池穴與青靈穴配伍按摩，可以治療肩臂腫痛；將至陽穴、膽俞穴與青靈穴配伍按摩，就能夠緩解脅肋的疼痛。

3・少海

【功效與主治】少海穴屬手少陰心經，可疏經止痛、活血散結、寧心安神。多用於治療心痛、腋脅痛、肋間神經痛、尺神經麻痹等疾病。

【取穴方法】位於肘部橫紋小指側的凹陷處，左右各一。

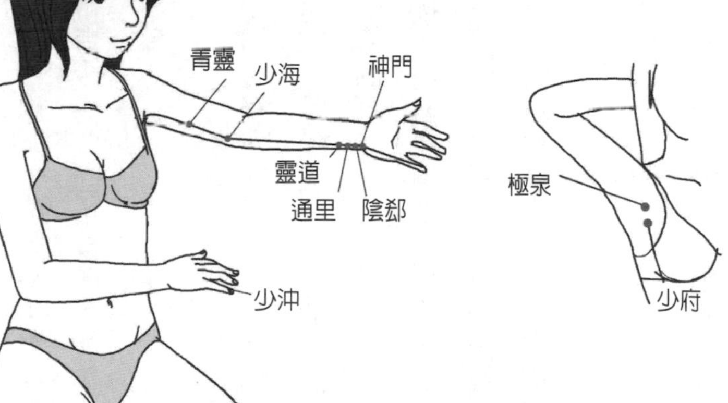

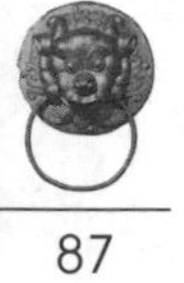

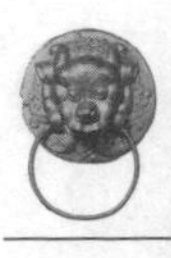

【按摩方法】用對側手指指腹端按壓該穴，力度要適中，每次2分鐘，每日2次。

【人體穴位配伍】將內關穴與少海穴配伍一同按摩，可以治療心臟病；將扶突穴與少海穴配伍按摩，能夠治療高血壓；將極泉穴與少海穴配伍按摩，治療腋痛；將曲池穴與少海穴配伍可以治療手臂攣痛；將間使穴、神門等穴位與少海穴配伍按摩，能夠治療狂躁性精神病。

4・靈道

【功效與主治】靈道穴屬於手少陰心經，可以寧心安神、舒經祛風，主治心病。多用於治療心臟疾患、悲恐、善笑、抽搐、癔病（歇斯底里）、啞嗓失音、不能言語。

【取穴方法】位於前臂腕橫紋上1.5寸，尺側腕屈肌腱橈側。

【按摩方法】用指腹對準穴位進行拍打、拍擊、掐按，用力要適當，可灸。

【人體穴位配伍】將天窗穴、天柱穴與靈道穴配伍按摩，可以治療癔病性啞嗓失音、不能言語；將神門穴、內關穴與靈道穴配伍同按，可以減緩抽搐症狀；單穴按壓可治療心臟病、冠心病。

5・通里

【功效與主治】通里穴屬於手少陰心經，可以疏經祛風、寧心安神、消腫止痛。多用於治療頭暈、目眩、面赤熱、咽喉腫痛、啞嗓失音、不能言語、言語不利、腕臂痛、扁桃體炎、遺尿、月經過多、失眠。

【取穴方法】在前臂，腕橫紋上1寸，尺側腕屈肌腱橈側。

【按摩方法】用兩手指指腹對穴位進行拍打、輕彈，可灸療。

【人體穴位配伍】將行間、三陰交穴與通里穴配伍按摩，能夠治療月經過多；將心俞、厥陰俞、間使、大陵等穴位與通里穴配伍按摩，可以治療心悸怔忡；將風府、廉泉穴與通里穴配伍可以治療言語不利。

6・陰郄

【功效與主治】陰郄穴屬手少陰心經，可疏經止痛、益陰安神、止汗止血。多用於治療鼻出血、胃出血、子宮內膜炎、神經衰弱等疾病。

【取穴方法】位於前臂掌側，小指旁圓形突出骨下面0.5寸處，左右各一。

【按摩方法】用對側手指指腹端做環狀運動按壓該穴，力度要適中，每次2分鐘，每日2次。

【人體穴位配伍】將三陰交、照海穴與陰郄穴配伍按摩，可以治療骨蒸盜汗；將合谷穴、迎香穴與陰郄穴配伍同按，能夠治療鼻出血。

7・神門

【功效與主治】神門穴屬手少陰心經，可疏經止痛、寧心安神、益智健脾。多用於

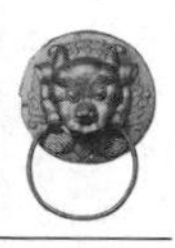

治療淋巴腺炎、扁桃體炎、心絞痛、神經衰弱等疾病。

【取穴方法】取穴時，握空拳，稍彎曲手腕，手腕橫紋與小指側手腕關節處硬筋的交會處即是，左右各一。

【按摩方法】用對側手指指腹端按壓該穴，力度要適中，每次3分鐘，每日2次。

【人體穴位配伍】將湧泉、心俞、大陵等穴與神門穴配伍按摩，可以治療精神疾病；將與三陰交穴、百會穴與神門穴配伍同按，能夠治療失眠、健忘、神經疾病；將內關、間使、足三里等穴與神門穴配伍按摩，可以治療怔忡、驚悸。

8・少府

【功效與主治】少府穴屬手少陰心經，可疏經止痛、益陰安神、固脫益氣。多用於治療陰部癢、心臟病、心絞痛、心律不整、肋間神經痛、臂神經痛等疾病。

【取穴方法】少府穴位於手掌面，當握拳時，在小指尖處，左右各一。

【按摩方法】該穴宜用揉的方法，力度要適中，每次3分鐘，每日2次。

【人體穴位配伍】將關元穴與少府穴配伍按摩，可治療外陰癢痛；將內關穴、心俞穴與少府穴配伍同按，可以減輕心悸、治療心臟疾患；將郄門穴與少府穴配伍按摩，可以治療白帶膿血。

9・少沖

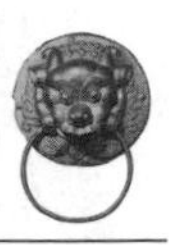

【功效與主治】少沖穴屬手少陰心經，可疏經活血、瀉熱利竅、寧神熄風，多用於治療腦出血、休克、小兒驚厥、胸膜炎、喉炎等疾病。

【取穴方法】少沖穴位於手的小指末節的橈側，距指甲角0.1寸處，左右各一。

【按摩方法】按摩時，用一隻手的拇指和食指指腹掐按另一隻手的少沖穴，力度要適中，每次3分鐘，每日2次。

【人體穴位配伍】將曲池穴、合谷穴與少沖穴配伍按摩，可以治療扁桃體炎；將十宣穴、水溝穴與少沖穴配伍按摩，可以治療中風昏迷；將其他經井穴與少沖穴一起同按，則可治療發燒。

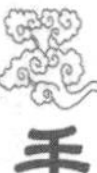

手陽明大腸經穴（20穴）

1・商陽

【功效與主治】商陽穴屬手陽明大腸經，可疏經通絡、瀉熱止痛、開竅醒神。多用於治療腹痛、上吐下瀉、中風、胸口疼痛等疾病。

【取穴方法】商陽穴位於手食指末節橈側，距指甲角0.1寸，左右各一。

【按摩方法】用一手的拇指和食指握住另一隻手的的食指兩側，用力揉捏該穴，力度可稍大，但不能過大，每次2分鐘，每日2次。

【人體穴位配伍】將少商穴、合谷穴與商陽穴配伍按摩，可以治療咽喉腫痛；將合谷穴、大椎穴與商陽穴同按，可緩解牙齒疼痛，治療高燒不退、不發汗；將人中、百會、內關等穴位與商陽穴配伍按摩，可以治療中風、昏迷。

2・二間

【功效與主治】二間穴屬手陽明大腸經，可清熱散風，消腫止痛，多用於治療頭暈、口乾舌燥、消化不良、便秘等疾病。

【取穴方法】取穴時，微握拳，二間穴就位於食指掌指關節前、橈側凹陷處，左右各一。

【按摩方法】用雙手手指指腹端按壓該穴，力度要適中，每次2分鐘，每日2次。

【人體穴位配伍】將太沖穴、湧泉穴與二間穴配伍按摩，可以治療神經痛；將迎香

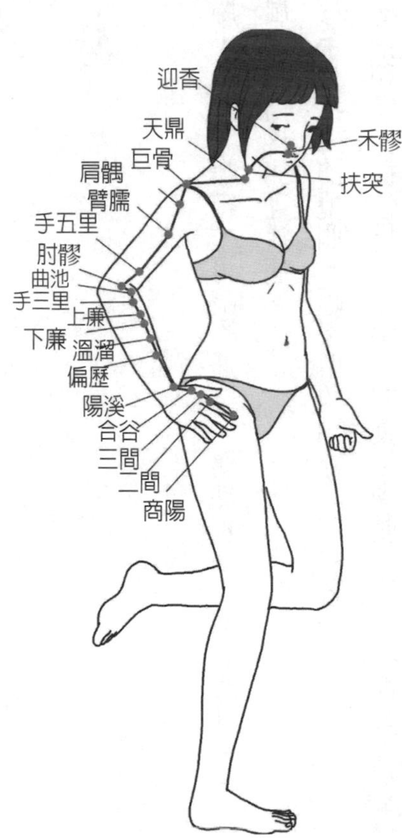

穴與二間穴配伍按摩，能治療鼻出血；將地倉穴、頰車等穴位與二間穴配伍按摩，可以治療顏面神經痛。

3・三間

【功效與主治】三間穴屬手陽明大腸經，可疏經通絡、祛風止痛、瀉熱消腫。多用於治療全身發熱、腹部疼痛、消化不良等疾病。

【取穴方法】取穴時微握拳，三間穴就位於食指掌指關節後的凹陷處，左右各一。

【按摩方法】手指彎曲，雙手手指指腹端按壓該穴，力度要適中，每次2分鐘，每日2次。

【人體穴位配伍】將前谷穴與三間穴配伍按摩，可治療結膜炎；將陽溪穴與三間穴配伍按摩，可治療咽喉腫痛；將上巨虛穴與三間穴配伍按摩，能夠治療腸鳴腹脹；將後溪穴與三間穴配伍按摩，則可治療手指麻痹和疼痛。

4・合谷

【功效與主治】合谷穴屬手陽明大腸經，可疏通經絡、祛風止痛、安神定驚。多用於治療口腔炎、神經痛、腸胃消化不良、高血壓等疾病。

【取穴方法】合谷穴在手背，第一、第二掌骨之間，從手掌橫紋向肘部方向1.5寸處，左右各一。

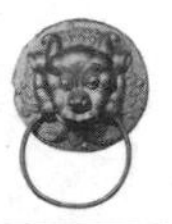

【按摩方法】按摩時，用雙手拇指指腹按壓該穴，力度要適中，每次2分鐘左右，每日2次。

【人體穴位配伍】將下關穴、頰車穴與合谷穴配伍交叉按摩，可治療上下齒痛；將復溜穴與合谷穴配伍按摩，能治療發燒無汗；將曲池穴、血海穴與合谷穴配伍按摩，可治療蕁麻疹；將列缺穴、大椎穴與合谷穴配伍按摩，能治療頭痛；將三陰交穴、至陰穴與合谷穴配伍按摩，能緩解難產。

5・陽溪

【功效與主治】陽溪穴屬手陽明大腸經，可疏通經絡、清熱利咽、祛風止痛。多用於治療耳鳴耳聾、咳嗽、氣喘、前臂麻木、中風等疾病。

【取穴方法】取穴時，拇指翹起，在兩條硬筋的凹陷處即是該穴，左右各一。

【按摩方法】用對側手食指按壓該穴，力度要適中，每次2分鐘，每日2次。

【人體穴位配伍】將合谷、曲池、睛明穴與陽溪穴配伍交叉按摩，可以治療目赤腫痛；將腕骨穴、合谷穴、陰郄穴與陽溪穴一起按摩，可以治療手腕疼痛。

6・偏歷

【功效與主治】偏歷穴屬於手陽明大腸經，可疏通經絡、祛風止痛、聰耳明目。多用於治療手腕、手肘、手臂、肩部疼痛，顏面神經炎，口眼斜歪，牙齒疼痛，咳嗽、耳聾、耳鳴、浮腫、尿頻、尿急等症狀。

【取穴方法】位於前臂背面橈側的下端，在陽溪穴與曲池穴連線上，陽溪穴上3寸處。左右各一。

【按摩方法】用手指前端對穴位進行按、壓、捏、搓、推。力度要適中，每次2分鐘，每日2次。

【人體穴位配伍】將陽溪穴、列缺穴與偏歷穴配伍按摩，可以治療手臂疼痛；將太淵穴與偏歷穴配伍按摩，可治療咳嗽；將瞳子髎穴與偏歷穴配伍按摩，能夠治療目赤；將天樞、足三里穴與偏歷配伍按摩，可以減輕腸鳴、浮腫等症狀。

7・溫溜

【功效與主治】溫溜穴屬手陽明大腸經，可疏通經絡、理腸止痛、清熱消腫。多用於治療齒痛、胃痛、面頰腫痛等疾病。

【取穴方法】取穴時，屈肘，在前臂背面中線距腕橫紋5寸處，左右各一。

【按摩方法】用對側手拇指按壓該穴，其餘四指握住手臂，按時力度要適中，每次2分鐘，每日2次。

【人體穴位配伍】將合谷、少商等穴與溫溜穴同按，可以治療扁桃體炎；將天樞、足三里穴與溫溜穴配伍一起按摩，可以治療腹痛、腸鳴；將內庭穴、頰車穴與溫溜穴配

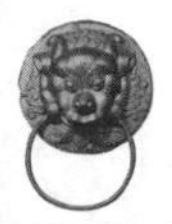

伍按摩，可以緩解牙痛。

8・下廉

【功效與主治】下廉穴屬於手陽明大腸經，可疏通經絡、理腸通腑、清散風熱。多用於治療頭痛，暈眩，前臂及肘臂痛，消化不良，腹痛，腹脹，痔瘡，急、慢性乳腺炎，上肢癱瘓，肺結核。

【取穴方法】在前臂背側面橈側的上端，在陽溪穴與曲池穴的連線上，曲池穴下4寸處。左右各一。

【按摩方法】用兩手對準穴位進行拍打、輕彈。每次2分鐘，每日2次。

【人體穴位配伍】將天樞穴、足三里穴與下廉穴配伍按摩，可以減輕腹痛和消化不良；將曲池穴與下廉穴配伍按摩，可以治療肘臂痛；將會陰穴與下廉穴配伍按摩，可治療痔瘡。

9・上廉

【功效與主治】上廉穴屬於手陽明大腸經，可疏通經絡、理腸通腑、理氣散淤。多用於治療手和肩臂酸痛、麻木；上肢活動不利，手臂不能屈伸，腸鳴、腹痛，小便發黃等等。

【取穴方法】在前臂背側面橈側的上端，在陽溪穴與曲池穴的連線上，曲池穴下3

寸處。左右各一。

【按摩方法】用兩手手指對穴位進行拍打、輕彈。力度要適中，每次2分鐘，每日2次。可灸療。

【人體穴位配伍】將曲池穴、合谷穴與上廉穴同按，可減輕上肢活動不利；將下廉穴與上廉穴配伍按摩，能治療小便發黃；將合谷、陽溪、腕骨、外關等穴位與上廉穴配伍按摩，可以治療手臂痲木；將足三里穴、環跳與上廉穴配伍按摩，則可治療上肢不能屈伸。

10・手三里

【功效與主治】手三里穴屬手陽明大腸經，可疏經通絡、理腸通腑、理氣止痛。多用於治療手肘疼痛、鼻塞、濕疹等疾病。

【取穴方法】位於前臂背面橈側，當陽溪穴與曲池穴連線上，肘橫紋下2寸處，左右各一。

【按摩方法】用對側手食指指腹端做環狀運動按壓該穴，力度要稍輕，每次2分鐘，每日3次。

【人體穴位配伍】將足三里、上巨虛、下巨虛等穴與手三里配伍按摩，可治療胃腸病；將合谷穴與手三里配伍按摩，能治療牙齒疼痛、口腔炎；將頰車穴與手三里穴配伍

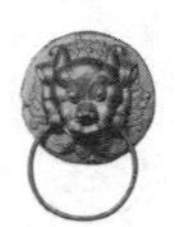

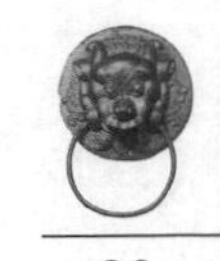

按摩，可以治療痄腮；將少海穴與手三里穴配伍按摩，能緩解上肢活動不利；將大沖穴與手三里穴配伍按摩，可以治療高血壓等疾病。

11・曲池

【功效與主治】曲池穴屬手陽明大腸經，可疏經通絡、活血祛風、清熱消腫。多用於治療發熱、關節痛、便秘、腹瀉、氣喘、鼻子過敏等疾病。

【取穴方法】屈肘時，位於肘橫紋外側凹陷處與拇指側端交接點上，左右各一。

【按摩方法】用對側食指按壓該穴，力度要適中，每次2分鐘，每日2次。

【人體穴位配伍】將血海、合谷穴與曲池穴配伍按摩，可治療蕁痲疹、濕疹、神經性皮炎等疾病；將足三里、三陰交等穴位與曲池穴配伍按摩，可以治療濕疹；將太沖穴與曲池穴配伍按摩，可以治療高血壓；將合谷穴等與曲池穴配伍按摩，能緩解手臂痛。

12・肘髎

【功效與主治】肘髎穴屬於手陽明大腸經，可疏通經絡、壯筋利節、解除痙攣。多用於治療肘臂酸痛、痲木、攣急。

【取穴方法】在臂部外側面的橈側，屈肘，曲池穴外上方1寸，在肱骨邊緣。

【按摩方法】用手掌揉搓穴位，解除痙攣，可灸療。

【人體穴位配伍】將曲池穴、手三里穴與肘髎穴配伍交替按摩，可以減緩肘肩的酸痛和痙攣；將肩髃穴與肘髎配伍按摩，能治療肩周炎。

13・手五里

【功效與主治】手五里穴屬於手陽明大腸經，可疏經通絡、行氣散結、止咳化痰。多用於治療肘臂攣痛，淋巴結炎，頸、腋淋巴結結核、腫痛。

【取穴方法】在臂部外側面的下段，在曲池穴與肩髃穴的連線上，約曲池穴上3寸之處。

【按摩方法】用兩手手指對穴位實施按、推、搓等手法，力度要適中，每次2分鐘，每日2次。

【人體穴位配伍】將臂臑穴與手五里穴配伍按摩，能夠治療頸、腋淋巴結結核、腫痛；將曲池穴與手五里穴配伍按摩，可以治療肘痛；將肩髃穴與手五里穴配伍按摩，治療肩周炎。

14・臂臑

【功效與主治】臂臑穴屬手陽明大腸經，可舒筋活絡，清熱明目。多用於治療肌肉萎縮、肌肉緊張等疾病。

【取穴方法】位於臂外側，三角肌止點處，曲池穴與肩髃穴連線上，曲池穴上七寸

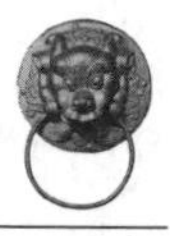

處，左右各一。

【按摩方法】用對側手指指腹端按壓該穴，每次2分鐘，每日2次。

【人體穴位配伍】將肩髃、肩貞、天宗、曲池等穴位與臂臑穴配伍按摩，可以治療肩臂痛；將合谷穴、光明穴與臂臑穴配伍按摩，可以治療眼病；將肩井穴與臂臑穴配伍按摩，能夠有效緩解頸、腋淋巴結結核、腫痛等症狀；將曲池穴、血海穴與臂臑穴配伍按摩，可治療蕁麻疹。

15・肩髃

【功效與主治】肩髃穴屬手陽明大腸經，可通經絡，利關節，祛風熱。多用於治療肩周炎等疾病。

【取穴方法】位於肩部三角肌上，臂向前平伸時肩峰前下方的凹陷處，左右各一。

【按摩方法】用對側手食指按壓該穴，力度要適中，每次2分鐘，每日2次。

【人體穴位配伍】將肩髎穴、肩井穴、天宗穴與肩髃穴配合按摩，可以有效治療肩關節痛；將曲池穴、合谷穴與肩髃穴配伍按摩，能有效緩解上肢活動不利；將曲池穴、陽溪穴位與肩髃穴配伍按摩，可以治療蕁麻疹。

16・巨骨

【功效與主治】巨骨穴屬於手陽明大腸經，可祛風止痛、鎮靜化痰、疏經通絡。多用於治療肩臂痛，頸、腋淋巴結結核、腫痛，可有效緩解頸項強痛，肩關節屈伸不利。

【取穴方法】穴位位於肩上部，在肩胛岡和鎖骨的凹陷中。

【按摩方法】用雙手手指對穴位進行按壓、推拿、捏搓。能緩解疲勞。

【人體穴位配伍】將前谷穴、後溪穴與巨骨穴配伍按摩，可有效治療頸項強痛；將肩髃穴、肩井穴與巨骨穴配伍按摩，可治療肩痛；將臂臑穴與巨骨穴配伍按摩，可治療頸、腋淋巴結結核。

17・天鼎

【功效與主治】天鼎穴屬手陽明大腸經，可理氣化淤，清喉利膈。多用於治療扁桃體炎、咳嗽、咽喉腫痛等疾病。

【取穴方法】天鼎穴位於頸部鎖骨上窩的上面，胸鎖乳突肌的後緣，喉結旁3寸，向下約1寸處。

【按摩方法】用手指指腹按壓該穴，做環狀運動，但用力不宜大，以免傷及氣管、咽喉。

【人體穴位配伍】將間使穴與天鼎穴配伍按摩，可治療失語症；將廉泉穴與天鼎穴配伍按摩，可治療啞嗓失音；將扶突穴與天鼎穴配伍按摩，能治療甲狀腺腫大；將少商、商陽穴與天鼎穴配伍按摩，能緩解咽喉腫痛。

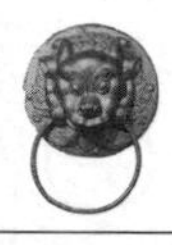

18．扶突

【功效與主治】扶突穴屬手陽明大腸經，可宣肺氣，利咽喉。多用於治療感冒、扁桃體炎、急性咽炎等疾病。

【取穴方法】位於頸外側，喉結旁，胸鎖乳突肌的前、後緣之間。

【按摩方法】用手指指腹按壓該穴，做環狀運動，時間儘量短些。

【人體穴位配伍】將天突穴與扶突穴配伍按摩，可以治療咳嗽；將啞門穴、廉泉穴、金津穴、玉液穴與扶突穴配伍按摩，可治啞嗓失音、不能言語；將天鼎穴與扶突穴配伍一起按摩，能治療甲狀腺腫大；將足三里與扶突穴配伍按摩，能治療銀屑病；搭配血海穴治療蕁痲疹。

19．禾髎

【功效與主治】禾髎穴屬手陽明大腸經，可祛風，開竅。多用於治療過敏性鼻炎、鼻竇炎等疾病。

【取穴方法】位於上唇部鼻孔外緣直下，與水溝穴齊平處。

【按摩方法】用兩手手指指腹按摩該穴，做環狀運動，每次2分鐘。

【人體穴位配伍】將合谷穴、迎香穴與禾髎穴配伍按摩，可治療鼻子出血；將頰車穴、地倉穴與禾髎穴配伍按摩，可有效緩解顏面神經炎、口斜眼歪。

20・迎香

【功效與主治】迎香穴屬手陽明大腸經，可清熱散風，宣通鼻竅。多用於治療鼻塞、口眼歪斜、面部腫痛、面癢等疾病。

【取穴方法】位於面部，鼻翼外緣中點旁，鼻唇溝中。

【按摩方法】用雙手手指指腹按壓該穴，每次2分鐘。

【人體穴位配伍】將合谷穴與迎香穴搭配按摩，治療嗅覺不靈敏、鼻內長鼻息肉；將顴髎穴與迎香穴配伍按摩，可以治療面部發癢；將四白穴與迎香穴配伍按摩，可治療膽道蛔蟲症；將頰車穴、太陽穴與迎香一同按摩能治療顏面神經炎。

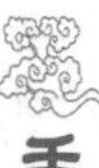

手太陽小腸經穴（19穴）

1・少澤

【功效與主治】少澤穴屬手太陽小腸經，可益氣通乳、明目利咽。多用於治療乳腺炎、乳汁分泌不足、神經性頭痛等疾病。

【取穴方法】少澤穴位於手小指末節的尺側，距指甲角0.1寸處，左右各一。

【按摩方法】用拇指和食指按壓、揉捏小指的兩側，要求力度要適中，每次2分

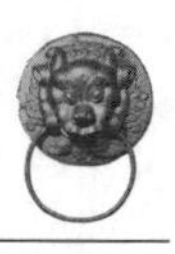

鐘，每日2次。

【人體穴位配伍】將人中穴、湧泉穴與少澤穴配伍按摩，用以急救；將膻中穴、膈俞穴與少澤穴配伍按摩，可治療產後無乳。

2・前谷

【功效與主治】前谷穴屬手太陽小腸經，可舒筋清熱，利節止痛。多用於治療角膜炎、角膜白斑、扁桃體炎、精神分裂症、腰扭傷等疾病。

【取穴方法】取穴時，微握拳，前谷穴就位於小指掌關節橫紋盡頭處，左右各一。

【按摩方法】一手握住患者手背，拇指彎曲，用手指指腹端按壓該穴，力度要適中，每次2分鐘，每日2次。

【人體穴位配伍】將扶突穴與前谷穴配伍按摩，可治療肩周炎；將天宮穴與前谷穴配伍按摩，治療耳鳴；將後溪穴、合谷穴與前谷穴搭配按摩可以治療手指麻木。

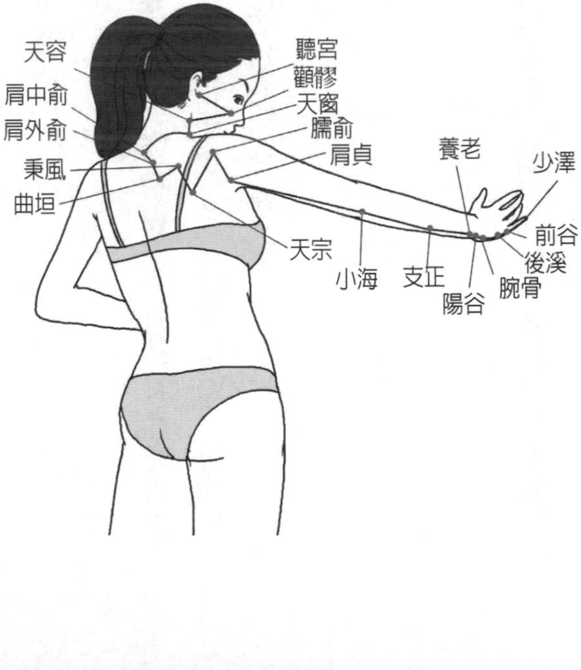

3・後溪

【功效與主治】後溪穴屬手太陽小腸經，可利節止痛，清熱止攣。多用於治療角膜炎、角膜白斑、扁桃體炎、精神分裂症、腰扭傷等疾病。

【取穴方法】後溪穴位於手掌小指側，微握拳時，小指之間彎曲處的外側有明顯的橫紋，橫紋盡頭處就是該穴，左右各一。

【按摩方法】一手握住患者手背，拇指彎曲，用手指指腹端按壓該穴，力度要適中，每次2分鐘，每日2次。

【人體穴位配伍】天柱穴與後溪穴配伍按摩，可治療頭項強痛；將神門穴、鳩尾穴與後溪穴配伍按摩，可治療神經性疾病；將三間穴與後溪穴配合按摩可治療手指攣急；將聽宮穴與後溪穴配伍一起按摩，能夠減輕耳聾症狀。

4・腕骨

【功效與主治】腕骨穴屬手太陽小腸經，可生發小腸經氣。多用於治療頭項強痛、耳鳴、目翳、黃疸、熱病、瘧疾、指攣、腕痛等疾病。

【取穴方法】位於人體的手掌尺側，當第五掌骨基底與鉤骨之間的凹陷處，赤白肉交際處。

【按摩方法】用對側手指指腹端按壓該穴，力度要適中，每次2分鐘，每日2次。

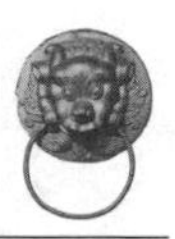

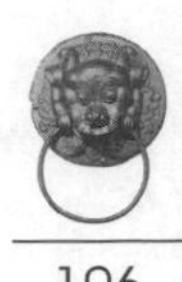

【人體穴位配伍】將外關、陽池穴與腕骨穴配伍按摩，能有效減輕手指麻木、疼痛、僵直等症狀；將天宗、臑俞、小海穴與腕骨穴配伍按摩，也可治療肩部疼痛；將陽谷穴、陽溪穴與腕骨穴配伍按摩，可有效治療腕痛。

5・陽谷

【功效與主治】陽谷穴屬手太陽小腸經，可明目安神，通經活絡。多用於治療尺神經痛、痄腮、目眩、齒齦炎、精神病等。

【取穴方法】取穴時俯掌，在三角骨後緣，赤白肉交際處，在腕骨與尺骨莖突之間取穴。

【按摩方法】用對側手指指腹端按壓該穴，力度要適中，每次2分鐘，每日2次。

【人體穴位配伍】將太沖、昆侖穴與陽谷穴配伍按摩，治療急、慢性結膜炎；將陽溪穴和合谷穴與陽谷穴配伍按摩，治療手腕痛；將後溪、申脈穴與陽谷穴搭配按摩，治療頭項腫痛。

6・養老

【功效與主治】養老穴屬手太陽小腸經，可疏經祛風，明目止痛，舒筋活絡。多用於治療腰扭傷、落枕、半身不遂、眼球充血等疾病。

【取穴方法】取穴時屈肘，掌心向胸，在尺骨小頭的橈側緣上，與尺骨小頭最高點平齊的骨縫中即是。

【按摩方法】用對側手指指腹端按壓該穴，力度要適中，每次2分鐘，每日2次。

【人體穴位配伍】將光明穴與養老穴配伍按摩，可以治療眼病；將陽池穴與養老穴配伍按摩，可治療腕痛；將天柱穴與養老穴配伍按摩，可治療肩周炎。

7・支正

【功效與主治】支正穴屬於手太陽小腸經，可疏經止痛，泄熱安神，舒筋活血。多用於治療神經疾病、糖尿病、痤瘡、手指攣痛、發燒、肘臂疼痛。

【取穴方法】支正穴位在前臂外側中部，於陽谷穴與少海穴的連線上，陽谷穴上5寸之處。

【按摩方法】用對側手指前端對穴位進行揉搓、推拿，力度要適中，每次2分鐘，每日2次。

【人體穴位配伍】將天髎穴、天柱穴與支正穴配合按摩，可治療頸項強痛；將間使穴與支正穴配伍按摩，可治療神經疾病；將曲池穴與支正穴配伍一同按摩，可緩解肘臂的疼痛。

8・少海

【功效與主治】少海穴屬於手太陽小腸經，可以疏經通絡，祛風止痛，清熱安神。

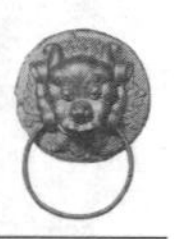

多用於治療下頜腫痛、頭暈目眩、眼睛發黃、癲癇。

【取穴方法】取穴時屈肘，穴位即在肱骨內上髁與尺骨鷹嘴之間的凹陷中。

【按摩方法】用對側手指對穴位進行揉推、滾搓。可針灸治療。

【人體穴位配伍】將肩貞穴、後溪穴與少海穴配伍按摩，治療肩臂疼痛；將天容穴與少海穴配伍按摩，可以有效緩解下頜腫痛；將天窗穴與少海穴配伍按摩，可以治療頸部疼痛。

9．肩貞

【功效與主治】肩貞穴屬手太陽小腸經，可舒筋通絡，祛風止痛，舒利關節。多用於治療肩周炎和上肢癱瘓等。

【取穴方法】雙手下垂時，該穴位於腋窩後紋頭上方1寸處。

【按摩方法】按摩者用兩手手指指腹端按揉該穴，並做環狀運動。

【人體穴位配伍】將天髃、肩宗穴與肩貞穴配伍按摩，可治療肩胛痛；將曲池、天井穴與肩貞穴配伍按摩，可治療頸、腋淋巴結結核、腫痛。

10．臑俞

【功效與主治】臑俞穴屬於手太陽小腸經，可活血祛風，利節止痛，舒筋散結。多用於治療肩臂酸痛麻木，頸、腋淋巴結結核、腫痛。

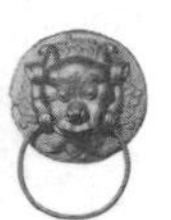

【取穴方法】穴位在肩部的後面，腋後褶皺直上，肩胛岡下緣凹陷處。

【按摩方法】用兩手手指對穴位進行壓按刺激，該穴位可以針灸。

【人體穴位配伍】將肩井穴、肩髃穴與臑俞穴配伍按摩，可治療肩臂酸痛。

11・天宗

【功效與主治】天宗穴屬手太陽小腸經，可疏經祛風，利節止痛，舒筋宣肺。多用於治療胸部疼痛、坐骨神經痛、臉部浮腫等疾病。

【取穴方法】位於肩胛骨正中，與第四胸椎平齊處。

【按摩方法】取俯臥位，按摩者以兩手手指指腹端按、揉該穴，每次2分鐘。

【人體穴位配伍】將乳根穴與天宗穴配伍按摩，可治療乳腺炎；將肩貞穴、少海穴、後溪穴與天宗穴配伍按摩，可緩解上肢麻木；將秉風穴與天宗穴配伍按摩，可治療肩腫痛。

12・秉風

【功效與主治】秉風穴屬於手太陽小腸經，可以利節止痛，活絡筋脈。多用於治療肩胛痛、肩臂疼痛不能上舉、項強不能回顧等。

【取穴方法】該穴位位於肩胛部，從天宗穴直上，在肩胛岡上窩中點。

【按摩方法】用兩手對穴位進行拔伸、搖動，也可對其揉搓。

【人體穴位配伍】將風池穴、後溪穴與秉風穴配伍按摩，可治療頸椎病；將外關穴與秉風穴配伍按摩，可治療落枕；將肩貞穴與秉風穴配伍按摩，可治療肩臂酸痛。

13．曲垣

【功效與主治】曲垣穴屬手太陽小腸經，可舒筋祛風，利節止痛。多用於治療肩周炎、肩胛岡上肌腱炎等疾病。

【取穴方法】位於肩胛骨上部的內側。

【按摩方法】按摩者以兩手手指指腹端按揉該穴，並做環狀運動。按摩至患者有溫熱感。

【人體穴位配伍】將後溪穴、風池穴與曲垣穴配伍按摩，可治療落枕、頸椎病；將天宗、後溪、臑俞穴與曲垣穴配伍按摩，可緩解肩、背疼痛。

14．肩外俞

【功效與主治】肩外俞穴屬於手太陽小腸經，可祛風舒筋，利節止痛。多用於治療肩背酸痛、頸椎病、落枕。

【取穴方法】該穴位於背部，在第一胸椎棘突下旁開3寸處。

【按摩方法】用雙手輕揉穴位，也可進行揉搓，力度要適中。

【人體穴位配伍】將委中穴、昆侖穴與肩外俞穴配伍按摩，治療頸椎病、落枕；將天宗穴與肩外俞穴配伍按摩，治療肩背酸痛。

15・肩中俞

【功效與主治】肩中俞穴屬於手太陽小腸經，可疏經祛風，理肺止咳，清熱明目。多用於治療咳嗽、憋氣、哮喘、視物模糊、發熱惡寒。

【取穴方法】該穴位位於背部，大椎穴旁開2寸。

【按摩方法】用兩手進行點按按摩。該穴位可以針灸治療。

【人體穴位配伍】將球後穴與肩中俞穴配伍按摩，治療視物模糊不清；將風門、肺俞、定喘穴與肩中俞穴配伍按摩，治療咳嗽、憋氣、哮喘。

16・天窗

【功效與主治】天窗穴屬手太陽小腸經，可祛風利竅，疏經止痛，聰耳寧神。多用於治療牙齦腫痛、甲狀腺腫大等疾病。

【取穴方法】位於頸外側，胸鎖乳突肌的後緣，扶突後，與喉結齊平，左右各一。

【按摩方法】用兩手手指指腹端按壓該穴，做環狀運動。

【人體穴位配伍】將臑會穴與天窗穴配伍按摩，治療甲狀腺腫大；將聽宮、聽會穴與天窗穴配伍按摩，治療耳疾；將支溝穴與天窗穴配伍按摩，可治療口不能言。

17・天容

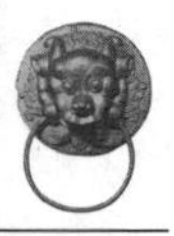

【功效與主治】天容穴屬手太陽小腸經，可聰耳利咽，祛風利竅。多用於治療頸部疾病。

【取穴方法】位於頸外側下頷角後方，胸鎖乳突肌前緣凹陷處，左右各一。

【按摩方法】用兩手手指指腹端按壓該穴，做環狀運動。

【人體穴位配伍】將合谷穴與天容穴配伍一同按摩，可治療咽喉腫痛；將聽宮穴與天容穴配伍按摩，治療耳鳴；將少商穴與天容穴配伍按摩，可治療咽喉腫痛。

18・顴髎

【功效與主治】顴髎穴屬手太陽小腸經，可祛風止痛，活血通絡。多用於治療三叉神經痛以及美容，可保持肌膚柔潤。

【取穴方法】位於目外眥直下方，顴骨下緣凹陷處。

【按摩方法】用兩手手指指腹端按壓該穴，但注意要有方向。

【人體穴位配伍】將頰車、下關穴與顴髎穴配伍一同按摩，可以治療口腔炎；將合谷、列缺穴與顴髎穴配伍按摩，可緩解顏面神經炎、口斜眼歪。

19・聽宮

【功效與主治】聽宮穴屬手太陽小腸經，可疏經祛風，利竅止痛，聰耳消淤。多用於治療近視、耳鳴、齒痛、癲狂等疾病。

【取穴方法】位於耳屏前，下頜骨髁狀突的後方，張口時呈凹陷處，左右各一。

【按摩方法】用兩手手指指腹端按壓該穴，左右各按2分鐘，一日內可做多次。

【人體穴位配伍】將聽會穴、耳門穴與聽宮穴配伍按摩，可以治療耳疾；將頰車穴與聽宮穴配伍按摩，可治療口腔炎。

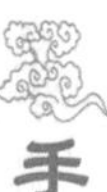

手少陽三焦經穴（23穴）

1・關沖

【功效與主治】關沖屬於手少陽三焦經，可泄熱，通竅，消腫利舌。多用於治療頭痛、咽喉腫痛、口乾、痄腮（腮腺炎）、肘臂疼痛。

【取穴方法】該穴位位於無名指，第四指尺側指甲角旁約0.1寸。

【按摩方法】用雙手對穴位進行拍擊，也可點刺出血。

【人體穴位配伍】將少商、商陽與關沖配合按摩，可以治療咽喉腫痛；將絲竹空、睛明與關沖配伍按摩，能有效治療目赤痛。

2・液門

【功效與主治】液門屬手少陽三焦經，可疏經泄熱，調理三焦。多用於治療咽喉

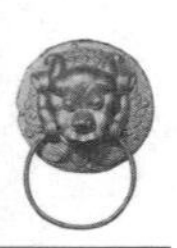

炎、齒齦炎、前臂肌痙攣等疾病。

【取穴方法】液門位於手背部，第四、第五指間，在指蹼緣後方赤白肉交際之處，左右各一。

【按摩方法】用手指指端用力按壓該穴，每次2分鐘，每日2次。

【人體穴位配伍】將外關、風池與液門配伍按摩，可治療頭痛感冒；將水分、水道與液門配伍按摩，可治療水腫；將絲竹空、攢竹與液門配伍按摩，可緩解視物模糊、雙眼紅腫的症狀。

3・中渚

【功效與主治】中渚穴屬手少陽三焦經，可以泄熱利竅，疏經止痛。用於治療肘腕關節炎、神經性耳炎、肋間神經痛等疾病。

【取穴方法】中渚穴位於手背部，掌指關節的後方，小指掌關節手腕方向1寸，第四、第五掌骨間的凹陷處，左右各一。

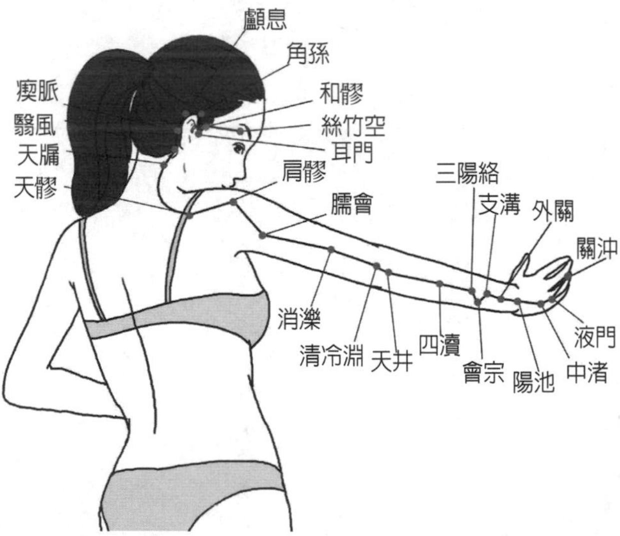

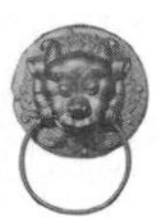

【按摩方法】用手指指端垂直用力按壓該穴，每次2分鐘，每日2次。

【人體穴位配伍】將少商穴與中渚穴搭配按摩，可以治療咽喉腫痛；將液門穴與中渚穴配伍按摩，可以治療耳鳴；將角孫穴與中渚穴配伍按摩，可減輕頭痛症狀。

4・陽池

【功效與主治】陽池穴屬手少陽三焦經，可疏經止痛，調理三焦，清熱通絡。多用於治療糖尿病、腕關節炎等疾病。

【取穴方法】位於腕背部橫紋中點的凹陷處，左右各一。

【按摩方法】對側手握住腕關節，彎曲手指用手指指端垂直按壓該穴，力度可稍大，每次2分鐘，每日2次。

【人體穴位配伍】將合谷穴、外關穴、足三里穴與陽池穴配伍按摩，可治療末梢神經炎、肩肘痛效果顯著。

5・外關

【功效與主治】外關穴屬手少陽三焦經，可理氣通絡，疏經止痛，調理三焦。多用於治療高血壓、偏癱、小兒麻痹的後遺症等。

【取穴方法】位於前臂背側的中央，尺骨與橈骨之間，腕背部橫紋上2寸處，左右各一。

【按摩方法】用對側手指指端做環狀運動按壓該穴，力度可稍大，每次2分鐘，每日2次。

【人體穴位配伍】將大椎、風池穴與外關穴配伍按摩，可治療感冒發熱；將外關穴與足臨泣配合按摩可治療目生雲翳、視物模糊不清、雙眼紅腫。

6・支溝

【功效與主治】支溝穴屬手少陽三焦經，可疏經止痛，泄熱利竅，通調脾胃。多用於治療產後血暈、習慣性便秘、脅痛等疾病。

【取穴方法】位於前臂背側的中央，尺骨與橈骨之間，腕背部橫紋上3寸處，左右各一。

【按摩方法】用對側手指指端按壓該穴，力度可稍大，每次2分鐘，每日2次。

【人體穴位配伍】將照海穴與支溝穴配伍按摩，可治療便秘。

7・會宗

【功效與主治】會宗穴屬於手少陽三焦經，可疏經止痛，調理三焦，清熱止痙。多用於治療耳聾、精神疾病、哮喘等症狀。

【取穴方法】該穴位於前臂背側，在支溝穴尺骨橈側旁開1寸處。

【按摩方法】用雙手手指前端對穴位進行揉搓，推拿。力度適中即可。

【人體穴位配伍】將聽會、耳門穴與會宗穴同時按摩可治療耳鳴；將曲池、肩髃穴與會宗穴配伍按摩可治療肩痛；將後溪穴、申脈穴、風府穴與會宗穴配伍按摩，可治療精神疾病。

8．三陽絡

【功效與主治】三陽絡穴屬於手少陽三焦經，可疏經袪風，利竅止痛，清熱利咽，多用於治療突然性的耳聾、不能言語，以及牙痛，上肢麻木。

【取穴方法】該穴位位於前臂背側，在支溝穴上1寸處。

【按摩方法】用雙手對準穴位進行揉搓、推拿。力度要適中。

【人體穴位配伍】將啞門穴、廉泉穴與三陽絡穴配伍按摩，可治療突發耳聾、不能言語；將顴髎、頰車穴與三陽絡穴配伍按摩，可治療牙齒疼痛。

9．四瀆

【功效與主治】四瀆穴屬於手少陽三焦經，可疏經袪風，瀉熱止痛，通竅聰耳。多用於治療耳聾、咽喉腫痛、啞嗓失音。

【取穴方法】該穴位位於前臂背側，在肘尖下5寸，尺骨與橈骨之間。

【按摩方法】用雙手對穴位進行點按、推拿，力度要適中。

【人體穴位配伍】將三陽絡穴與四瀆穴配伍按摩，可治療前臂痛；將商陽穴與四瀆

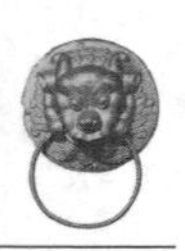

穴配伍按摩，對咽喉腫痛有很好的療效。

10・天井

【功效與主治】天井穴屬手少陽三焦經，可以疏經祛風，止痛散結。多用於治療頸部淋巴結核、肘關節炎等疾病。

【取穴方法】位於手臂外側，取穴時，屈肘，在肘尖直上1寸凹陷處。

【按摩方法】對側手手指彎曲，用指端按壓該穴，力度可稍大，每次2分鐘，每日2次。

【人體穴位配伍】將少海、扶突穴與天井穴配伍按摩，可治療頸、腋淋巴結結核、腫痛；將孫角、太陽穴與天井穴配伍按摩，可治偏頭疼。

11・清冷淵

【功效與主治】清冷淵穴屬於手少陽三焦經，可疏經祛風，溫經通絡。多用於治療肘部及肩臂部的疼痛、頭痛、目黃。

【取穴方法】該穴位位於臂背側面的下部，屈肘時，在天井穴的上1寸。

【按摩方法】用雙手對穴位進行點壓按摩即可。每次2分鐘，每日2次。

【人體穴位配伍】將肝俞穴、膽俞穴、支溝穴與清冷淵穴配伍按摩，對治療脅肋疼痛很有效果；將百會穴、上星穴、風府穴與清冷淵穴配伍按摩，可治療頭痛；配合肩髎穴可治療肘肩臂痛。

12・消濼

【功效與主治】清濼穴屬於手少陽三焦經，可疏經祛風，散寒止痛，疏筋活絡。多用於治療頭暈頭痛、肩背痛疾病。

【取穴方法】該穴位位於臂背側面的上部，外側，肘尖直上5寸處。

【按摩方法】用雙手對準穴位進行揉搓、按壓。

【人體穴位配伍】將後溪穴、竅陰穴與消濼穴配伍按摩，可治療頸項強急腫痛；將天柱穴、大杼穴與消濼穴配伍按摩，可治療頭痛。

13・臑會

【功效與主治】臑會穴屬於手少陽三焦經，可疏經祛風，止痛散結，理氣消腫。多用於治療甲狀腺腫大，頸、腋淋巴結結核、腫痛；肩臂痛。

【取穴方法】該穴位於臂外側面的上部，在肩髎穴直下3寸，三角肌後緣取之。

【按摩方法】用雙手對準穴位揉搓，推滾，力度要適中。每次2分鐘，每日2次。

【人體穴位配伍】將肩井、天井穴與臑會穴配伍一起按摩，治療甲狀腺腫大，頸、腋淋巴結結核、腫痛。

14・肩髎

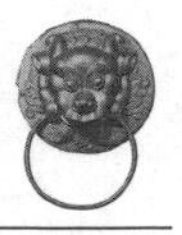

【功效與主治】肩髎穴屬於手少陽三焦經，可散寒止痛，活血強身，疏經祛風。多用於治療肩臂疼痛不能上舉、肩周炎、上肢癱瘓、蕁麻疹等等。

【取穴方法】該穴位位於肩峰後下方，上臂外展時，肩髃穴後1寸許的凹陷處。

【按摩方法】用雙手對準穴位進行揉搓，推滾，力度要適中。

【人體穴位配伍】將肩髃穴、曲池穴與肩髃穴配伍按摩，可治療肩臂不舉；將曲池穴、合谷與肩髃穴配伍按摩，可治療癱瘓。

15・天髎

【功效與主治】天髎穴屬於手少陽三焦經，可疏經祛風，散寒止痛，寬胸寧神。多用於治療頸項強急，胸中煩悶，缺盆中痛，肩臂痛。

【取穴方法】該穴位於肩胛骨上方，肩井穴下1寸處。

【按摩方法】用雙手對準穴位進行按壓、推拿，力度要適中。

【人體穴位配伍】將風池穴與天髎穴配伍按摩，可治療頸項強急；將肩井穴、臑俞穴與天髎穴配伍按摩，對肩臂痛有很好的效果；將扶突穴與天髎配伍按摩，可治療缺盆中痛。

16・天牖

【功效與主治】天牖穴屬於手少陽三焦經，止痛利竅，清頭，醒腦。多用於治療耳

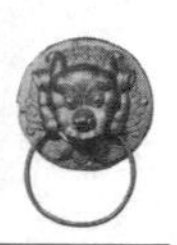

聾、肩背臂疼痛、眼昏目痛。

【取穴方法】該穴位於頸外側部，胸鎖乳突肌後緣，平下頷角處。

【按摩方法】用雙手對準穴位進行揉搓，滾按。力度要適中。

【人體穴位配伍】將懸鐘穴與天牖穴配伍按摩，可治療落枕；將翳風穴、風池穴與天牖穴配伍按摩，可治療眼病；將率谷穴、風池穴與天牖穴搭配按摩，可治療頭痛。

17・翳風

【功效與主治】翳風穴屬手少陽三焦經，可疏經祛風，止痛利竅。多用於治療耳部疾病、口眼歪斜、齒痛、呃逆、面頰腫痛、眩暈等。

【取穴方法】位於耳垂後方，乳突與下頷角的凹陷處，左右各一。

【按摩方法】用兩手手指指腹端按壓該穴，力度要適中。

【人體穴位配伍】將下關穴、頰車穴與翳風穴相配伍按摩，可治療不能言語；將合谷、地倉穴與翳風穴配伍按摩，能夠治療顏面神經炎、口眼斜歪。

18・瘈脈

【功效與主治】瘈脈穴屬手少陽三焦經，可疏經祛風，泄熱利竅，通絡鎮靜。多用於治療頭痛、耳聾耳鳴、小兒驚風、抽搐。

【取穴方法】該穴位在頭部耳郭的後下方，具體在翳風穴與角孫穴沿耳輪連線的下

1/3與2/3交界處。

【按摩方法】用兩手手指指腹端按壓、推拿該穴。每次2分鐘，每日2次。

【人體穴位配伍】將太陽穴、率谷穴與瘈脈穴一同按摩，可以治療頭痛；將太沖、隱白、少商穴與瘈脈穴配伍按摩，可以治療小兒驚風、抽搐；將瞳子髎與瘈脈穴一同按摩，可以治療視物模糊不清。

19・顱息

【功效與主治】顱息穴屬手少陽三焦經，可疏經祛風，泄熱利竅，聰耳鎮靜。多用於治療身熱頭痛、耳聾耳鳴、小兒驚風、抽搐、視網膜出血。

【取穴方法】該穴位於耳朵後面，角孫與翳風之間，沿耳輪連線的上、中1/3的交點處。

【按摩方法】用兩手手指指腹端按壓、推拿該穴，力度要適中。

【人體穴位配伍】將風池穴、率谷穴與顱息穴配伍按摩，可治療偏頭疼；將耳門穴與顱息穴配伍按摩，可以治療耳鳴；將角孫穴與顱息穴配伍按摩，可治療頭痛。

20・角孫

【功效與主治】角孫穴屬手少陽三焦經，可疏經祛風，散熱止痛，明目聰耳。多用於治療眼部疾病、中耳炎以及牙周病等。

【取穴方法】位於折耳緣蓋住耳扎處，在耳尖上方入髮際的凹陷附近，左右各一。

【按摩方法】用兩手手指指腹端按、揉該穴，每次2分鐘，可利用休息時按摩。

【人體穴位配伍】將合谷穴、太迎穴、翳風穴與角孫穴搭配按摩，可以治療口腔炎、偏頭疼；將風池穴與角孫穴配合按摩，可治療視物模糊。

21・耳門

【功效與主治】耳門穴屬手少陽三焦經，可疏經止痛，通利耳竅，泄熱，消腫。多用於治療各種眼部疾病，還是美容要穴之一。

【取穴方法】位於耳屏上切跡的前方，下頜骨髁狀突後緣，張口時的凹陷之處，左右各一。

【按摩方法】用兩手手指指腹端按、揉該穴，每次2分鐘，可利用休息時按摩。

【人體穴位配伍】將聽宮穴、翳風穴、中渚穴與耳門穴配合按摩，可治療耳炎；將翳風穴與耳門穴配伍按摩，可治療口腔炎。

22・和髎

【功效與主治】和髎穴屬手少陽三焦經，可疏經祛風，泄熱利竅，聰耳消腫。多用於治療頭重頭痛，耳鳴耳聾，顏面神經炎，下頜腫痛。

【取穴方法】位於耳前方，鬢髮後緣，平耳郭根前。

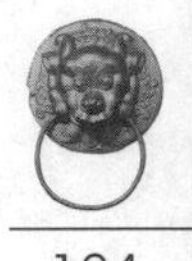

【按摩方法】用兩手手指指腹端按、揉該穴，每次2分鐘，力度要適中。

【人體穴位配伍】將天牖穴與和髎穴配合按摩，可治療眩暈、耳鳴；將下關穴、上關穴、頰車穴與和髎穴配伍按摩，可治療牙關緊閉；將風池穴與和髎穴同按，可緩解頭重頭痛。

23・絲竹空

【功效與主治】絲竹空穴屬手少陽三焦經，可鎮靜安神，明目止痛。多用於治療視神經萎縮、顏面神經麻痹、偏頭痛等疾病。

【取穴方法】位於眉梢凹陷處。

【按摩方法】用兩手的拇指指腹端按壓該穴，做環狀運動。每次2分鐘，一日可做多次。

【人體穴位配伍】將環跳穴與絲竹空穴配伍按摩，可治療坐骨神經痛；將風池、睛明、光明穴與絲竹空穴搭配按摩，可治療眼病。

手厥陰心包經穴（9穴）

1・天池

【功效與主治】天池穴屬手厥陰心包經，可疏經理血，行氣散結，活血化淤。多用於治療心絞痛、肋間神經痛、腋窩淋巴腺癌、乳腺炎、乳汁不足等疾病。

【取穴方法】位於乳頭外1寸，前正中線旁開5寸處。

【按摩方法】用兩手手指指端垂直按壓該穴，按摩時兩手可做對側按摩，每次大約3分鐘，每日2次。

【人體穴位配伍】將肺俞穴、尺澤穴與天池穴配伍按摩，可治療支氣管炎；將乳根穴、少澤穴與天池穴同按，可治療急、慢性乳腺炎；將陽陵泉穴與天池穴配伍按摩，可緩解胸肋痛。

將天井穴與天池穴搭配按摩，可以治療頸、腋淋巴結結核、腫大。

2・天泉

【功效與主治】天泉穴屬手厥陰心包經，可疏經理血，理氣止痛，通乳祛淤。多用於治療心臟疾患、臂痛背腫，胸肋滿痛、乳腺炎。

【取穴方法】該穴位位於上臂掌側，腋前皺襞頂端水平線下2寸，肱二頭肌長、短頭之間。

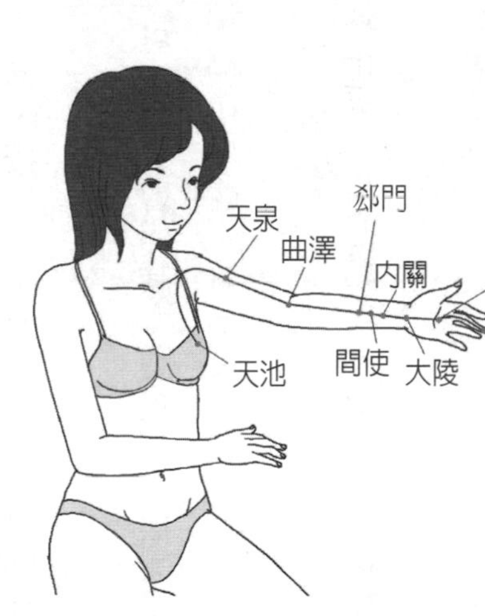

【按摩方法】用兩手手指指端對穴位進行搓、捏、推、按，或是對胳膊進行抖動加以按摩。

【人體穴位配伍】將曲澤穴與天泉穴一同按摩，可治療肘臂痛腫；將尺澤穴與天泉穴配伍按摩，可以治療心動過緩；將內關穴與天泉穴相配伍按摩，可治療心悸。

3・曲澤

【功效與主治】曲澤穴屬手厥陰心包經，可瀉熱止嘔，清心鎮痙。多用於治療痄腮、齒齦炎、尺神經痛、精神病等。

【取穴方法】位於肘橫紋中，當肱二頭肌腱的尺側緣。

【按摩方法】對側手拇指橫放於該穴，餘下四指握住手臂，拇指向下按壓，力度要適中，每次2分鐘，每日2次。

【人體穴位配伍】將委中穴與曲澤穴搭配按摩，可治療中暑嘔吐；將內關穴、間使穴與曲澤穴配伍按摩，可治療心臟疾病、心肌炎、心悸、心痛。

4・郄門

【功效與主治】郄門穴屬手厥陰心包經，可疏經理血，泄熱散結，寧心安神。多用於治療心肌炎、心絞痛、風濕性心臟病、胸膜炎、精神病等。

【取穴方法】位於前臂掌側的中央，在腕橫紋上5寸處，左右各一。

【按摩方法】用對側手指按壓該穴，同時按摩周圍肌膚，力度可稍大，每次2分鐘，每日2次。

【人體穴位配伍】將大陵穴與郄門穴配伍一同按摩，可治療精神病發作；將內關穴與郄門穴配伍同按摩，可治療心悸。

5・間使

【功效與主治】間使穴屬手厥陰心包經，可疏經理血，甯心安神，和胃理氣。多用於治療心臟疾患、心悸、發燒、神經疾病、煩躁、嘔吐。

【取穴方法】該穴位位於前臂掌面的中部，腕橫紋上3寸處。

【按摩方法】用雙手對準穴位進行推按、壓揉，力度要適中。

【人體穴位配伍】將大椎穴、後溪穴與間使穴同時按摩，可以治療神經疾病；將內關穴、足三里穴與間使穴配伍按摩，可治療心臟疾患、心悸症狀。

6・內關

【功效與主治】內關穴屬手厥陰心包經，可疏經理血，瀉熱止痛，凝神鎮靜。多用於治療心悸、胃痛、膈肌痙攣、嘔吐、頭痛失眠等症狀。

【取穴方法】該穴位位於前臂掌面的中部，腕橫紋上2寸，掌長肌腱與橈側腕屈肌腱之間。

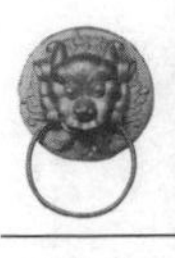

【按摩方法】用雙手對穴位進行揉捏，力度要適中。每次2分鐘，每日2次。

【人體穴位配伍】將足三里與內關穴配伍按摩，可治療膈肌痙攣、嘔吐；將公孫穴與內關穴配伍按摩，治療心胸痛；將間使穴與內關穴配合按摩，能夠緩解胃痛、心悸。

7・大陵

【功效與主治】大陵穴屬手厥陰心包經，可疏經止痛，寧心安神。多用於治療心動過速、扁桃體炎、胃炎、精神分裂症等疾病。

【取穴方法】位於腕掌橫紋中點處，左右各一。

【按摩方法】對側手拇指彎曲，用手指指端按壓該穴，力度可稍大，每次2分鐘，每日2次。

【人體穴位配伍】將陽溪、外關穴與大陵穴配伍按摩，可治療風濕性關節炎；將神門、隱白、間使穴與大陵穴配伍按摩，可治療精神病。

8・勞宮

【功效與主治】勞宮穴屬手厥陰心包經，可清心瀉熱，醒神止抽。多用於治療心痛、口腔炎、精神分裂症、手指麻木、高血壓，以及小兒驚厥等疾病。

【取穴方法】勞宮穴位於手掌心，第三、第四掌骨之間偏於第三掌骨，握拳屈指時中指的指尖處，左右各一。

【按摩方法】將另一隻手拇指彎曲，用手指指端用力按壓該穴，每次5分鐘，每日2次。

【人體穴位配伍】可與合谷、後溪穴配伍按摩，以治療鵝掌風；緩解精神緊張，指壓此穴即有明顯效果。

9・中沖

【功效與主治】中沖穴屬手厥陰心包經，可疏經祛風，瀉熱利竅。多用於治療昏迷、中風、休克等疾病。

【取穴方法】中沖穴位於手中指末節尖端的中央，左右各一。

【按摩方法】拇指彎曲，用手指指端用力按壓該穴，每次5分鐘，每日2次。

【人體穴位配伍】將廉泉穴、內關穴與中沖穴配伍按摩，可治療驚風、抽搐；將十宣穴、人中穴與中沖穴搭配按摩，可治療中風昏迷。

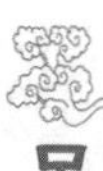

足太陰脾經穴（20穴）

1・隱白

【功效與主治】隱白穴屬足太陰脾經，可使脾統血，寧神。多用於治療食欲不振、

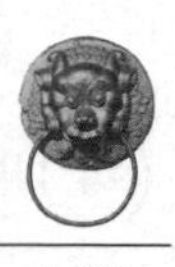

吐血、昏厥、尿血、便血等疾病。

【取穴方法】位於人體的足大趾末節內側，距趾甲角0.1寸處。

【按摩方法】用雙手指指腹端用力按壓該穴，每次3分鐘，每日2次。

【人體穴位配伍】將天樞穴與隱白穴配伍按摩，可治療腹脹、嘔吐；將少商穴與隱白穴搭配按摩，可治療神經疾病。將三陰交、關元穴與隱白穴配伍按摩，可治療功能性子宮出血。

2・大都

【功效與主治】大都穴屬於足太陰脾經，可疏經化濕，退熱寧神，健脾和中。多用於治療腹脹，胃痛，嘔吐，泄瀉，便秘，熱病。

【取穴方法】大都穴位在足內側緣，足大趾本節（第1蹠趾關節）前下方赤白肉交際凹陷處。

【按摩方法】用雙手按壓、揉搓該穴位進行按摩。該穴位可針灸。每次2分鐘，每日2次。

【人體穴位配伍】將足三里與大都穴配伍按摩，可治療急性腸胃炎；將陷骨穴、大腸俞穴與大都穴配伍按摩，可治療闌尾炎引起的症狀。

3・公孫

【功效與主治】公孫穴屬足太陰脾經，可健脾和胃，清熱利濕。多用於治療消化不良、水腫、胃痛等疾病。

【取穴方法】公孫穴位於腳拇趾側面關節突出處往腳跟方向1寸處，偏腳骨的下方，左右各一。

【按摩方法】按摩時，用手握住腳，彎曲拇指，用指腹端垂直按壓該穴，每次3分鐘，每日2次。

【人體穴位配伍】將足三里與公孫穴配伍按摩，能夠對胃痛、腹痛、胸痛起到很好的減緩效果；將天樞、下巨虛穴與公孫穴一同按摩，可治療泄瀉；將下關穴與公孫穴配伍按摩，治療胃腸神經官能症。

4・商丘

【功效與主治】商丘穴屬足太陰脾經。可健脾和胃，清心寧神。多用於治療腹脹、腸鳴、腹瀉、便秘、消化不良、足踝痛、神經性嘔吐、急慢性胃炎、腸炎等。

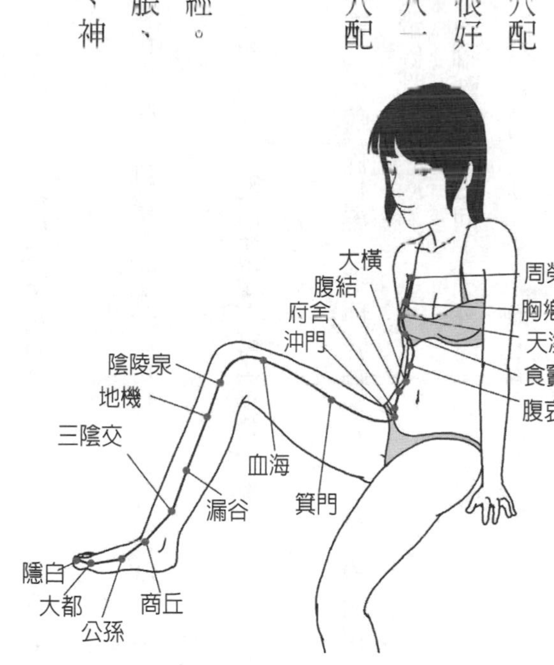

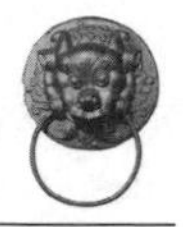

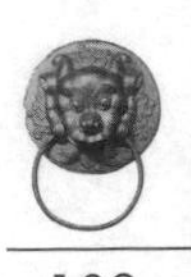

【取穴方法】該穴位位於內踝前下方的凹陷中，亦即正當舟骨結節與內踝尖連線的中點處。

【按摩方法】用雙手手指對準穴位進行按壓、推拿。該穴位可以針灸。每次2分鐘，每日2次。

【人體穴位配伍】將氣海穴、足三里穴與商丘穴配伍按摩，可治腹脹腸鳴。

5・三陰交

【功效與主治】三陰交穴屬足太陰脾經，可疏經利濕，調理肝腎。多用於治療消化不良、腸胃炎、膝關節炎、下肢腫痛、白帶異常等疾病。

【取穴方法】位於脛骨內側緣後方，內腳踝突出處向上3寸處，左右各一。

【按摩方法】將拇指彎曲，用指腹端按壓該穴，每次5分鐘，每日2次。

【人體穴位配伍】將氣海穴、關元穴與三陰交穴配伍按摩，可治療陽痿、遺精、早洩症狀；將神門穴與三陰交穴配伍按摩，可治療失眠；將會陽穴與三陰交穴配伍按摩，可治療尿路感染。

6・漏谷

【功效與主治】漏谷穴屬於足太陰脾經，可健脾和胃，益腎調經。多用於治療腹脹，腸鳴、小便不利、遺精、下肢痿痹。

【取穴方法】漏谷穴位於人體的小腿內側，當內踝尖與陰陵泉穴的連線上，距內踝尖6寸，脛骨內側緣後方。

【按摩方法】用雙手對穴位進行點按按摩，穴位可針灸。每次2分鐘，每日2次。

【人體穴位配伍】將承扶、至陰穴與漏谷穴配伍按摩，可治療尿頻、尿急、尿痛等症狀。

7．地機

【功效與主治】地機穴屬足太陰脾經，可疏經利濕，健脾理血，益腎調經。多用於治療消化不良、腸胃炎、膝關節炎、下肢腫痛、白帶異常等疾病。

【取穴方法】位於小腿內側，陰陵泉下3寸處，左右各一。

【按摩方法】用兩手手指指腹端按壓該穴，力度可稍大，每次5分鐘，每日2次。

【人體穴位配伍】將腎俞、三陰交穴與地機穴配伍按摩，可治療水腫；將血海、歸來穴與地機穴配伍按摩，對月經失調有很好的調理作用。

8．陰陵泉

【功效與主治】陰陵泉屬足太陰脾經，可疏經利濕，健脾和胃，益腎固精。多用於治療白帶異常、月經失調、陽痿、尿路感染，以及更年期疾病等。

【取穴方法】位於小腿內側，脛骨內側骨頭端凹陷處，左右各一。

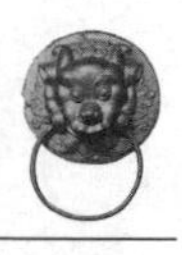

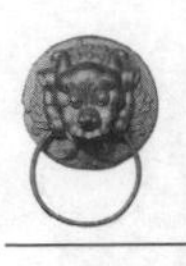

【按摩方法】彎曲拇指，按住該穴，其餘四指握住膝下部的小腿，用拇指按壓該穴，力度可稍大，每次5分鐘，每日2次。

【人體穴位配伍】將中極穴與陰陵泉穴配合按摩，對盆腔炎、尿路刺激症狀有很好的療效；將湧泉穴與陰陵泉穴配伍按摩，可治療腹脹。

9・血海

【功效與主治】血海穴屬足太陰脾經，可調經化濕，健脾理血。多用於治療高血壓、貧血、頭痛、食欲不振、便秘等疾病。

【取穴方法】位於膝蓋骨內側邊緣向上2寸處。

【按摩方法】用兩手手指指腹端按壓該穴，力度可稍大，每次5分鐘，每日2次。

【人體穴位配伍】將曲池穴與血海穴配伍按摩，可治療風疹、濕疹；將膈俞、元關穴與血海穴配伍按摩，可治療功能性子宮出血。

10・箕門

【功效與主治】箕門穴屬足太陰脾經，可通利水道，疏經利濕，清熱健脾。多用於治療痔瘡、尿失禁、足部靜脈痛等疾病。

【取穴方法】位於大腿內側，血海穴與沖門穴連線上，血海穴上6寸處。

【按摩方法】用兩手手指指腹端按壓該穴，力度可稍大，每次5分鐘，每日2次。

【人體穴位配伍】將中極、曲泉穴與箕門穴配伍按摩。可治療泌尿系感染引起的尿頻、尿急、尿痛等症狀；將中極穴與箕門穴配伍按摩，可治療遺尿。

11・沖門

【功效與主治】沖門穴屬足太陰脾經，可調理下焦，利濕化痔。多用於治療氣喘、心悸、小兒抽筋及女性疾病等。

【取穴方法】位於腹股溝外側，髂外動脈搏動處的外側。

【按摩方法】用兩手手指指端自內向外按壓該穴，每次半分鐘，每次可做多次。

【人體穴位配伍】將三陰交穴、血海穴、膈俞穴、次髎穴與沖門穴配伍按摩，可治療功能性子宮出血。

12・府舍

【功效與主治】府舍穴屬足太陰脾經，可疏經止痛，調理腸胃，健脾消積。多用於治療腹痛、疝氣、積聚。

【取穴方法】府舍穴位於人體的下腹部，當臍中下4寸，沖門穴上方0.7寸，距前正中線4寸處。

【按摩方法】用手指對穴位進行按壓、搓揑。每次2分鐘，每日2次。

【人體穴位配伍】將氣海穴與府舍穴配伍按摩，可治腹痛。

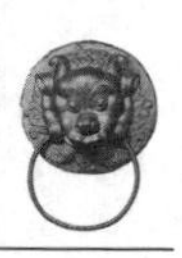

13・腹結

【功效與主治】腹結穴屬足太陰脾經，可疏經理氣，調理腸胃。多用於治療腹脹、腹瀉、胃痛等疾病。

【取穴方法】位於下腹部，臍下1.3寸，距前正中線3寸處。

【按摩方法】用兩手手指指端做環狀運動按壓該穴，每次3分鐘，每日2次。

【人體穴位配伍】將氣海穴、天樞穴與腹結穴配伍按摩，治腹痛；將足三里與腹結穴配伍按摩，可治療腸炎。

14・大橫

【功效與主治】大橫穴屬足太陰脾經，可疏經止痛，寧心安神，理氣調腸。多用於治療泄瀉、便秘、腹痛。

【取穴方法】大橫穴位於人體的腹中部，距臍中4寸。

【按摩方法】用雙手手指對穴位進行按壓、摩擦、推搓。力度要適中。針灸時可直刺1～2寸。

【人體穴位配伍】將陰陵泉穴與大橫穴配伍按摩，可治療腹寒、腹痛；將天樞穴、足三里穴與大橫穴配伍按摩，可有效緩解便秘。

15・腹哀

【功效與主治】腹哀穴屬足太陰脾經，可疏經止痛，理氣調腸。多用於治療消化不良、腹痛、便秘、痢疾。

【取穴方法】腹哀穴位於人體的上腹部，當臍中上3寸，距前正中線4寸處。

【按摩方法】用雙手手指對穴位進行按壓、推搓。穴位可針灸。

【人體穴位配伍】將內關穴與腹哀穴配伍按摩，可治療胃痙攣；將中脘穴、大橫穴與腹哀穴配伍按摩，可治療消化不良。

16．食竇

【功效與主治】食竇穴屬足太陰脾經，可調理腸胃，健脾利濕。多用於治療胸脅脹痛，噯氣、翻胃、腹脹、水腫。

【取穴方法】位於第五肋間隙，前正中線旁開6寸處。

【按摩方法】用雙手手指對穴位進行按壓、推搓。穴位可以針灸治療。

【人體穴位配伍】將天突、列缺穴與食竇穴配合按摩，可治療支氣管哮喘；將膈俞與食竇穴配按伍摩，緩解打嗝、翻胃。

17．天溪

【功效與主治】天溪穴屬足太陰脾經，可疏經通乳，理氣寬胸。多用於治療乳汁分泌不足、乳腺炎等疾病。

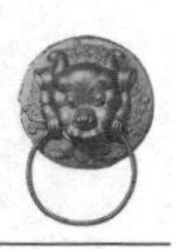

【取穴方法】位於胸外側，第四肋間隙，距前正中線6寸處。

【按摩方法】用兩手手指指腹端做環狀運動按壓該穴，每次3分鐘，每日2次。

【人體穴位配伍】將尺澤穴與天溪穴配伍按摩，可治療支氣管哮喘；將心俞與天溪穴配合按摩，可治療心悸。

18・胸鄉

【功效與主治】胸鄉穴屬足太陰脾經，可疏經理氣，疏肝止痛。多用於治療胸肋脹痛、心悸、胸痛引背痛不得臥。

【取穴方法】該穴位於人體的胸外側部，當第3肋間隙，距前正中線6寸處。

【按摩方法】用兩手手指對穴位進行按掐，力度要輕。每次2分鐘，每日2次。

【人體穴位配伍】將肺俞穴、心俞穴、厥陰俞穴、內關穴與胸鄉穴配伍按摩，可治療胸滿脹痛。

19・周榮

【功效與主治】周榮穴屬足太陰脾經，可疏經理脾，寬胸理氣，降逆止咳。多用於治療咳嗽、氣逆、胸脅脹滿。

【取穴方法】該穴位於人體的胸外側部，當第2肋間隙，距前正中線6寸處。

【按摩方法】用雙手對穴位進行按壓、搓揉按摩。穴位可針灸。

【人體穴位配伍】將內關穴、列缺穴與周榮穴配伍按摩，可治療胸肋脹滿；將中脘、上脘、下脘穴與周榮穴配伍按摩，可治療不思飲食。

20・大包

【功效與主治】大包穴屬足太陰脾經，可寬胸利膈，平喘止痛。多用於治療咳嗽、氣喘、消化不良等疾病。

【取穴方法】位於腋正中線上，第六肋間隙處。

【按摩方法】用兩手手指指端由內向外按壓該穴，每次3分鐘，每日2次。

【人體穴位配伍】將陽陵泉穴與大包穴配伍按摩，可治療胸肋痛；將外關穴、三陽絡穴、臨泣穴與大包穴一同按摩，可緩解周身疼痛。

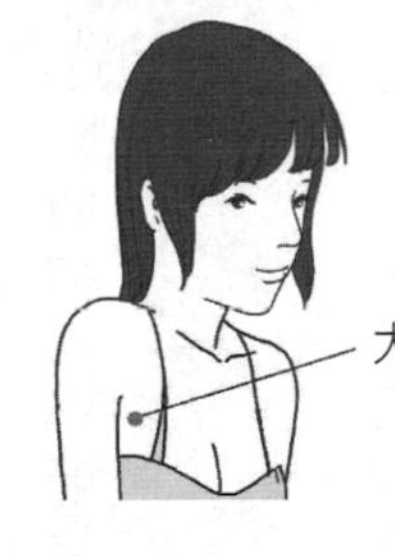

足少陰腎經穴（27穴）

1・湧泉

【功效與主治】湧泉穴屬足少陰腎經，可疏經止痛，平肝熄風。多用於治療三叉神

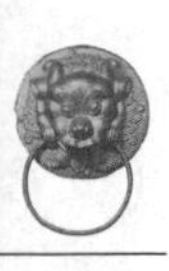

經痛、高血壓、扁桃體炎、精神分裂症、中暑、休克、失眠、小兒流涎、中風、癔病（歇斯底里）等疾病。

【取穴方法】湧泉穴位於足底部，蜷足時足前部的凹陷處，左右各一。

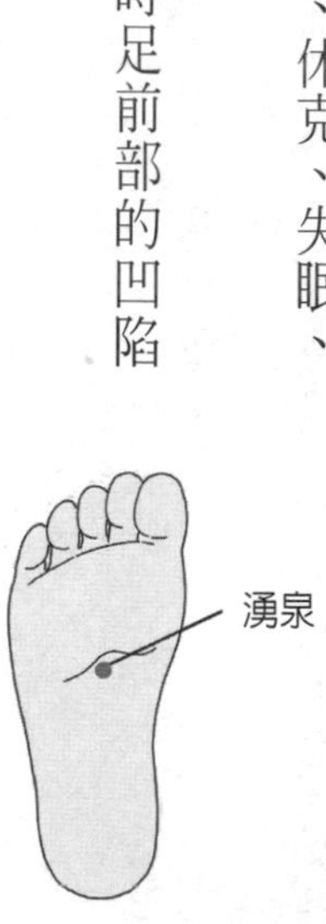

【按摩方法】按摩時，先將腳掌放平，用手握住腳掌，用拇指指端用力按壓該穴，每次3分鐘，每日2次。

【人體穴位配伍】將足三里與湧泉穴配伍按摩，可治療神經疾病；將曲池穴與湧泉穴配伍按摩，可治療高血壓。

2・然谷

【功效與主治】然谷穴屬足少陰腎經，可疏經泄熱，調理下焦。多用於治療月經失調、陰挺、陰癢、白濁、遺精、陽痿、小便不利、泄瀉、胸脅脹痛、咳血、小兒臍風、口噤不開、消渴、黃疸、下肢痿痹、足跗痛。

【取穴方法】然谷穴位於人體的足內側緣，足舟狀骨粗隆下方，赤白肉交際處。

【按摩方法】用雙手對穴位進行摩擦、推拿、搓振。每次2分鐘，每日2次。

【人體穴位配伍】將腎俞、胰俞、脾俞穴與然谷穴配伍按摩，可治療糖尿病；將太溪穴與然谷穴配伍按摩，可治療遺精。

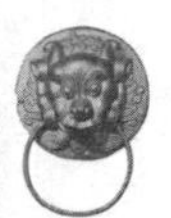

3・太溪

【功效與主治】太溪穴屬足少陰腎經，可舒筋泄熱，滋陰補腎。多用於治療支氣管哮喘、喉炎、腎炎、膀胱炎、神經衰弱、貧血、下肢癱瘓等疾病。

【取穴方法】太溪穴位於足內側，內腳踝的後方，大約在踝內尖與跟腱之間的凹陷之處，左右各一。

【按摩方法】按摩時，用手將腳固定住，然後用拇指按壓、揉該穴，做自上而下的運動，力度要適中，每次4分鐘，每日2次。

【人體穴位配伍】將三陰交、關元穴與太溪穴配合按摩，可治療尿頻、尿急；將神門、心俞穴與太溪穴配伍按摩，可治療失眠症。

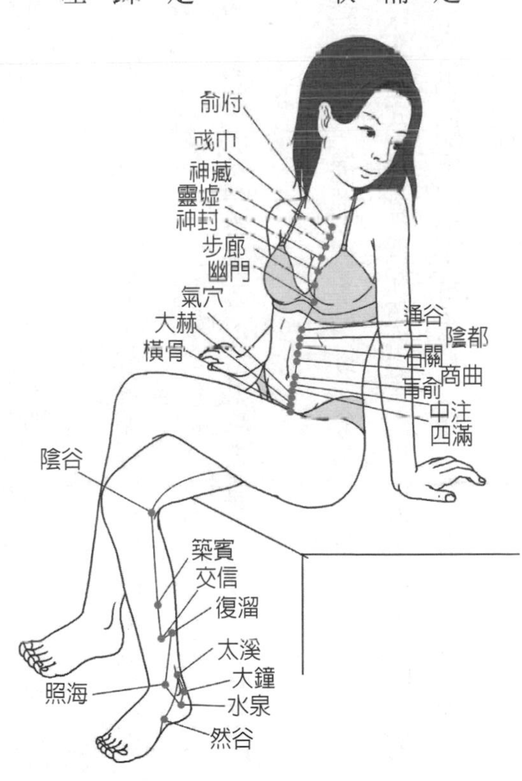

4・大鐘

【功效與主治】大鐘穴屬足少陰腎經，可疏經止痛，止咳平喘，強腰壯腎，清腦安神。多用於治療精神神經系統疾病、泌尿生殖系統疾病、哮喘、咽痛、口腔炎、食道狹窄，便秘、瘧疾。

【取穴方法】當人體正坐或仰臥位，穴位位於平太溪穴下0.5寸，當跟腱附著部的內側凹陷處取穴。

【按摩方法】用雙手手指對穴位按壓、搓捏。每次4分鐘，每日2次。

【人體穴位配伍】將腎俞穴、肺俞穴與大鐘穴配伍按摩，能夠緩解咳嗽；將太溪、水泉穴與大鐘穴配伍按摩，可治療足跟疼痛。

5・水泉

【功效與主治】水泉穴屬足少陰腎經，可疏經利水、益腎調經。多用於治療月經失調、經痛、陰挺、小便不利、目昏花、腹痛。

【取穴方法】該穴位於人體的足內側，內踝後下方，當太溪穴直下1寸，跟骨結節的內側凹陷處。

【按摩方法】用雙手對穴位進行拍打、搓推。每次拍打4分鐘，每日2次。

【人體穴位配伍】將中極穴、水道穴與水泉穴配伍按摩，可治腎氣虧虛；將氣海穴、血海穴、腎俞穴、三陰交穴與水泉穴配伍按摩，可治腎絞痛、腎結石；將腎俞穴、中極穴、血海穴與水泉穴配伍按摩，治尿血。

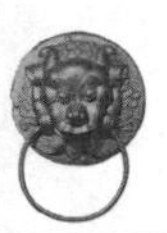

6・照海

【功效與主治】照海穴屬足少陰腎經，可疏經益陰，明目安神，通調水道。多用於治療慢性咽喉炎、扁桃體炎、神經衰弱、便秘、癲癇等疾病。

【取穴方法】照海穴位於足內側，在內腳踝尖起處向下大約1寸的凹陷之處，左右各一。

【按摩方法】按摩時，用手指指腹向下按壓該穴，每次4分鐘，每日2次。

【人體穴位配伍】將列缺穴、天突穴、太沖穴、廉泉穴與照海穴配伍按摩，可治咽喉病症；將神門穴、風池穴、三陰交穴與照海穴配合按摩，可治陰虛火旺之失眠症。

7・復溜

【功效與主治】復溜穴屬足少陰腎經，可補腎益氣。多用於治療腎炎、睾丸炎、膀胱炎、子宮出血、尿路感染、下肢癱瘓等。

【取穴方法】位於內腳踝上2寸處。

【按摩方法】握住膝部，用拇指自上而下按壓、揉該穴，力度要適中，每次4分鐘，每日2次。

【人體穴位配伍】將後溪穴、陰郄穴與復溜穴配伍按摩，可治盜汗不止；將中極穴、陰谷穴與復溜穴配伍按摩，能夠治癃閉。

8・交信

【功效與主治】交信穴屬足少陰腎經，疏經止痛，調理下焦，益腎調經。多用於治療腸炎、痢疾、子宮出血等疾病。

【取穴方法】位於脛骨內側緣後方，復溜穴前0.5寸處。

【按摩方法】握住小腿部，用手指指腹按壓、揉該穴，每次4分鐘，每日2次。

【人體穴位配伍】將三陰交穴、太溪穴與交信穴配伍按摩，治療月經失調；將支溝穴與交信穴配伍按摩，可治療便秘。

9・築賓

【功效與主治】築賓穴屬足少陰腎經，解痙，安神。多用於治療腎炎、膀胱炎、睾丸炎、白帶異常、腓腸肌痙攣等疾病。

【取穴方法】位於內腳踝向上5寸，向後1寸處，左右各一。

【按摩方法】握住膝部，用拇指按壓、揉搓該穴，力度要適中，範圍要大些，每次4分鐘，每日2次。

【人體穴位配伍】將隱白、陰維脈與築賓穴一同配伍按摩，對嘔吐有減緩效果。

10・陰谷

【功效與主治】陰穀穴屬足少陰腎經，可調理下焦，疏經止痛。多用於治療腎炎、睪丸炎、膀胱炎、腓腸肌痙攣等。

【取穴方法】取穴時，膝蓋稍彎曲，膝蓋內側橫紋最前端的凹陷處即爲該穴，左右各一。

【按摩方法】握住膝彎部位，用拇指做環狀運動按壓，每次4分鐘，每日2次。

【人體穴位配伍】將腎俞、關元、三陰交與陰谷穴配伍按摩，可治療陽痿。

11・橫骨

【功效與主治】橫骨穴屬足少陰腎經，可疏經益腎，利水止痛。多用於治療小腹腫脹、遺精、陽痿、外生殖器腫痛、尿頻、附件炎。

【取穴方法】橫骨穴位於人體的下腹部，當臍中下5寸，前正中線旁開0.5寸處。

【按摩方法】用兩手手指指端做環狀運動按壓該穴，也可輕用力按壓。每次3分鐘，每日2次。

【人體穴位配伍】將關元穴、腎俞穴、志室穴、大赫穴與橫骨穴配伍按摩，治陽痿、遺精、崩漏、月經失調。

12・大赫

【功效與主治】大赫穴屬足少陰腎經，可固精止帶，調理下焦。多用於治療男性性功能障礙、女性子宮脫垂等疾病。

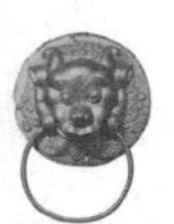

【取穴方法】位於臍下4寸，身體前正中線旁開0.5寸處。

【按摩方法】用兩手手指指端做環狀運動按壓該穴，速度要慢，力度要適中，每次3分鐘，每日2次。

【人體穴位配伍】將三陰交、關元穴與大赫穴配合按摩，可治療不孕症；將復溜穴與大赫穴配伍按摩，可治療陽痿、遺精。

13・氣穴

【功效與主治】氣穴屬足少陰腎經，可疏經益氣，調理下焦，補腎塡精。多用於治療月經失調、白帶、小便不通、泄瀉、痢疾、腰脊痛，陽痿。腰部疼痛、冷感症等。

【取穴方法】取穴時，可採用正坐或仰臥的姿勢，該穴位於人體的下腹部。

【按摩方法】用手指前端在穴位處按壓、搓、摩即可。每次3分鐘，每日2次。

【人體穴位配伍】將氣海穴、三陰交穴、腎俞穴、血海穴與氣穴配伍按摩，可治月經失調、白帶、不育症。

14・四滿

【功效與主治】四滿穴屬足少陰腎經，可疏經利水，消脹散結。多用於治療月經失調、崩漏、遺精、遺尿、疝氣、便秘、水腫等症狀。

【取穴方法】該穴位於人體的下腹部，當臍中下2寸，前正中線旁開0.5寸處。

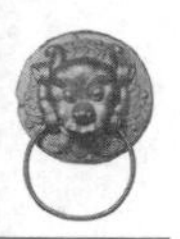

【按摩方法】用手指對穴位按壓、摩擦，力度要適中。每次3分鐘，每日2次。

【人體穴位配伍】將氣海穴、三陰交穴、大敦穴、歸來穴與四滿穴配伍按摩，可治疝氣、睾丸腫痛。

15・中注

【功效與主治】中注穴屬足少陰腎經，可調經止痛、通便理腸、補益肝腎。多用於治療月經失調、腰腹疼痛、大便燥結、泄瀉。

【取穴方法】該穴位於人體的下腹部，當臍中下1寸，前正中線旁開0.5寸。

【按摩方法】用手按住穴位進行摩擦、推搓。力度要適中。

【人體穴位配伍】將腎俞穴、委中穴、氣海穴與中注穴配伍按摩，可治腰背痛；將太沖穴、三陰交穴、中極穴與中注穴配伍按摩，可以治婦科病、月經失調、卵巢炎、睾丸炎、附件炎。

16・肓俞

【功效與主治】肓俞穴屬足少陰腎經，可疏經理氣，調理腸胃。多用於治療嘔吐、腹脹、痢疾、泄瀉、便秘、月經失調、腰脊痛。

【取穴方法】該穴位於人體的腹中部，當臍中旁開0.5寸處。

【按摩方法】用雙手對穴位捏壓、摩擦。力度要適中。每次3分鐘，每日2次。

【人體穴位配伍】將天樞穴、足三里穴、大腸俞穴與肓俞穴配合按摩，可治便秘、泄瀉、痢疾；將中脘穴、足三里穴、內庭穴、天樞穴與肓俞穴配伍按摩，治胃痛、腹痛、疝痛、排尿、尿道澀痛等症。

17・商曲

【功效與主治】商曲穴屬足少陰腎經，可疏經散結，調理腸胃。多用於治療腹痛、泄瀉、便秘。

【取穴方法】人體的上腹部，當臍中上2寸，前正中線旁開0.5寸處。

【按摩方法】用雙手對穴位進行按壓、搓捏按摩。每次3分鐘，每日2次。

【人體穴位配伍】將中脘穴、大橫穴與商曲穴配伍按摩，可治腹痛、腹脹；將靈台穴與商曲穴配伍按摩，可緩解胃痙攣。

18・石關

【功效與主治】石關穴屬足少陰腎經，可通腹散結，滋陰補腎。多用於治療腹痛，便秘，產後腹痛、不孕症狀。

【取穴方法】人體的上腹部，當臍中上3寸，前正中線旁開0.5寸處。

【按摩方法】用雙手對穴位進行推拿、揉搓。力度要適中。

【人體穴位配伍】將三陰交穴、腎俞穴與石關穴配伍按摩，可治療先兆流產和不孕症等。

19・陰都

【功效與主治】陰都穴屬足少陰腎經，可通腹理腸，和胃疏肝。多用於治療腸鳴、腹痛、便秘、不孕、心煩、哮喘。

【取穴方法】在上腹部，當臍中上4寸，前止中線旁開0.5寸處。

【按摩方法】用雙手對穴位進行推拿、揉搓按摩。力度要適中。

【人體穴位配伍】將三陰交穴、血海穴與陰都穴配伍按摩，治閉經；將定喘穴、內關穴與陰都穴配伍按摩，可治療哮喘。

20・通谷

【功效與主治】通穀穴屬足少陰腎經，可降逆止嘔，疏經止痛。多用於治療肺氣腫、哮喘、胃炎、肋間神經痛等疾病。

【取穴方法】位於臍上5寸，身體前正中線旁開0.5寸處。

【按摩方法】用兩手手指指腹端做環狀運動按壓該穴，用雙手對穴位進行推拿、揉搓。力度要適中。

【人體穴位配伍】將大椎穴與通谷穴配伍按摩，可治項強；將足三里穴、天樞穴與通谷穴配伍按摩，可治療消化不良。

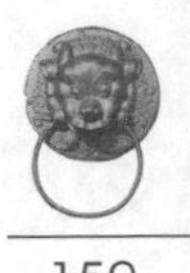

21・幽門

【功效與主治】幽門穴屬足少陰腎經，可和胃安神，疏經降逆。多用於治療消化不良，胃痛，小腹脹滿，泄瀉，痢疾。

【取穴方法】在人體的上腹部，當臍中上6寸，前正中線旁開0.5寸處。

【按摩方法】用雙手對穴位進行推拿、揉搓。力度要適中。

【人體穴位配伍】將中脘穴、建裏穴與幽門穴配伍按摩，能治胃痛、噎嗝、嘔吐；將天樞穴、大橫穴與幽門穴配伍按摩，可治療腹脹。

22・步廊

【功效與主治】步廊穴屬足少陰腎經，可止咳平喘，疏經利膈。多用於治療氣短、嘔吐、咳嗽、憋氣等症狀。

【取穴方法】在人體的胸部，當第5肋間隙，前正中線旁開2寸處。

【按摩方法】用雙手對穴位進行按壓、搓捏。力度要適中。

【人體穴位配伍】將定喘、列缺穴與步廊穴配伍按摩，可治外感和內傷喘咳；將中脘穴與步廊穴搭配按摩，可緩解嘔吐症狀。

23・神封

【功效與主治】神封穴屬足少陰腎經，可疏經安神，利氣通乳，止咳平喘。多用於治療乳腺炎等疾病。

【取穴方法】位於雙乳頭連線上，前正中線旁開2寸處。

【按摩方法】用兩手手指指端垂直做環狀運動按壓，每次3分鐘，每日2次。

【人體穴位配伍】將陽陵泉穴、支溝穴與神封穴配伍按摩，能治胸脅脹痛。

24・靈墟

【功效與主治】靈墟穴屬足少陰腎經，可疏經安神，利氣通乳。多用於治療胸脅脹痛，嘔吐，乳癰等症狀。

【取穴方法】在人體的胸部，當第3肋間隙，前正中線旁開2寸處。

【按摩方法】用兩手手指指端垂直做環狀運動按壓該穴，每次2分鐘，每日2次。

【人體穴位配伍】將足三里穴、中脘穴、內關穴與靈墟穴配伍按摩，可治嘔吐、納呆；將膻中穴與靈墟穴配伍按摩，可治療乳腺炎。

25・神藏

【功效與主治】神藏穴屬足少陰腎經，可利氣止痛，寬胸止咳。多用於治療慼氣、哮喘、心悸、支氣管炎。

【取穴方法】在人體的胸部，當第二肋間隙，前正中線旁開2寸處。

【按摩方法】用雙手手指對穴位進行推拿、壓按。力度要適中。

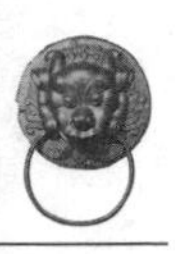

【人體穴位配伍】將心俞穴、玉堂穴與神藏穴配伍按摩，可治胸痹、噎嗝、冠心病、心肌梗塞。

26・彧中

【功效與主治】彧中穴屬足少陰腎經，寬胸理氣，止咳化痰。多用於治療骨膜炎、肋間神經痛、支氣管炎等疾病。

【取穴方法】位於第一肋間隙，身體前正中線旁開2寸處。

【按摩方法】用兩手手指指端做環狀運動按壓該穴，每次3分鐘，每日2次。

【人體穴位配伍】將肺俞穴、太淵穴與彧中穴配伍按摩，可治療支氣管炎。

27・俞府

【功效與主治】俞府穴屬足少陰腎經，可止咳平喘，和胃降逆。多用於治療支氣管炎、哮喘、食欲不振等。

【取穴方法】仰臥位，在鎖骨下緣，任脈旁開2寸處取穴。

【按摩方法】用兩手手指指端做環狀運動按壓該穴，力度要適中。

【人體穴位配伍】將太淵穴與俞府穴配伍按摩，治療支氣管炎；將膈俞、膻中穴與俞府穴配伍按摩，治療慭氣、哮喘。

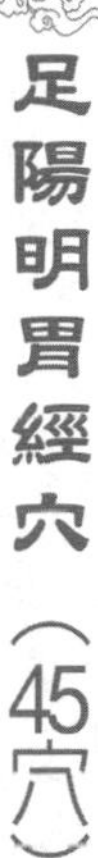

足陽明胃經穴（45穴）

1．承泣

【功效與主治】承泣穴屬足陽明胃經，可用於治療目赤腫痛、夜盲、近視、口眼歪斜、面部痙攣等疾病，並有消除黑眼圈的功效。

【取穴方法】位於瞳孔正下方，眼球與眼眶下緣之間。

【按摩方法】用兩手手指指腹按壓該穴，做環狀運動，時間要短，力度要適中。每次3分鐘，每日2次。

【人體穴位配伍】將太陽穴與承泣穴配伍按摩，可治目赤腫痛；將陽白穴與承泣穴配伍按摩，治口眼歪斜。

2．四白

【功效與主治】四白穴屬足陽明胃經，多用於治療目赤腫痛、視物不清、面部疼痛、口眼歪斜、頭痛眩暈等疾病。

【取穴方法】位於瞳孔正下方，眼眶下面凹陷處。

【按摩方法】用兩手手指指腹按壓該穴，做環狀運動，時間要短。

【人體穴位配伍】將陽白穴、地倉穴、頰車穴、合谷穴與四白穴配伍按摩，治口眼

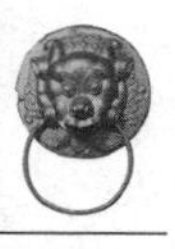

歪斜；將攢竹穴與四白穴一同按摩，可治眼瞼瞤動（跳動）。

3．巨髎

【功效與主治】巨髎穴屬足陽明胃經，可清熱熄風，明目退翳。多用於治療唇頰腫痛、面部痙攣、面神經麻痹、鼻竇炎、鼻衄等疾病。

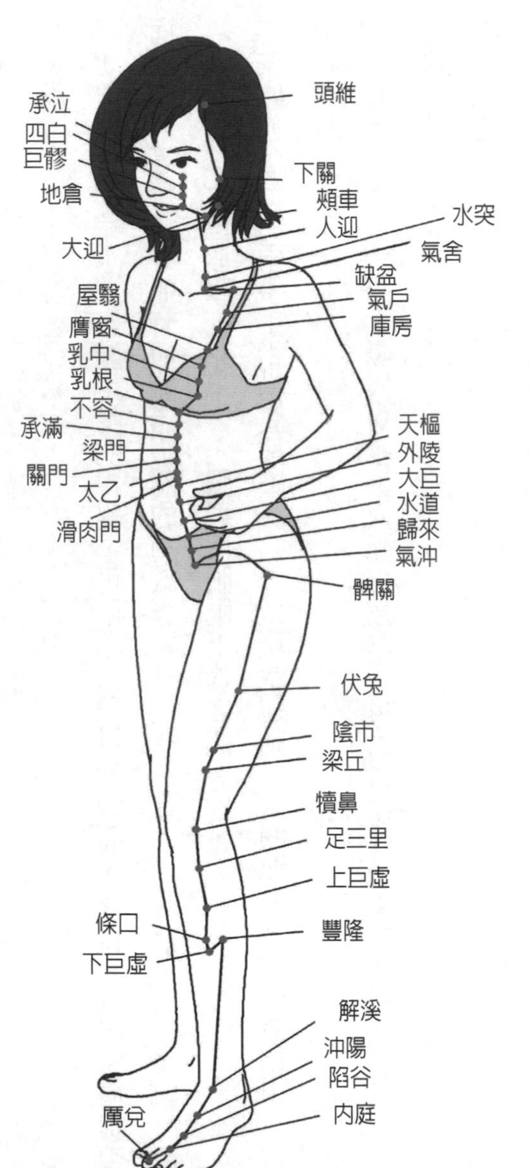

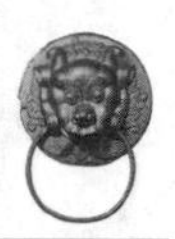

【取穴方法】位於眼睛正下方，與鼻翼下緣平齊。

【按摩方法】用兩手手指指腹端按壓該穴，做環狀運動，但施力的方向要朝向顴骨。每次3分鐘，每日2次。

【人體穴位配伍】將下關穴、合谷穴與巨髎穴配伍按摩，可治療牙齒疼痛、三叉神經痛；將太陽穴、陽白穴與巨髎穴配伍按摩，可治療顏面神經炎。

4・地倉

【功效與主治】地倉穴屬足陽明胃經，可祛風止痛，舒筋活絡。多用於治療口眼歪斜、流涎等疾病，可除口臭。

【取穴方法】位於俠口外側，瞳孔的正下方。

【按摩方法】用兩手手指指腹端按壓該穴，做環狀運動，每次5分鐘，每日2次。

【人體穴位配伍】將頰車穴、合谷穴與地倉穴配伍按摩，可治口歪、流涎。

5・大迎

【功效與主治】大迎穴屬足陽明胃經，可祛風通絡，消腫止痛。多用於治療牙齒腫痛、口眼歪斜、面頰腫痛、昏迷等，並可除脂肪、瘦臉。

【取穴方法】位於下頷角前方，咬肌附著處的前緣，面部動脈跳動處，左右各一。

【按摩方法】用兩手手指指腹端按壓該穴，做環狀運動。

【人體穴位配伍】將頰車穴與大迎穴配伍按摩，可治齒痛。

6．頰車

【功效與主治】頰車穴屬足陽明胃經，可祛風清熱，開關通絡。多用於治療牙周病、腮腺炎、頸部痙攣、失語等疾病，並有瘦臉的功效。

【取穴方法】位於下頜角上方，約一橫指處，咀嚼時肌肉隆起時出現的凹陷處，左右各一。

【按摩方法】兩手手指指腹按壓該穴，做環狀運動，最好左右同時進行。

【人體穴位配伍】將地倉穴與頰車穴配伍按摩，治口眼歪斜。

7．下關

【功效與主治】下關穴屬足陽明胃經，可消腫止痛，聰耳通絡。多用於治療下頜關節炎、牙關開合不利等疾病。

【取穴方法】位於耳前方，顴骨弓與下頜角形成的凹陷處。

【按摩方法】用兩手手指指腹端按壓該穴，做環狀運動。每次3分鐘，每日2次。

【人體穴位配伍】將地倉穴與下關穴配伍按摩，可治口眼歪斜。

8．頭維

【功效與主治】頭維穴屬足陽明胃經，可清頭明目，止痛鎮痙。多用於治療眼睛疲

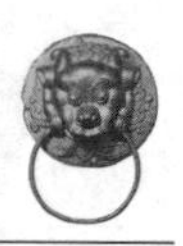

勞、視力減退、面癱等疾病。

【取穴方法】位於頭側部，眼尾、耳尖連線中點正上方與髮際相交處的正上方1寸處（嘴動時肌肉也會動之處），左右各一。

【按摩方法】用兩手手指指腹端按壓該穴，做環狀運動。

【人體穴位配伍】將合谷穴與頭維穴配伍按摩，可治頭痛；將太沖穴與頭維穴配伍按摩，可治目眩。

9·人迎

【功效與主治】人迎穴屬足陽明胃經，可利咽散結，理氣降逆。多用於治療高血壓、關節炎、慢性胃炎、喉嚨發炎等疾病。

【取穴方法】位於喉結旁1.5寸，胸鎖乳突肌的前緣，頸動脈跳動之處。

【按摩方法】用兩手手指指腹端按壓該穴，用力要輕，須兩手同時操作。每次3分鐘，每日2次。

【人體穴位配伍】將天突穴、肺俞穴與人迎穴配伍按摩，可治療咳嗽、支氣管哮喘；將合谷穴與人迎穴配伍按摩，可治療咽喉腫痛。

10·水突

【功效與主治】水突穴屬足陽明胃經，可清熱利咽，降逆平喘。多用於治療支氣管炎、聲音嘶啞等疾病。

【取穴方法】位於胸鎖乳突肌的前緣，人迎正下方2寸處。

【按摩方法】用兩手手指指腹端按壓該穴，力量要適度。

【人體穴位配伍】將天突穴與水突穴配伍按摩，可治咳嗽、氣喘。

11・氣舍

【功效與主治】氣舍穴屬足陽明胃經，可清咽利肺，理氣散結。多用於治療各種腸胃疾病，也可治療咽喉腫痛、頸項肌肉痙攣等。

【取穴方法】位於鎖骨內側端的上緣，胸鎖乳突肌的胸骨頭與鎖骨頭之間，距胸骨正中凹陷1.5寸處。

【按摩方法】用兩手手指指腹端按壓該穴，力度要適中。

【人體穴位配伍】將扶突穴、水突穴與氣舍穴配伍按摩，可治療甲狀腺腫大。

12・缺盆

【功效與主治】缺盆穴屬足陽明胃經，可寬胸利膈，止咳平喘。多用於治療頸肩痛、胸痛、哮喘等疾病。

【取穴方法】位於左右乳頭向上的延長線上，鎖骨上窩中央。

【按摩方法】用兩手手指指端做環狀運動按壓該穴。

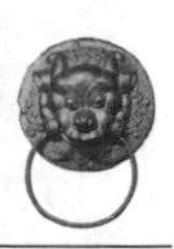

【人體穴位配伍】將肺俞穴與缺盆穴配伍按摩可治咳嗽。

13・氣戶

【功效與主治】氣戶穴屬足陽明胃經，可理氣寬胸，止咳平喘。多用於治療慢性支氣管炎、哮喘、肋軟骨炎、憋氣等症狀。

【按摩方法】用雙手對穴位進行按壓、摩擦。力度要適中，該穴位可以針灸治療。

【取穴方法】在乳中線上，當鎖骨中線與第一肋骨之間的凹陷之處。

【人體穴位配伍】將華蓋穴、膻中穴、列缺穴與氣戶穴配伍按摩，可治療咳逆上氣；將膈俞穴、肺俞穴與氣戶穴配伍按摩，可治療胸部脹滿。

14・庫房

【功效與主治】庫房穴屬足陽明胃經，可理氣寬胸，清熱化痰。多用於治療肺炎、肺氣腫、肋間神經痛。

【取穴方法】仰臥位，在乳中線上第一肋間隙中。

【按摩方法】用雙手對穴位進行按壓、環繞式按摩。每次3分鐘，每日2次。

【人體穴位配伍】將屋翳穴與庫房穴配伍按摩，可治胸肋脹痛。

15・屋翳

【功效與主治】屋翳穴屬足陽明胃經，可止咳化痰，消癰，止癢。多用於治療咳嗽、氣喘、咳吐膿血、胸肋脹痛。

【取穴方法】在乳中線上第二肋間隙中。

【按摩方法】用雙手對穴位進行按壓、點按按摩。力度要適中。可刺可灸。

【人體穴位配伍】將天宗穴與屋翳穴配伍按摩，可治乳癰。

16・膺窗

【功效與主治】膺窗穴屬足陽明胃經，可止咳寧嗽，消腫清熱。多用於治療乳腺炎、乳汁分泌不足等。

【取穴方法】位於乳頭向上的延長線上，距乳頭1.5寸處，即第三肋間隙。

【按摩方法】用兩手手指指端做環狀運動按壓該穴。

【人體穴位配伍】將內關穴與膺窗穴配伍按摩，可治療心悸；將膻中穴與膺窗穴配伍按摩，對咳喘有很好的療效。

17・乳中

【功效與主治】乳中穴屬足陽明胃經，可調氣醒神。多用於治療女性乳汁分泌不足等疾病。

【取穴方法】位於乳頭中央，第四肋間隙。

【按摩方法】用兩手手指指端做環狀運動按壓該穴，力度要適中，但不能針灸。

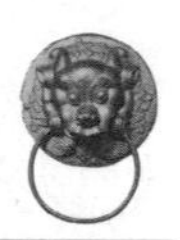

【人體穴位配伍】將膻中與乳中配伍按摩，可治女性乳腺炎、缺乳症；將太沖與乳中配伍按摩，可趕走一切乳房疾病。

18・乳根

【功效與主治】乳根穴屬足陽明胃經，可通乳化淤，宣肺利氣。多用於治療心肌梗死、乳腺炎等疾病。

【取穴方法】乳根穴位於胸部乳頭直下方，乳房的根部，約第五肋間隙，距前正中線4寸處。

【按摩方法】用兩手手指指端做環狀運動，力度要輕，每次3分鐘，每日2次。

【人體穴位配伍】將少澤穴、膻中穴與乳根穴配伍按摩，可治乳癰；將少澤穴、足三里穴與乳根穴配伍按摩，可治乳少。

19・不容

【功效與主治】不容穴屬足陽明胃經，可調中和胃，理氣止痛。多用於治療胃炎、胃下垂等疾病。

【取穴方法】位於上腹部臍上6寸，距前正中線2寸處。

【按摩方法】用兩手手指指端做環狀運動，力度要輕，每次3分鐘，每日2次。

【人體穴位配伍】將中脘穴與不容穴配伍按摩，可治胃病。

20・承滿

【功效與主治】承滿穴屬足陽明胃經，可理氣和胃，降逆止嘔。多用於治療肝炎、痢疾、急慢性胃炎、消化不良。

【取穴方法】在臍上5寸，上脘（任脈）旁開2寸處。

【按摩方法】用雙手對穴位進行環繞按摩、點壓。力度要適中。穴位可灸療。

【人體穴位配伍】將足三里穴與承滿穴配伍按摩，可治胃痛；將內關穴與承滿穴配伍按摩，可治療神經性嘔吐。

21・梁門

【功效與主治】梁門穴屬足陽明胃經，可和胃理氣，健脾調中。多用於治療胃炎、胃潰瘍、胃下垂等疾病。

【取穴方法】位於上腹部，臍上4寸，距前正中線2寸處。

【按摩方法】用兩手手指指端做環狀運動按壓該穴，每次3分鐘，每日2次。

【人體穴位配伍】將梁丘穴、中脘穴、足三里穴與梁門穴配伍按摩，可治胃痛。

22・關門

【功效與主治】關門穴屬足陽明胃經，可調理腸胃，利水消腫。多用於治療胃炎、腸炎、腹水、遺尿、水腫。

【取穴方法】在臍上3寸，建里穴（任脈）旁開2寸處。

【按摩方法】用雙手對穴位進行按壓，環繞按摩即可。每次3分鐘，每日2次。

【人體穴位配伍】將足三里穴、水分穴與關門穴配伍按摩，可治腸鳴、腹瀉。

23・太乙

【功效與主治】太乙穴屬足陽明胃經，可滌痰開竅，鎮驚安神。多用於治療消化不良、腸鳴、癲癇、精神病症狀。

【取穴方法】在臍上2寸，下脘穴（任脈）旁開2寸處。

【按摩方法】用雙手對穴位進行環揉按摩，力度要適中。

【人體穴位配伍】將中脘穴與太乙穴配伍按摩，對胃痛有很好的緩解作用。

24・滑肉門

【功效與主治】滑肉門屬足陽明胃經，可鎮驚安神，清心開竅。多用於治療腹瀉、便秘、胃下垂等疾病。

【取穴方法】位於上腹部，臍上1寸，距前正中線2寸處。

【按摩方法】用兩手手指指端按、揉拿該穴，每次3分鐘，每日2次。

【人體穴位配伍】將足三里穴與滑肉門穴配伍按摩，可治胃痛。

25・天樞

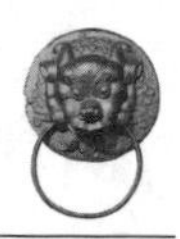

【功效與主治】天樞穴屬足陽明胃經，可調中和胃，理氣健脾。多用於治療腹瀉、感冒、中暑、經痛、闌尾炎等疾病。

【取穴方法】位於腹部臍中旁開2寸處。

【按摩方法】用兩手手指指端自內向外按壓該穴，注意力度要輕，每次3分鐘，每日2次。

【人體穴位配伍】將上巨虛穴，下巨虛穴與天樞穴配伍按摩，治便秘、泄瀉；將三陰交穴與天樞穴配伍按摩，治療肚臍周圍腹痛。

26・外陵

【功效與主治】外陵穴屬足陽明胃經，可和胃化濕，理氣止痛。多用於治療胃炎，腸炎，腸痙攣，闌尾炎症狀。

【取穴方法】在天樞下1寸，三陰交穴（任脈）旁開2寸處。

【按摩方法】用雙手對穴位進行按壓、推拿按摩。每次3分鐘，每日2次。

【人體穴位配伍】將子宮、三陰交穴與外陵穴配伍按摩，可治經痛。

27・大巨

【功效與主治】大巨穴屬足陽明胃經，可調腸胃，固腎氣。多用於治療糖尿病、高血壓、腸炎、腎炎、膀胱炎等疾病。

【取穴方法】位於下腹部，臍下2寸，距前正中線2寸處。

【按摩方法】用兩手手指指端按壓該穴，每次3分鐘，每日2次。

【人體穴位配伍】將中極穴、次髎穴與大巨穴配伍按摩，可治小便不利。

28・水道

【功效與主治】水道穴屬足陽明胃經，可利水消腫，調經止痛。多用於治療膀胱炎、尿道炎、糖尿病等。

【取穴方法】位於下腹部，臍下3寸，距前正中線2寸處。

【按摩方法】用兩手手指指端自內向外按壓該穴，每次3分鐘，每日2次。

【人體穴位配伍】將三陰交穴、中極穴與水道穴配伍按摩，可治經痛、不孕。

29・歸來

【功效與主治】歸來穴屬足陽明胃經，可活血化淤，調經止痛。多用於治療月經失調、經痛、子宮內膜炎、陰莖痛等男女生殖器官疾病。

【取穴方法】在水道下1寸，中極穴（任脈）旁開2寸處。

【按摩方法】用雙手對該穴位進行按摩、推搓。力度要適中。

【人體穴位配伍】將大敦穴與歸來穴配伍按摩，治疝氣；將三陰交穴、中極穴與歸來穴配伍按摩，治月經失調。

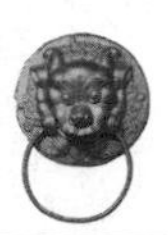

30・氣沖

【功效與主治】氣沖穴屬足陽明胃經，可調經血，舒宗筋，理氣止痛。多用於治療膀胱炎、尿道炎、卵巢炎、子宮內膜炎、遺精、不孕等疾病。

【取穴方法】位於腹股溝稍上方，臍下5寸，距前正中線2寸處。

【按摩方法】用兩手手指指端自內向外按壓該穴，每次3分鐘，每日2次。

【人體穴位配伍】將氣海穴與氣沖穴配伍按摩，可治腸鳴腹痛。

31・髀關

【功效與主治】髀關穴屬足陽明胃經，可強腰膝，通經絡。多用於治療下肢痲痹疼痛、膝關節痛、重症肌無力、腹股溝淋巴結炎。

【取穴方法】在髂前上棘與髕底外側端的連線上，當縫匠肌外側凹陷處。

【按摩方法】用雙手對穴位進行彈擊，小力度按摩。

【人體穴位配伍】將伏兔穴與髀關穴配伍按摩，可治痿痹；將委中穴、承扶穴與髀關穴配伍按摩，可緩解腰腿疼痛。

32・伏兔

【功效與主治】伏兔穴屬足陽明胃經，可散寒化濕，疏通經絡。多用於治療腰膝冷痛、膝關節炎等疾病。

【取穴方法】位於膝蓋骨上6寸處。

【按摩方法】用拇指（或中指、食指、無名指三指）垂直按壓該穴，每次5分鐘，每日2次。

【人體穴位配伍】將陰市、足三里、豐隆穴與伏兔穴配伍按摩，可治療下肢麻木；將膝眼穴與伏兔穴配伍按摩，治療膝關節冷痛。

33．陰市

【功效與主治】陰市穴屬足陽明胃經，可溫經散寒，理氣止痛。多用於治療風濕性關節炎、糖尿病、水腫、髕骨軟化症。

【取穴方法】在髕骨外上緣上3寸，當髂前上棘與髕骨外上緣的連線上。

【按摩方法】用雙手對穴位進行點按、搓揑，也可小力度彈擊。

【人體穴位配伍】將足三里穴、陽陵泉穴與陰市穴配伍按摩，可治腿膝痿痹。

34．梁丘

【功效與主治】梁丘穴屬足陽明胃經，可理氣和胃，通經活絡。多用於治療胃酸過多、胃痙攣、腹瀉等疾病。

【取穴方法】位於膝蓋骨上2寸處。

【按摩方法】用兩手手指指腹端按壓，力度可稍大些，每次5分鐘，每日2次。

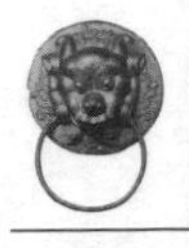

【人體穴位配伍】將足三里穴、中脘穴與梁丘穴配伍按摩，可治胃痛。

35・犢鼻

【功效與主治】犢鼻穴屬足陽明胃經，可通經活絡，消腫止痛。多用於治療關節炎、水腫等疾病。

【取穴方法】位於膝蓋骨正下方凹陷處，左右腿各一穴。

【按摩方法】用兩手手指指腹端垂直按壓，力度可稍大些，每次大約5分鐘，每日2次。

【人體穴位配伍】將陽陵泉穴、足三里穴與犢鼻穴配伍按摩，可治膝痛。

36・足三里

【功效與主治】足三里穴屬足陽明胃經，可健脾和胃，扶正培元，通經活絡。多用於治療高血壓、失眠、憂鬱症等疾病。

【取穴方法】位於小腿前側，外膝眼下3寸處。

【按摩方法】用兩手手指指腹端垂直按壓該穴，力度可稍大些，或用手掌握住腿部，用大拇指按壓該穴，每次5分鐘，每日2次。

【人體穴位配伍】將氣海穴與足三里穴配伍按摩，可治腹脹；將陽陵泉穴、懸鐘穴與足三里穴配伍按摩，可治下肢痹痛。

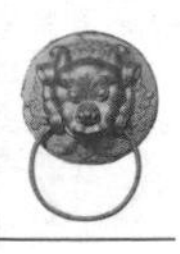

37・上巨虛

【功效與主治】上巨虛穴屬足陽明胃經，可調和腸胃，通經活絡。多用於治療消化不良、胃痙攣，以及下肢水腫等疾病。

【取穴方法】位於足三里下3寸處，距脛骨前緣一橫指處。

【按摩方法】用兩手手指指腹端垂直按壓，力度可稍大些，每次大約5分鐘，每日2次。

【人體穴位配伍】將足三里穴、氣海穴與上巨虛穴配伍按摩，可治便秘、泄瀉。

38・條口

【功效與主治】條口穴屬足陽明胃經，可舒筋活絡，理氣和中。多用於治療腿部腫痛、下肢麻痹等疾病。

【取穴方法】位於小腿的前外側，上巨虛下2寸處。

【按摩方法】用兩手手指指腹端垂直按壓，力度可稍大些，每次大約5分鐘，每日2次。

【人體穴位配伍】將肩髃穴、肩髎穴與條口穴配伍按摩，可治肩臂痛。

39・下巨虛

【功效與主治】下巨虛穴屬足陽明胃經，可調腸胃，通經絡，安神志。多用於治療急性腸炎、腹瀉等疾病。

【取穴方法】位於上巨虛下3寸，距脛骨前緣一橫指處。

【按摩方法】用兩手手指指腹端垂直按壓，力度可稍大些，每次大約5分鐘，每日2次。

【人體穴位配伍】將天樞穴、氣海穴與下巨虛穴配伍按摩，可治腹痛。

40・豐隆

【功效與主治】豐隆穴屬足陽明胃經，可健脾化痰，和胃降逆。多用於治療咽喉腫痛、下肢痲痹、癲癇等疾病。

【取穴方法】位於小腿的前外側，條口穴外1寸處。

【按摩方法】用兩手的食指、中指、和無名指指腹端垂直按壓該穴，力度可稍大些，每次5分鐘，每日2次。

【人體穴位配伍】將膻中穴、肺俞穴與豐隆穴配伍按摩，可治痰多咳嗽。

41・解溪

【功效與主治】解溪穴屬足陽明胃經，可舒筋活絡，清胃降逆，健脾化濕，鎮驚安神。多用於治療便秘、關節炎、癲狂等疾病。

【取穴方法】位於小腿與足背交界處的橫紋中央凹陷處。

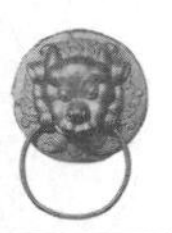

【按摩方法】用兩手手指指腹端垂直按壓，力度可稍大些，每次大約5分鐘，每日2次。

【人體穴位配伍】將陽陵泉穴、懸鐘穴與解溪穴配伍按摩，可治下肢痿痹。

42・沖陽

【功效與主治】沖陽穴屬足陽明胃經，可和胃化痰，通絡寧神。多用於治療食欲不振、腹瀉、坐骨神經痛等疾病。

【取穴方法】沖陽穴位於足背的最高處，腳拇指與第二趾結合處的連接線上，足背動脈的搏動處，左右各一。

【按摩方法】按摩時，用雙手手指指腹端垂直用力按壓該穴，力度可以稍大些，每次5分鐘，每日2次。

【人體穴位配伍】將大椎穴、豐隆穴與沖陽穴配伍按摩，可治癲狂。

43・陷谷

【功效與主治】陷骨穴屬足陽明胃經，可清熱解表，和胃行水，理氣止痛。多用於治療下肢癱瘓、胃炎、腸炎、結膜炎疾病。

【取穴方法】正坐垂足或仰臥位，在第二、第三蹠趾關節後方，第二、第三蹠骨結合部之前的凹陷中。

【按摩方法】用雙手對穴位進行按壓，揉推。要有力度。

【人體穴位配伍】將合谷、列缺穴與陷谷穴配伍按摩，可治療高燒無汗。

44・內庭

【功效與主治】內庭穴屬足陽明胃經，可清胃瀉火，理氣止痛。多用於治療消化不良、胃腸虛弱等疾病。

【取穴方法】內庭穴位於足背，第二、第三趾間，趾蹼緣後方赤白肉交際之處，左右各一。

【按摩方法】將拇指彎曲，用指腹端垂直用力按壓該穴，力度可適當加大，每次5分鐘，每日2次。

【人體穴位配伍】將足三里穴與內庭穴配伍按摩，治療胃痛；將環跳與內庭穴配伍按摩，可治療下肢疼痛。

45・厲兌

【功效與主治】厲兌穴屬足陽明胃經，可清熱和胃，蘇厥醒神，通經活絡。多用於治療食欲不振、腹水、黃疸、糖尿病、面部神經痲痹、扁桃體炎等疾病。

【取穴方法】厲兌穴位於足第二趾末節外側，距趾甲角0.1寸處，左右各一。

【按摩方法】用拇指和食指捏住足第二趾末節兩側，用力按壓該穴，每次5分鐘，每日2次。

【人體穴位配伍】將人迎穴、水突穴與厲兌穴配伍按摩，可治療喉痛；將大敦穴與厲兌穴配伍按摩，可治療昏睡不醒。

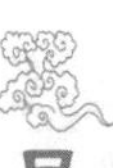

足太陽膀胱經穴（67穴）

1・睛明

【功效與主治】睛明穴屬足太陽膀胱經，可泄熱明目，袪風通絡。多用於治療視神經炎、視神經萎縮、散光，以及坐骨神經痛、功能性遺尿等疾病。

【取穴方法】位於目內眥角上方的凹陷之處。

【按摩方法】用一手的大拇指和食指指端按、揉、推、捏該穴，一日可多次，每次2分鐘。

【人體穴位配伍】將球後穴、光明穴與睛明穴配伍按摩可治視目不明。

2・攢竹

【功效與主治】攢竹穴屬足太陽膀胱經，可疏經袪風，泄熱明目。多用於治療腰扭傷、呃逆，以及眼部疾病等。

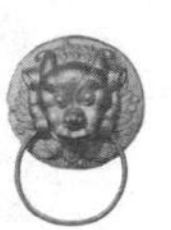

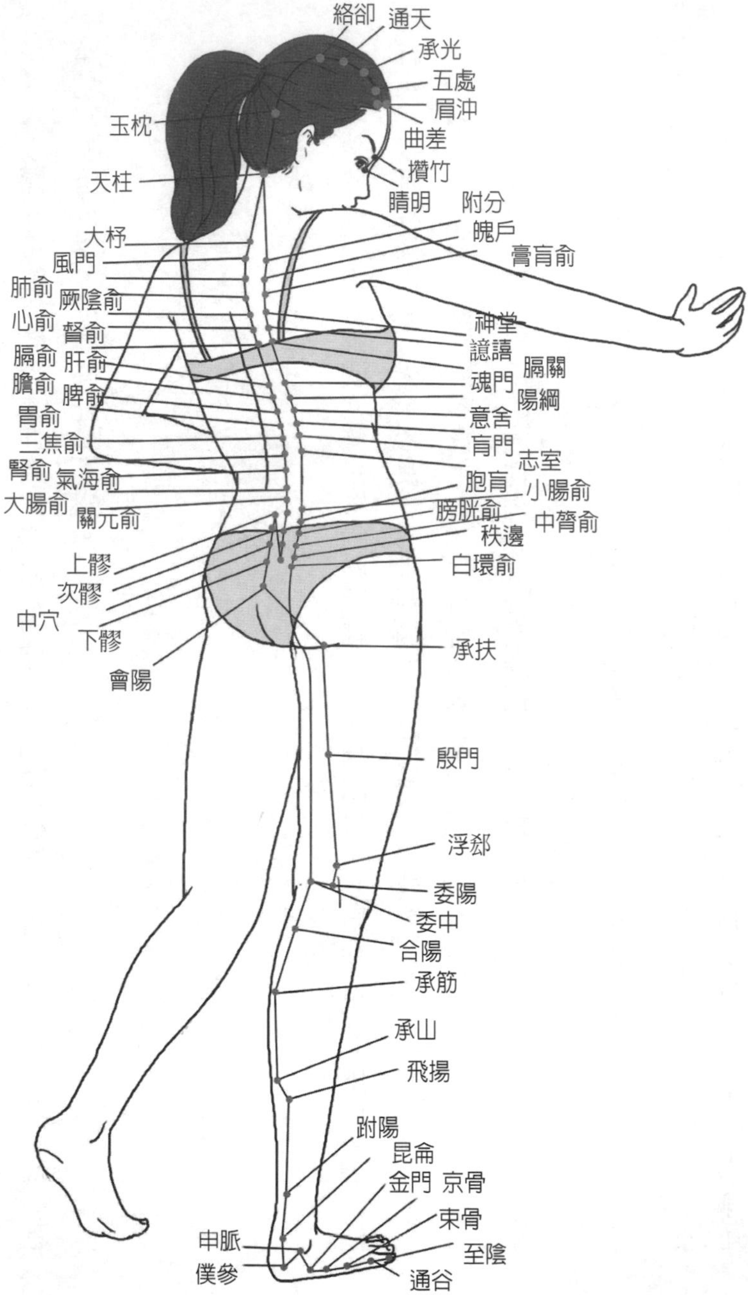

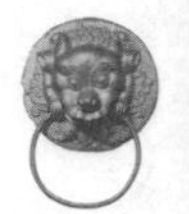

絡卻 通天
承光
五處
眉沖
玉枕
曲差
攢竹
天柱
睛明
附分
魄戶
大杼
膏肓俞
風門
肺俞
厥陰俞
心俞
督俞
神堂
譩譆
膈俞
肝俞
膈關
魂門
膽俞
脾俞
陽綱
胃俞
意舍
三焦俞
肓門
志室
腎俞
氣海俞
胞肓
小腸俞
大腸俞
關元俞
膀胱俞
中膂俞
秩邊
白環俞
上髎
次髎
中穴
下髎
會陽
承扶
殷門
浮郄
委陽
委中
合陽
承筋
承山
飛揚
跗陽
昆侖
金門 京骨
束骨
申脈
至陰
僕參
通谷

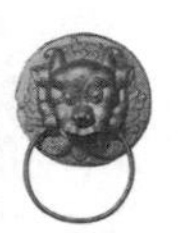

【取穴方法】位於眉毛內側，眼眶上切跡處。

【按摩方法】用雙手手指指腹端自上而下按壓該穴，每次2分鐘，一日可多次。

【人體穴位配伍】將陽白穴與攢竹穴配伍按摩，可治口眼歪斜、眼瞼下垂。

3．眉沖

【功效與主治】眉沖穴屬足太陽膀胱經，可泄熱通竅，消腫止痛。多用於治療頭痛、癲癇、鼻塞等症狀。

【取穴方法】頭部攢竹直上，前髮際0.5寸處。

【按摩方法】用雙手對穴位進行按壓、彈擊。

【人體穴位配伍】將大椎穴與眉沖穴配伍按摩，可治療癲癇；將通天、迎香穴與眉沖穴搭配按摩，可治療鼻塞。

4．曲差

【功效與主治】曲差穴屬足太陽膀胱經，可清熱祛風，通竅明目。多用於治療頭痛、鼻塞、目視不明。

【取穴方法】前髮際正中直上0.5寸，旁開1.5寸處。

【按摩方法】用雙手對穴位進行點按、按壓。每次3分鐘，每日2次。

【人體穴位配伍】將合谷穴與曲差穴配伍按摩，可治頭痛、鼻塞。

5・五處

【功效與主治】五處穴屬足太陽膀胱經，可瀉熱利竅，疏經祛風。多用於治療頭痛、目眩、癲癇。

【按摩方法】用雙手對穴位進行輕度彈擊，也可按壓。

【取穴方法】當前髮際正中直上1寸，旁開1.5寸處。

【人體穴位配伍】將合谷穴、太沖穴與五處穴配伍按摩，可治頭痛、目眩。

6・承光

【功效與主治】承光穴屬足太陽膀胱經，可清熱明目，祛風通竅。多用於治療顏面神經麻痹、頭痛、眩暈、鼻炎、視物模糊不清、內耳眩暈症等。

【取穴方法】在五處穴後1.5寸處。

【按摩方法】用雙手對穴位進行按壓、推拿。力度要適中。

【人體穴位配伍】將風池、合谷、百會穴與承光穴配伍按摩，可治療視物模糊不清；將百會、上星穴與承光穴配伍按摩，可治療發燒。

7・通天

【功效與主治】通天穴屬足太陽膀胱經，可清熱祛風，通利鼻竅。多用於治療氣管炎、三叉神經痛等疾病。

【取穴方法】位於前髮際正中向上3寸，旁開1.5寸處。

【按摩方法】用兩手手指指腹端按壓該穴，做環狀運動。每次3分鐘，每日2次。

【人體穴位配伍】將迎香穴、合谷穴與通天穴配伍按摩，可治鼻疾。

8・絡卻

【功效與主治】絡卻穴屬足太陽膀胱經，可清熱安神，平肝熄風。多用於治療頭痛，眩暈，枕肌和斜方肌痙攣。

【取穴方法】在通天穴後1.5寸，距督脈1.5寸處。

【按摩方法】用雙手對穴位進行輕拍，按壓。

【人體穴位配伍】將風池穴與絡卻穴配伍按摩，可治頭暈。

9・玉枕

【功效與主治】玉枕穴屬足太陽膀胱經，可清熱明目，通經活絡。多用於治療枕神經痛、視神經炎、鼻炎。

【取穴方法】腦戶（督脈）旁開1.3寸，當枕外粗隆上緣之外側處。

【按摩方法】用雙手對穴位進行點按，環繞穴位按摩。

【人體穴位配伍】將大椎穴與玉枕穴配伍按摩，治頭項痛。

10・天柱

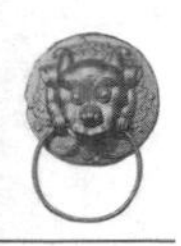

【功效與主治】天柱穴屬足太陽膀胱經，可清頭明目，強筋骨。多用於治療神經衰弱、咽喉炎、記憶力減退、高血壓等疾病。

【取穴方法】位於項部斜方肌外緣之後髮際凹陷處，約後髮際正中旁開1寸處。

【按摩方法】用兩手手指指腹端自上而下或自下而上按壓該穴，每次2分鐘即可。

【人體穴位配伍】將大椎穴與天柱穴配伍按摩，可治頭痛項強。

11．大杼

【功效與主治】大杼穴屬足太陽膀胱經，可以強筋骨，清熱邪。大多用於治療頸椎病痛。

【取穴方法】位於背部第一胸椎棘突下旁開1.5寸處。

【按摩方法】取臥位，按摩者以兩手手指指腹端按、揉壓該穴，每次2分鐘。

【人體穴位配伍】將膻中、豐隆穴與大杼穴配伍按摩，可治療哮喘。

12．風門

【功效與主治】風門穴屬足太陽膀胱經，可宣肺解表，益氣固表。多用於治療感冒、肺炎、百日咳、支氣管炎、蕁麻疹等疾病。

【取穴方法】位於背部第二胸椎棘突下旁開1.5寸處。

【按摩方法】取臥位，按摩者以雙手手指指腹端按、揉壓該穴，每次2分鐘。

【人體穴位配伍】將肺俞穴、厥陰俞穴與風門穴配伍按摩，治療頭項強痛、背痛。

13・肺俞

【功效與主治】肺俞穴屬足太陽膀胱經，可疏經祛風，理氣止咳。多用於治療支氣管哮喘、肺炎、心內膜炎、腎炎、風濕性關節炎。

【取穴方法】在第三胸椎棘突下，身柱（督脈）旁開1.5寸處。

【按摩方法】用雙手對穴位進行點按、按壓。力度要適中。

【人體穴位配伍】將風門穴與肺俞穴配伍按摩，可治咳嗽喘；將合谷穴、迎香穴與肺俞穴同按，可治鼻疾。

14・厥陰俞

【功效與主治】厥陰俞穴屬足太陽膀胱經，可寬胸理氣，活血止痛。多用於治療心絞痛、心肌炎、心悸失眠。

【取穴方法】在第四胸椎棘突下，旁開1.5寸處。

【按摩方法】用雙手對穴位進行揉搓。力度要適中。每次3分鐘，每日2次。

【人體穴位配伍】將內關穴與厥陰俞穴配伍按摩，可治心痛、心悸。

15・心俞

【功效與主治】心俞穴屬足太陽膀胱經，可寬胸理氣，通絡安神。多用於治療失

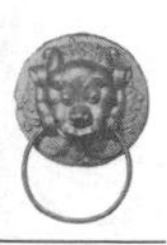

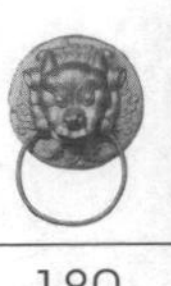

眠，神經衰弱、冠心病、癲癇、小兒心氣不足。

【取穴方法】在第五胸椎棘突下，神道（督脈）穴旁開1.5寸處。

【按摩方法】用雙手對穴位進行揉搓、推滾。力度要適中。

【人體穴位配伍】將巨闕穴、內關穴與心俞穴配伍按摩，可治心痛、驚悸；將內關穴、神門穴與心俞穴配伍按摩，可治失眠、健忘。

16・督俞

【功效與主治】督俞穴屬足太陽膀胱經，可理氣止痛，強心通脈。多用於治療冠心病、心絞痛、膈肌痙攣、乳腺炎、皮膚瘙癢、銀屑病等等。

【取穴方法】在第六胸椎棘突下，靈台（督脈）穴旁開1.5寸處。

【按摩方法】用雙手對穴位進行揉搓、推滾。力度要適中。

【人體穴位配伍】將內關穴與督俞穴配伍按摩，可治心痛、胸悶。

17・膈俞

【功效與主治】膈俞穴屬足太陽膀胱經，可理氣寬胸，活血通脈。多用於治療神經性嘔吐、胃炎、哮喘、支氣管炎。

【取穴方法】在第七胸椎棘突下，至陽（督脈）穴旁開1.5寸處。

【按摩方法】用雙手對穴位進行揉搓、推滾。力度要適中。

【人體穴位配伍】將足三里、血海穴、膏肓穴與膈俞穴配伍按摩，治貧血。

18・肝俞

【功效與主治】肝俞穴屬足太陽膀胱經，可疏肝利膽，理氣明目。多用於治療急慢性肝炎、偏頭痛、神經衰弱。

【取穴方法】在第九胸椎棘突下，筋縮（督脈）穴旁開1.5寸處。

【按摩方法】用雙手對穴位進行按壓、推搓。力度要適中。

【人體穴位配伍】將支溝穴、陽陵泉穴與肝俞穴配伍按摩，可治脅痛。

19・膽俞

【功效與主治】膽俞穴屬足太陽膀胱經，可疏肝利膽，清熱化濕。多用於治療膽囊炎、肝炎、胃炎、背痛。

【取穴方法】在第十胸椎棘突下，中樞（督脈）穴旁開1.5寸處。

【按摩方法】用雙手對穴位進行點按、拍擊。力度要適中。

【人體穴位配伍】將陽陵泉穴、太沖穴與膽俞穴配伍按摩，可治療膽道疾病。

20・脾俞

【功效與主治】脾俞穴屬足太陽膀胱經，可健脾和胃，利濕升清。多用於治療消化不良、腸炎、痢疾、糖尿病、腎炎、小兒夜盲、蕁麻疹等。

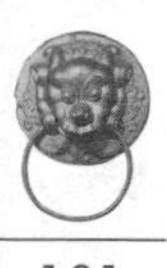

【取穴方法】在第十一胸椎棘突下，脊中（督脈）穴旁開1.5寸處。

【按摩方法】用雙手對穴位進行按摩、推搓、按壓。力度要適中。

【人體穴位配伍】將足三里穴與脾俞穴配伍按摩，可治肛脫、便秘。

21・胃俞

【功效與主治】胃俞穴屬足太陽膀胱經，可和胃健脾，理中降逆。多用於治療胃炎，胃痙攣、肝炎、腮腺炎、腸炎。

【取穴方法】在第十二胸椎棘突下，督脈旁開1.5寸處。

【按摩方法】用雙手對穴位進行按摩、推搓、按壓。每次3分鐘，每日2次。

【人體穴位配伍】將中脘穴、梁丘穴與胃俞穴配伍按摩，可治胃痛。

22・三焦俞

【功效與主治】三焦俞穴屬足太陽膀胱經，可調理三焦，利水強腰。多用於治療胃炎、腎炎、尿瀦留、遺精。

【取穴方法】第一腰椎棘突下，懸樞（督脈）穴旁開1.5寸處。

【按摩方法】用雙手對穴位進行按壓、環繞按摩。

【人體穴位配伍】將氣海穴、足三里穴與三焦俞穴配伍按摩，可治腸鳴、腹脹。

23・腎俞

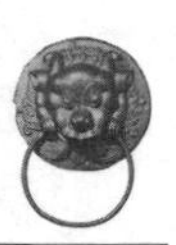

【功效與主治】腎俞穴屬足太陽膀胱經，可益腎助陽，強腰利水。多用於治療尿路感染、陽痿、早洩、遺精、膀胱肌麻痹及痙攣。

【取穴方法】在第二腰椎棘突下，命門（督脈）穴旁開1.5寸處。

【按摩方法】用雙手對穴位進行按壓、力度要適中。每次3分鐘，每日2次。

【人體穴位配伍】將太溪穴、三陰交穴與腎俞穴配伍按摩，可治月經失調。

24・氣海俞

【功效與主治】氣海俞穴屬足太陽膀胱經，可以理氣血，健腰脊。多用於治療坐骨神經痛、痛經、下肢癱瘓、月經失調、遺精、陽痿。

【取穴方法】第三腰椎棘突下，督脈旁開1.5寸處。

【按摩方法】用雙手對穴位進行按壓、滾捏。力度要適中。

【人體穴位配伍】將足三里穴、天樞穴與氣海穴配伍按摩，可治腹脹、腸鳴。

25・大腸俞

【功效與主治】大腸俞穴屬足太陽膀胱經，可降氣逆，調和腸胃。多用於治療腸炎、痢疾、便秘、闌尾炎。

【取穴方法】在第四腰椎棘突下，腰陽關（督脈）穴旁開1.5寸處。

【按摩方法】用雙手對穴位進行點按、揉搓按摩。

【人體穴位配伍】將氣海穴、足三里穴、支溝穴與大腸穴配伍按摩，可治便秘。

26・關元俞

【功效與主治】關元俞穴屬足太陽膀胱經，可培補元氣，調理下焦。多用於治療慢性腸炎、痢疾、膀胱炎、慢性盆腔炎、經痛。

【取穴方法】在第五腰椎棘突下，督脈旁開1.5寸處。

【按摩方法】用雙手對穴位進行按壓、捏按。每次3分鐘，每日2次。

【人體穴位配伍】將氣海穴與關元俞穴配伍按摩，可治腹脹。

27・小腸俞

【功效與主治】小腸俞穴屬足太陽膀胱經，可通調二便，清熱利濕。多用於治療腸炎、痢疾、遺精、盆腔炎、子宮內膜炎。

【取穴方法】平第一骶後孔，督脈旁1.5寸處。

【按摩方法】用雙手對穴位進行輕力彈擊，按壓。

【人體穴位配伍】將天樞穴、足三里穴、上巨虛穴、關元穴與小腸穴配伍按摩，可治腹脹、痢疾、便秘。

28・膀胱俞

【功效與主治】膀胱俞穴屬足太陽膀胱經，可清熱利濕，通經活絡。多用於治療腸炎、便秘、膀胱炎、遺尿。

【取穴方法】平第二骶後孔，當髂後上棘突內緣下與骶骨間的凹陷處。

【按摩方法】用雙手對穴位進行按壓，環繞按摩穴位。每次3分鐘，每日2次。

【人體穴位配伍】將腎俞穴與膀胱俞穴配伍按摩，可治小便不利。

29．中膂俞

【功效與主治】中膂俞穴屬足太陽膀胱經，可益腎溫陽，調理下焦。多用於治療坐骨神經痛、腹膜炎、腸炎、腳氣病。

【取穴方法】平第三骶後孔，督脈旁1.5寸處。

【按摩方法】用雙手對穴位進行輕彈，按壓刺激穴位。力度要適中。

【人體穴位配伍】將大敦穴與中膂俞穴配伍按摩，可治疝氣。

30．白環俞

【功效與主治】白環俞穴屬足太陽膀胱經，可益腎固精，調理經帶。多用於治療坐骨神經痛、子宮內膜炎、肛門諸肌痙攣。

【取穴方法】平第四骶後孔，督脈旁開1.5寸處。

【按摩方法】用雙手對穴位進行環繞按摩，力度要適中。每次3分鐘，每日2次。

【人體穴位配伍】將三陰交、腎俞與白環俞穴配伍按摩，可治遺尿、月經失調。

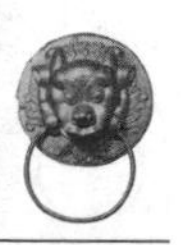

31・上髎

【功效與主治】上髎穴屬足太陽膀胱經，可調理下焦，通經活絡。多用於治療月經失調、子宮脫垂、子宮內膜炎、腰痛、外陰濕疹、痔瘡、睪丸炎等疾病。

【取穴方法】在第一骶後孔處。

【按摩方法】用雙手對穴位進行輕揉按摩。每日2次，每次2分鐘。

【人體穴位配伍】將三陰交穴、中極穴與上髎穴配伍按摩，可治小便不利。

32・次髎

【功效與主治】次髎穴屬足太陽膀胱經，可補益下焦，強腰利濕。多用於治療痛經、白帶、月經失調、腹瀉、下肢痲木。

【取穴方法】在第二骶後孔處。

【按摩方法】用雙手對穴位進行輕揉按摩。每日2次，每次2分鐘。

【人體穴位配伍】將血海穴與次髎穴配伍按摩，可治痛經。

33・中髎

【功效與主治】中髎穴屬足太陽膀胱經，可補益下焦，強腰利濕。多用於治療痛經、白帶、月經失調、尿急、尿痛。

【取穴方法】在第三骶後孔處。

【按摩方法】用雙手對穴位進行輕揉按摩。每日2次，每次2分鐘。

【人體穴位配伍】將足三里穴與中髎穴配伍按摩，可治便秘。

34・下髎

【功效與主治】下髎穴屬足太陽膀胱經，可補益下焦，強腰利濕。多用於治療小腹痛、尿急、尿痛、便秘、腸鳴、盆腔炎等症狀。

【取穴方法】在第四骶後孔處。

【按摩方法】用雙手對穴位進行輕揉按摩。每日2次，每次2分鐘。

【人體穴位配伍】將氣海穴與下髎穴配伍按摩，可治腹痛。

35・會陽

【功效與主治】會陽穴屬足太陽膀胱經，可清熱利濕，益腎固帶。多用於治療前列腺炎、陽痿、外陰濕疹、陰部瘙癢、腸出血、痔瘡。

【取穴方法】尾骨下端兩旁，督脈旁開0.5寸處。

【按摩方法】用雙手對穴位進行按壓、揉搓。力度要適中。

【人體穴位配伍】將承山穴與會陽穴配伍按摩可治痔瘡。

36・承扶

【功效與主治】承扶穴屬足太陽膀胱經，可通便消痔，舒筋活絡。多用於治療便

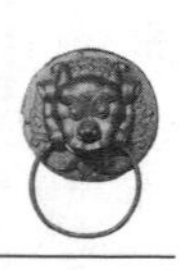

秘、痔瘡、坐骨神經痛、下肢癱瘓。

【取穴方法】在臀横紋正中處。

【按摩方法】用雙手對穴位進行按壓，繞圈按摩。每次3分鐘，每日2次。

【人體穴位配伍】將曲池穴與承扶穴配伍按摩，可治療下肢癱瘓；將殷門穴與承扶穴配伍按摩，可治療臀部疼痛。

37・殷門

【功效與主治】殷門穴屬足太陽膀胱經，可舒筋通絡，強腰膝。多用於治療下肢痳痹、小兒痳痹症後遺症等。

【取穴方法】位於大腿後面，承扶穴下6寸處。

【按摩方法】用手指指腹端按壓該穴，力度可稍大，每次4分鐘，每日2次。

【人體穴位配伍】將大腸俞穴與殷門穴配伍按摩，可治腰痛。

38・浮郄

【功效與主治】浮郄穴屬足太陽膀胱經，可舒筋通絡。多用於治療膀胱炎，急性胃腸炎、便秘。

【取穴方法】在膕窩上方，股二頭肌腱內側，委陽穴上1寸處。

【按摩方法】用雙手對穴位進行輕彈，按壓，力度要適中。

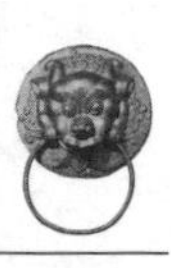

【人體穴位配伍】將承山穴與浮郄穴配伍按摩，可治下肢痿痹。

39・委陽

【功效與主治】委陽穴屬足太陽膀胱經，可舒筋通絡。多用於治療腎炎、膀胱炎、腰背肌痙攣等。

【取穴方法】位於委中穴外開1.5寸處。

【按摩方法】用手指指腹端按壓該穴，力度可稍大些，每次4分鐘，每日2次。

【人體穴位配伍】將三焦俞穴、腎俞穴與委陽穴配伍按摩，可治小便不利。

40・委中

【功效與主治】委中穴屬足太陽膀胱經，可舒筋活絡，泄熱清暑，涼血解毒。多用於治療腸炎、痔瘡、濕疹、坐骨神經痛、中風後遺症等。

【取穴方法】位於膝蓋後方橫紋中點處。

【按摩方法】用手指指腹端按壓該穴，力度可稍大些，每次4分鐘，每日2次。

【人體穴位配伍】將中極穴與委中穴配伍按摩，可治療浮腫；將腎俞、大腸俞穴與委中穴配伍按摩，可治療腰痛。

41・附分

【功效與主治】附分穴屬足太陽膀胱經，可舒筋活絡，疏風散邪。多用於治療頸椎病，肋間神經痛、神經麻痹。

【取穴方法】平第二胸椎棘突下，督脈旁開3寸處。

【按摩方法】用雙手對穴位進行按壓，繞圈按摩。每次3分鐘，每日2次。

【人體穴位配伍】將大杼穴、風門穴與附分穴配伍按摩，治療肩背拘急、頸項強痛不能回顧。

42・魄戶

【功效與主治】魄戶穴屬足太陽膀胱經，可理氣降逆，舒筋活絡。多用於治療支氣管炎、哮喘、肩背上臂部疼痛或麻木。

【取穴方法】平第三胸椎棘突下，身柱（督脈）穴旁開3寸處。

【按摩方法】用雙手對穴位進行按壓、揉搓。力度要適中。

【人體穴位配伍】將天突穴、膻中穴與魄戶穴配伍按摩，可治喘咳。

43・膏肓俞

【功效與主治】膏肓俞穴屬足太陽膀胱經，可補虛益損，調理肺氣。多用於治療支氣管炎、哮喘、陽痿、乳腺炎、貧血。

【取穴方法】兩手抱肘，平第四胸椎棘突下，督脈旁開3寸處。

【按摩方法】用雙手對穴位進行按壓、揉搓按摩。力度要適中。

【人體穴位配伍】將百勞穴與膏肓俞配伍按摩，可治療肺結核；將肺俞穴、尺澤穴與膏肓俞配伍按摩，可緩解咳嗽的症狀。

44・神堂

【功效與主治】神堂穴屬足太陽膀胱經，可寬胸理氣，寧心安神。多用於治療神經衰弱、精神分裂症、心臟病等。

【取穴方法】位於背部第五胸椎棘突下旁開3寸處。

【按摩方法】取臥位，按摩者以兩手手指指腹端按、揉壓該穴，每次2分鐘。按摩者一定要集中思想，以免用力較重加重患者心臟的負擔。每次2分鐘，每日2次。

【人體穴位配伍】將膻中穴與神堂穴配伍按摩，可治胸悶。

45・譩譆

【功效與主治】譩譆穴屬於足太陽膀胱經，可宣肺理氣，通絡止痛。多用於治療肋間神經痛、腋神經痛、哮喘、瘧疾。

【取穴方法】平第六胸椎棘突下，靈台（督脈）穴旁開3寸處。

【按摩方法】用雙手對穴位進行點按、推拿。力度要適中。

【人體穴位配伍】將大椎穴、肩外俞穴與穴配伍按摩，可治肩背痛。

46・膈關

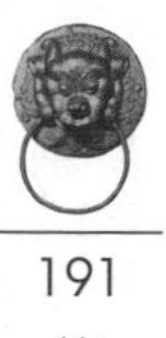

【功效與主治】膈關穴屬於足太陽膀胱經，可寬胸理氣，和胃降逆。多用於治療肋間神經痛、胃出血等疾病。

【取穴方法】位於背部第七胸椎棘突下旁開3寸處。

【按摩方法】取臥位，按摩者以兩手手指指腹端按、揉壓該穴，每次2分鐘。

【人體穴位配伍】將內關穴與膈關穴配伍按摩，可治噯氣。

47・魂門

【功效與主治】魂門穴屬於足太陽膀胱經，可疏肝理氣，降逆和胃。多用於治療肝炎、膽囊炎、胃炎、神經症、癔病。

【取穴方法】平第九胸椎棘突下，筋縮（督脈）穴旁開3寸處。

【按摩方法】用雙手對穴位進行推拿，繞環按摩。每次2分鐘，每日2次。

【人體穴位配伍】將陽陵泉穴、支溝穴與魂門穴配伍按摩，可治胸肋痛。

48・陽綱

【功效與主治】陽綱穴屬於足太陽膀胱經，可疏肝利膽，健脾和中。多用於治療消化不良、胃痙攣、肌肉風濕病、消渴、黃疸等疾病。

【取穴方法】平第十胸椎棘突下，中樞（督脈）旁開3寸處。

【按摩方法】用雙手對穴位進行按壓、環繞按摩。每次3分鐘，每日2次。

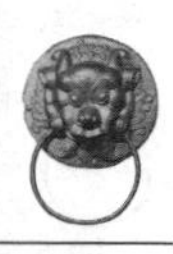

【人體穴位配伍】將氣海穴與陽綱穴配伍按摩，可治腹脹。

49・意舍

【功效與主治】意舍穴屬於足太陽膀胱經，可健脾和胃，利膽化濕。多用於治療消化不良、腸炎、糖尿病、進行性肌營養不良。

【取穴方法】平第十一胸椎棘突下，脊中（督脈）旁開3寸處。

【按摩方法】用雙手對穴位進行按壓，推拿，環繞按摩。力度要適中。每次2分鐘，每日2次。

【人體穴位配伍】將脾俞穴、胃俞穴與意舍穴配伍按摩，可治腹脹。

50・胃倉

【功效與主治】胃倉穴屬於足太陽膀胱經，可和胃健脾，消食導滯。多用於治療胃痙攣、胃潰瘍、腸炎。

【取穴方法】平第十二胸椎棘突下，督脈旁開3寸處。

【按摩方法】用雙手對穴位進行按摩，推拿。力度要適中。

【人體穴位配伍】將足三里穴與胃倉穴配伍按摩，可治胃痛。

51・肓門

【功效與主治】肓門穴屬於足太陽膀胱經，可理氣和胃，清熱消腫。多用於治療胃痙攣、胃炎、便秘。

【取穴方法】平第一腰椎棘突下，懸樞（督脈）穴旁開3寸處。

【按摩方法】用雙手對穴位進行按壓，掐捏。每次2分鐘，每日2次。

【人體穴位配伍】將氣海穴、天樞穴與胃倉穴配伍按摩，可治便秘。

52・志室

【功效與主治】志室穴屬於足太陽膀胱經，可益腎固精，清熱利濕，強壯腰膝。多用於治療遺精、陽痿、前列腺炎、腎炎、腎絞痛。

【取穴方法】平第二腰椎棘突下，命門（督脈）穴旁開3寸處。

【按摩方法】用雙手對穴位進行按壓、推捏、環繞按摩。每次3分鐘，每日2次。

【人體穴位配伍】將中極穴、足三里穴與志室穴配伍按摩，可治療泌尿系感染。

53・胞肓

【功效與主治】胞肓穴屬於足太陽膀胱經，可補腎強腰，通利二便。多用於治療膀胱炎、尿道炎、腹脹、腸鳴。

【取穴方法】平第二骶後孔，督脈旁開3寸處。

【按摩方法】用雙手對穴位進行按壓、揉搓、推拿按摩。

【人體穴位配伍】將委中穴與胞肓穴配伍按摩，可治腰痛。

54・秩邊

【功效與主治】秩邊穴屬於足太陽膀胱經，可舒筋活絡，強壯腰膝，調理下焦。多用於治療膀胱炎、生殖器疾病、痔瘡、下肢麻木、浮腫。

【取穴方法】胞肓直下，在骶管裂孔旁開3寸處。

【按摩方法】用雙手對穴位進行輕彈，按壓，力度要適中。

【人體穴位配伍】將委中穴、大腸俞穴與秩邊穴配伍按摩，可治腰腿疼痛。

55・合陽

【功效與主治】合陽穴屬於足太陽膀胱經，可舒筋通絡，調經止帶，強健腰膝。多用於治療功能性子宮出血、月經失調、前列腺炎、腸出血、疝痛。

【取穴方法】在委中直下2寸，當委中與承山的連線上。

【按摩方法】用雙手對穴位進行按壓，環繞按摩。

【人體穴位配伍】將承山穴、承筋穴與合陽穴配伍按摩，可治療下肢麻木。

56・承筋

【功效與主治】承筋穴屬足太陽膀胱經，可舒筋活絡，強健腰膝，清泄腸熱。多用於治療坐骨神經痛、下肢痲痹、腓腸肌痙攣等。

【取穴方法】位於委中穴下4寸處。

【按摩方法】用手指指腹端按壓該穴，力度可稍大些，每次4分鐘，每日2次。

【人體穴位配伍】將會陽穴與承筋穴配伍按摩，可治療痔瘡；將承山穴與承筋穴配伍按摩，可治療轉筋。

57・承山

【功效與主治】承山穴屬足太陽膀胱經，可理氣止痛，舒筋活絡，消痔。多用於治療坐骨神經痛、下肢癱瘓、腓腸肌痙攣等疾病。

【取穴方法】位於小腿肚下方人字形紋的頂端凹陷處。

【按摩方法】按摩者用手掌握住患者的小腿前部，用手指指腹按壓該穴，力度可稍大，每次4分鐘，每日2次。

【人體穴位配伍】將大腸俞穴與承山穴配伍按摩，可治痔疾。

58・飛揚

【功效與主治】飛揚穴屬足太陽膀胱經，可清熱安神，舒筋活絡。多用於治療腎炎、膀胱炎、風濕性關節炎、腓腸肌痙攣等疾病。

【取穴方法】位於膝關節與踝關節外側連線中點下1寸，在向後1.5寸處。

【按摩方法】用手指指腹端按壓該穴，力度可稍大，每次4分鐘，每日2次。

【人體穴位配伍】將委中穴與飛揚穴配伍按摩，可治腿痛。

59・跗陽

【功效與主治】跗陽穴屬於足太陽膀胱經，可舒筋活絡，退熱散風。多用於治療急性腰扭傷、下肢癱瘓、頭痛等。

【取穴方法】在足外踝後方，昆侖穴直上3寸處。

【按摩方法】用雙手對穴位進行按摩、推拿。力度要適中。

【人體穴位配伍】將風池穴與跗陽穴配伍按摩，可治療眩暈。

60・昆侖

【功效與主治】昆侖穴屬於足太陽膀胱經，可安神清熱，舒筋活絡。多用於治療下肢麻痹、高血壓、坐骨神經痛等疾病。

【取穴方法】昆侖穴位於足部外踝後方，外踝尖與跟腱之間的凹陷處，左右各一。

【按摩方法】按摩時，四指朝上，掌心朝上握住腳後跟腱，拇指屈曲，用指節按、刮該穴。每次3分鐘，每日2次。

【人體穴位配伍】將風池穴與昆侖穴搭配按摩，可治目眩。

61・僕參

【功效與主治】僕參穴屬於足太陽膀胱經，可舒筋活絡，強壯腰膝。多用於治療足跟痛、膝關節炎、下肢癱瘓等疾病。

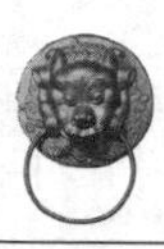

【取穴方法】在外踝後下方，昆侖穴直下，當跟骨凹陷處赤白肉交際處取穴。

【按摩方法】用雙手對穴位進行按壓、掐捏。

【人體穴位配伍】將太溪穴與僕參穴配伍按摩，可治足跟痛。

62・申脈

【功效與主治】申脈穴屬足太陽膀胱經，可清熱安神，利腰膝。多用於治療坐骨神經痛、精神分裂症等疾病。

【取穴方法】申脈穴位於足外側，腳外踝直下方凹陷處，距腳外踝突起處0.5寸，左右各一。

【按摩方法】用手指指腹按壓該穴，每次4分鐘，每日2次。

【人體穴位配伍】將金門穴與申脈穴配伍按摩，可治療頭痛；將後溪穴與申脈穴配伍按摩，可治療頸項強痛。

63・金門

【功效與主治】金門穴屬於足太陽膀胱經，可安神開竅，通經活絡。多用於治療癲癇、小兒驚風、頭痛。

【取穴方法】在申脈穴前下方，當骰骨外側凹陷處。

【按摩方法】用雙手對穴位進行按壓，或用手指輕掐。每次3分鐘，每日2次。

【人體穴位配伍】將申脈穴、手三里穴與金門穴配伍按摩，可治療眩暈。

64・京骨

【功效與主治】京骨穴屬於足太陽膀胱經，可清熱止痙，清頭明目，舒筋利節。多用於治療心肌炎、佝僂病、腦溢血、癲癇等疾病。

【取穴方法】在足跗外側，第五蹠骨粗隆下，赤白肉交際處。

【按摩方法】用雙手對穴位進行點按、推拿。力度要適中。

【人體穴位配伍】將百會、太沖與京骨配伍按摩，可治頭痛。

65・束骨

【功效與主治】束骨屬於足太陽膀胱經，可通經活絡，清頭明目。多用於治療神經性頭痛，頭暈，癲癇，耳聾，眼結膜炎。

【取穴方法】在足跗外側，第五蹠骨小頭後下方，赤白肉交際處。

【按摩方法】用雙手對穴位進行掐按，環繞按摩。力度要適中。

【人體穴位配伍】將飛揚、承筋與束骨配伍按摩，可治療下肢麻木疼痛。

66・通谷

【功效與主治】通穀屬足太陽膀胱經，可清熱安神，清頭明目，利水通溲。多用於治療肺氣腫、哮喘、胃炎、肋間神經痛等疾病。

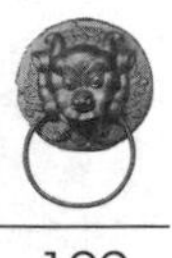

【取穴方法】位於臍上5寸，身體前正中線旁開0.5寸處。

【按摩方法】用兩手手指指腹端做環狀運動按壓該穴，每次2分鐘，每日2次。

【人體穴位配伍】將大椎與通谷配伍按摩，可緩解項強。

67・至陰

【功效與主治】至陰屬足太陽膀胱經，多用於治療神經性頭痛、偏癱、鼻塞、鼻出血等疾病。

【取穴方法】至陰位於足小趾末節外側，距趾甲角0.1寸處，左右各一。

【按摩方法】按摩時，用手指指腹垂直按壓、拿捏該穴，並做環狀運動，要求力度要適中，每次4分鐘，每日2次。

【人體穴位配伍】將太沖、百會與至陰配伍按摩，可有效緩解頭痛。

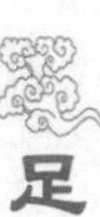

足少陽膽經穴（44穴）

1・瞳子髎

【功效與主治】瞳子髎穴屬足少陽膽經，可平肝熄風，明目退翳。多用於治療近視、角膜炎、三叉神經痛、面神經麻痹等疾病。

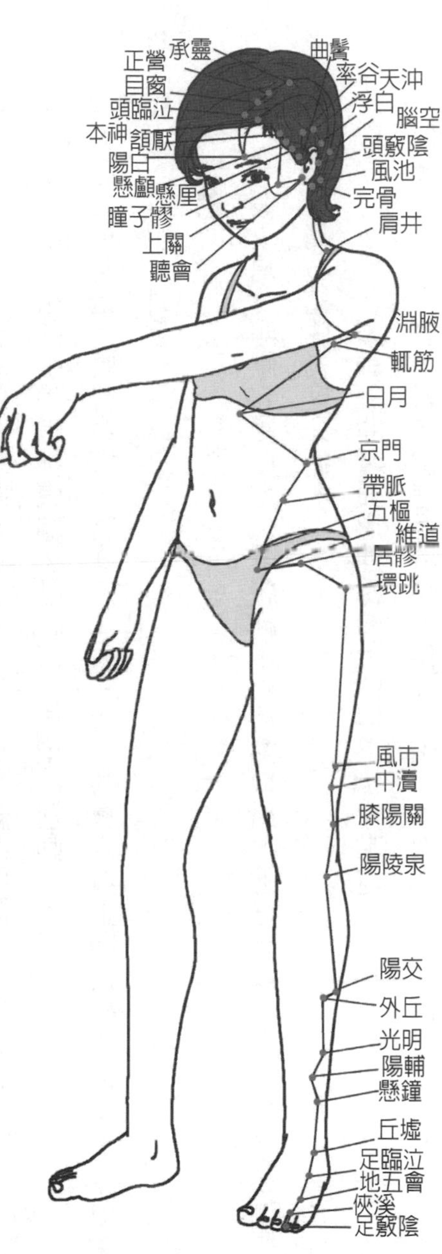

【取穴方法】位於目外眥旁約1寸，眼眶外側緣處，左右各一。

【按摩方法】用兩手手指指腹端垂直按壓該穴，每次2分鐘，每日2次。

【人體穴位配伍】將少澤穴與瞳子髎配伍按摩可治女性乳腫；將光明穴、太沖穴與瞳子髎穴配伍按摩，可治療視物昏花。

2・聽會

【功效與主治】聽會穴屬足少陽膽經，可開竅聰耳，通經活絡。多用於治療耳聾、耳鳴等耳部疾病。

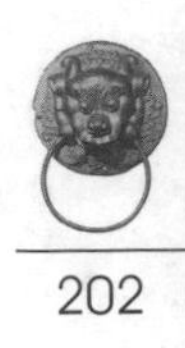

【取穴方法】位於耳屏切跡的前方，下頷骨髁狀突的後緣，張口後凹陷之處，左右各一。

【按摩方法】用兩手手指指腹端按壓該穴，每次2分鐘，每日2次。

【人體穴位配伍】將頰車穴、地倉穴與聽會穴配伍按摩，可治中風口眼歪斜。

3・上關

【功效與主治】上關穴屬足少陽膽經，可聰耳鎮驚，散風活絡。多用於治療三叉神經痛、重聽、小兒驚風等疾病。

【取穴方法】位於耳前，下關的正上方，顴骨弓上緣的凹陷處，左右各一。

【按摩方法】用兩手手指指腹端按壓該穴，做環狀運動。

【人體穴位配伍】將腎俞穴、翳風穴、太溪穴、聽會穴與上關穴配伍按摩，可治老年人腎虛、耳鳴、耳聾。

4・頷厭

【功效與主治】頷厭穴屬於足少陽膽經，可清熱散風，通絡止痛。多用於治療偏頭痛、三叉神經痛、結膜炎、牙痛。

【取穴方法】在頭維與曲鬢弧形連線的上1/4與下3/4交點處。

【按摩方法】用雙手對穴位進行按壓、繞圈按摩。每次3分鐘，每日2次。

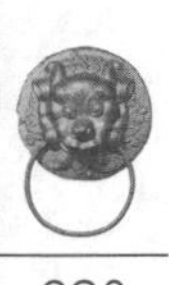

【人體穴位配伍】將懸顱穴與頷厭穴配伍按摩，可治偏頭痛。

5・懸顱

【功效與主治】懸顱穴屬於足少陽膽經，可通絡消腫，清熱散風。多用於治療偏頭痛、三叉神經痛、結膜炎、角膜炎。

【取穴方法】頭維與曲鬢穴連線的中點處。

【按摩方法】用雙手對穴位進行按壓、揉搓。力度要適中。

【人體穴位配伍】將曲池穴、合谷穴與懸顱穴配伍按摩，可治熱病頭痛。

6・懸釐

【功效與主治】懸釐穴屬於足少陽膽經，可通絡解表，清熱散風。多用於治療神經衰弱、偏頭痛、三叉神經痛。

【取穴方法】在頭維與曲鬢穴連線的上3/4與下1/4交點處。

【按摩方法】用雙手對穴位進行按壓、捏搓。力度要適中。

【人體穴位配伍】將翳風穴、聽宮穴與懸釐穴等配伍按摩，可治療耳痛、耳鳴、偏頭痛。

7・曲鬢

【功效與主治】曲鬢穴屬足少陽膽經，可清熱止痛，活絡通竅。多用於治療血管性頭痛、三叉神經痛、小兒驚風等疾病。

【取穴方法】位於顴骨弓上方1.5寸，與耳邊髮際交會處，左右各一。

【按摩方法】用兩手手指指腹端按壓該穴，做環狀運動。

【人體穴位配伍】將風池穴、太沖穴與曲鬢穴配伍按摩，可治療治目赤腫痛。

8・率谷

【功效與主治】率穀穴屬於足少陽膽經，可平肝熄風，通經活絡。多用於治療偏頭痛、三叉神經痛、視物模糊、面神經麻痹等症狀。

【取穴方法】在耳郭尖上方，角孫穴之上，入髮際1.5寸處。

【按摩方法】用雙手對穴位進行推拿、揉捏。每次3分鐘，每日2次。

【人體穴位配伍】將印堂穴、太沖穴、合谷穴與率谷穴配伍按摩，可治小兒急慢驚風、眩暈、耳鳴。

9・天沖

【功效與主治】天沖穴屬於足少陽膽經，可祛風定驚，清熱消腫。多用於治療頭痛，耳鳴、耳聾、心悸。

【取穴方法】當耳根後緣直上入髮際2寸，率谷後0.5寸處。

【按摩方法】用雙手對穴位進行推拿、揉捏。力度要適中。

【人體穴位配伍】將目窗穴、風池穴與大沖穴配伍按摩，可治頭痛。

10・浮白

【功效與主治】浮白穴屬於足少陽膽經，可散風止痛，理氣散結。多用於治療頭痛、牙痛、耳鳴、耳聾、下肢痲木、視物模糊。

【取穴方法】在耳後乳突後上方，當天沖穴與頭竅陰穴的弧形連線的中點處。

【按摩方法】用雙手對穴位進行推拿、揉捏。力度要適中。

【人體穴位配伍】將聽會穴、中渚穴與浮白穴配伍按摩，可治耳鳴、耳聾；將風池穴、行間穴與浮白穴配伍按摩，可治偏頭痛、目赤腫痛。

11・頭竅陰

【功效與主治】頭竅陰穴屬於足少陽膽經，可平肝鎮痛，開竅聰耳。多用於治療頭痛、三叉神經痛、神經性耳鳴、耳聾、支氣管炎。

【取穴方法】在乳突後上方，當浮白穴與完骨穴的連線上。

【按摩方法】用雙手對穴位進行按壓、推拿。每次3分鐘，每日2次。

【人體穴位配伍】將強間穴與頭竅陰穴配伍按摩，可治頭痛；將聽宮穴與頭竅陰穴配伍按摩，可治療耳聾。

12・完骨

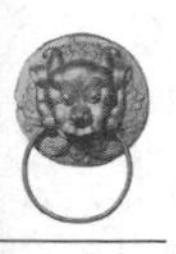

【功效與主治】完骨穴屬足少陽膽經，可通絡寧神，祛風清熱。多用於治療偏頭痛、腦充血，以及臉部腎經麻痹等疾病。

【取穴方法】位於顳骨乳突後下方凹陷處，左右各一。

【按摩方法】用雙手手掌包住頭部，張開五指，用手指按、揉該穴，同時用手掌摩擦頭部。

【人體穴位配伍】將太陽穴與完骨穴配伍按摩，可治療頭痛；將瞳子髎穴與完骨穴配伍按摩，可治療目赤腫痛。

13・本神

【功效與主治】本神穴屬足少陽膽經，可祛風定驚，安神止痛。多用於治療頭痛、偏癱、大腦發育不全等疾病。

【取穴方法】位於前髮際上0.5寸，神庭旁開3寸處。

【按摩方法】用兩手手指指腹端按、揉該穴，做環狀運動。

【人體穴位配伍】將百會穴、四神聰穴與本神穴配伍按摩，可治療癲癇；將前頂穴、囟會、天柱穴與本神穴配伍按摩，可治小兒驚癇。

14・陽白

【功效與主治】陽白穴屬足少陽膽經，可清頭明目，祛風泄熱。多用於治療夜盲症、面神經麻痹、近視等疾病。

【取穴方法】位於瞳孔正上方，眉上1寸，左右各一。

【按摩方法】用兩手手指指腹端按壓該穴，做環狀運動，每次2分鐘，每日2次。

【人體穴位配伍】將太陽穴、睛明穴、魚腰穴與陽白穴配伍按摩，可治目赤腫痛、視物昏花。

15・頭臨泣

【功效與主治】頭臨泣屬足少陽膽經，可聰耳明目，安神定志。多用於治療鼻竇炎、慢性鼻炎、結膜炎等疾病。

【取穴方法】位於瞳孔正上方入髮際0.5寸處。

【按摩方法】用兩手手指指腹端按壓該穴，做環狀運動。

【人體穴位配伍】將肝俞穴與頭臨泣穴配伍按摩，可治白翳；將陽谷穴、腕骨穴、申脈穴與頭臨泣穴搭配按摩，可治風眩。

16・目窗

【功效與主治】目窗穴屬於足少陽膽經，可明目開竅，袪風定驚。多用於治療神經性頭痛、眩暈、視物模糊、鼻塞、神經疾病。

【取穴方法】在頭臨泣後1寸，當頭臨泣穴與風池穴的連線上。

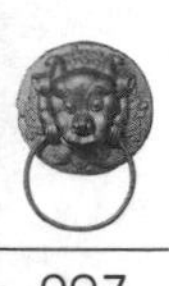

【按摩方法】用雙手對穴位進行按壓，推拿。力度要適中。

【人體穴位配伍】將關沖穴、風池穴與目窗穴配伍按摩，可治頭疼；將率谷穴與目窗穴配伍按摩，治面目浮腫。

17・正營

【功效與主治】正營穴屬於足少陽膽經，可平肝明目，疏風止痛。多用於治療頭痛、眩暈、牙疼上火。

【取穴方法】當前髮際上2.5寸，頭正中線旁開2.25寸處。

【按摩方法】用雙手對穴位進行按壓、推拿。力度要適中。

【人體穴位配伍】將陽白穴、太沖穴、風池穴與正營穴按摩，可治療頭痛、眩暈、目赤腫痛。

18・承靈

【功效與主治】承靈穴屬於足少陽膽經，可通利宮竅，散風清熱。多用於治療頭痛、感冒、鼻塞、眼痛眼花。

【取穴方法】在正營後1.5寸，當頭臨泣與風池穴的連線上。

【按摩方法】用雙手對穴位進行按壓，推拿。每次3分鐘，每日2次。

【人體穴位配伍】將正營穴、腦空穴、風池穴與承靈穴配伍按摩，可治療頭痛；將瞳子髎與承靈穴配伍按摩，可治療眼花、眼痛。

19・腦空

【功效與主治】腦空穴屬於足少陽膽經，可醒腦寧神，散風清熱。多用於治療感冒、哮喘、頭疼、目眩。

【取穴方法】在風池穴直上，與腦戶穴（督脈）相平處。

【按摩方法】用手指對穴位進行輕推、按壓。力度要適中。

【人體穴位配伍】將風池穴、印堂穴、太沖穴與腦空穴配伍按摩，可治頭痛、目眩。

20・風池

【功效與主治】風池穴屬於足少陽膽經，可祛風解毒，通利官竅。多用於治療頭項強痛、視物模糊、耳痛、耳鳴、發燒、中風不語。

【取穴方法】在項後，與風府穴（督脈）相平，當胸鎖乳突肌與斜方肌上端之間的凹陷之中。

【按摩方法】用雙手對穴位進行推揉、按壓。力度要適中。每日2次。

【人體穴位配伍】將合谷穴、絲竹空穴與風池穴配伍按摩，可治偏頭痛；將太陽穴、太沖穴、合谷穴與風池穴配伍按摩，可治療頭項疼痛。

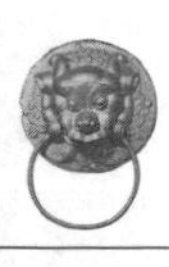

21・**肩井**

【功效與主治】肩井穴屬於足少陽膽經，可祛風清熱，活絡消腫。多用於治療乳腺炎、中風氣閉、頸項疼痛、難產。

【取穴方法】在肩上，當大椎穴（督脈）與肩峰連線的中點處。

【按摩方法】用雙手對穴位進行推拿、揉捏。要有一定力度。

【人體穴位配伍】將合谷穴、足三里穴、三陰交穴與肩井穴配伍按摩，可治療難產；將曲池穴、肩髃穴與肩井穴配伍按摩，可對肩周炎有很好的療效。

22・**淵腋**

【功效與主治】淵腋穴屬於足少陽膽經，可理氣寬胸，消腫止痛。多用於治療胸肌痙攣，頸、腋淋巴結結核。

【取穴方法】在腋中線上，於第四肋間隙處。

【按摩方法】用雙手對穴位進行推拿、揉捏、搓動。要有一定的力度。

【人體穴位配伍】將內關穴與淵腋穴配伍按摩，可治療脅肋痛；將輒筋穴、期門穴與淵腋穴配伍按摩，可治療頸、腋淋巴結結核。

23・**輒筋**

【功效與主治】輒筋穴屬於足少陽膽經，可降逆平喘，理氣止痛。多用於治療胸膜炎，支氣管哮喘，胸滿，懋氣。

【取穴方法】在淵腋前1寸，當第四肋間隙處。

【按摩方法】用雙手對穴位進行揉捏、按壓、推搓。力度要適中。

【人體穴位配伍】將陽陵泉穴與輒筋穴配伍按摩，可治療胸滿、脅肋疼痛；將風門穴、肺俞穴與輒筋穴配伍按摩，可治療懋氣、哮喘。

24・日月

【功效與主治】日月穴屬足少陽膽經，可利膽疏肝，降逆和胃。多用於治療肝炎、膽囊炎、黃疸、胃潰瘍等疾病。

【取穴方法】位於乳頭直下方第七肋間隙，前正中線旁開4寸處。

【按摩方法】用兩手手指指端做環狀運動按壓該穴，每次2分鐘，每日2次。

【人體穴位配伍】將膽俞穴與日月穴配伍按摩，可治療脅肋疼痛。

25・京門

【功效與主治】京門穴屬於足少陽膽經，可健脾通淋，溫陽益腎。多用於治療腎炎、疝痛、尿石病、腰痛、腹脹。

【取穴方法】於側腹部，當十二肋骨游離端下際取之。

【按摩方法】用雙手對穴位進行按壓、推拿、揉搓。力度要適中。

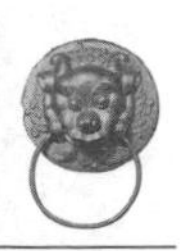

【人體穴位配伍】將天樞穴、陽陵泉穴與京門穴配伍按摩，可治療腹脹、腹瀉。

26・帶脈

【功效與主治】帶脈穴屬足少陽膽經，可健脾利濕，調經止帶。多用於治療帶狀皰疹、盆腔炎、附件炎、子宮內膜炎等疾病。

【取穴方法】位於肚臍平行線與腋下中線交會處。

【按摩方法】用兩手手指指端按壓該穴，力度要輕，每次2分鐘，每日2次。

【人體穴位配伍】將血海穴、腎俞穴與帶脈穴配伍按摩，可治療月經失調。

27・五樞

【功效與主治】五樞穴屬足少陽膽經，可調經止帶，調理下焦。多用於治療腹瀉、感冒、中暑、痛經、闌尾炎等疾病。

【取穴方法】位於腹部臍中旁開2寸處。

【按摩方法】用兩手手指指端自內向外按壓，力度要輕，每次3分鐘，每日2次。

【人體穴位配伍】將太沖穴、曲泉穴與五樞穴配伍按摩，可治療睪丸炎；將水道穴、豐隆穴與五樞穴配伍按摩，可治療便秘。

28・維道

【功效與主治】維道穴屬於足少陽膽經，可調理沖任，利水止痛。多用於治療子宮內膜炎、腎炎、腸炎。

【取穴方法】在五樞穴前下0.5寸處。

【按摩方法】用雙手對穴位進行按壓、揉搓。每次2分鐘，每日2次。

【人體穴位配伍】將歸來穴與維道穴配伍按摩，可治療陰部墜脹疼痛。

29・居髎

【功效與主治】居髎穴屬足少陽膽經，可舒筋活絡，益腎。多用於治療膀胱炎、睪丸炎、中風偏癱、坐骨神經痛、髖關節炎等疾病。

【取穴方法】位於人體的髖部，當髂前上棘與股骨大轉子最突點連線的中點處。

【按摩方法】用兩手手指指端做環狀運動按壓該穴，每次2分鐘，每日2次。

【人體穴位配伍】將環跳穴、風市穴與居髎穴配伍按摩，可治療下肢麻木、浮腫；將復溜穴、大敦穴與居髎穴配伍按摩，可治療疝氣。

30・環跳

【功效與主治】環跳穴屬足少陽膽經，可祛風化濕，強健腰膝。多用於治療髖關節及周圍軟組織疾病和坐骨神經痛等。

【取穴方法】位於股外側部，側臥屈股，股骨大轉子最突點與骶管裂孔連線的外1/3與中1/3交點處。

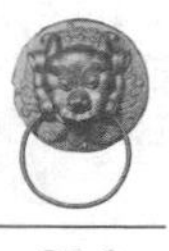

【按摩方法】用兩手手指關節按壓該穴，力度可稍大些，每次2分鐘，每日2次。

【人體穴位配伍】將陽陵泉穴、風市穴與環跳穴配伍按摩，可治療坐骨神經痛。

31・風市

【功效與主治】風市穴屬於足少陽膽經，可祛風化濕，通經活絡。多用於治療下肢麻木、中風癱瘓、坐骨神經痛。

【取穴方法】大腿外側部的中線上，當橫紋上7寸處。

【按摩方法】用雙手手指對穴位進行按壓、揉推。力度要適中。

【人體穴位配伍】將環跳、陽陵泉與風市穴配伍按摩，可治療下肢麻木、浮腫。

32・中瀆

【功效與主治】中瀆穴屬足少陽膽經，可疏通經絡，祛風散寒。多用於治療坐骨神經痛、膝關節炎、中風後遺症等。

【取穴方法】位於大腿外側中線上，膝蓋上5寸處，左右各一。

【按摩方法】用兩手手指指腹做環狀運動按壓該穴，每次3分鐘，每日2次。

【人體穴位配伍】將環跳穴、陽陵泉穴、足三里穴與中瀆穴配伍按摩，可治療下肢麻木疼痛。

33・膝陽關

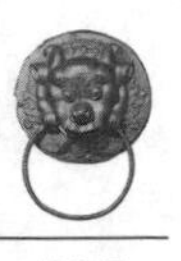

【功效與主治】膝陽關穴屬於足少陽膽經，可疏利關節，祛風化濕。多用於治療膝關節炎、下肢癱瘓、股外側皮神經麻痹、坐骨神經痛。

【取穴方法】當陽陵泉上3寸，股骨外上髁上方的凹陷處。

【按摩方法】用雙手對穴位進行推拿、揉捏。力度要適中。

【人體穴位配伍】將血海穴、膝關穴、犢鼻穴、豐隆穴、曲池穴、合谷穴與膝陽關穴配伍按摩，可治膝關節炎。

34．陽陵泉

【功效與主治】陽陵泉穴屬於足少陽膽經，可舒肝利膽，強健腰膝。多用於治療下肢癱瘓、踝扭傷、肩周炎、抽筋、胸脅痛。

【取穴方法】小腿外側，當腓骨頭前下方凹陷處。

【按摩方法】用雙手對穴位進行按壓、推拿、揉搓按摩。力度要適中。

【人體穴位配伍】將曲池穴與陽陵泉穴配伍按摩，可治半身不遂；將足三里穴、上廉穴與陽陵泉穴配伍按摩，可治胸脅痛。

35．陽交

【功效與主治】陽交穴屬於足少陽膽經，可疏肝理氣，安神定志。多用於治療坐骨神經痛、癲癇、精神病、膽囊炎、膝部紅腫疼痛。

【取穴方法】小腿外側，當外踝尖上7寸，腓骨後緣。

【按摩方法】用雙手對穴位進行揉搓、按壓。每次2分鐘，每日2次。

【人體穴位配伍】將陽輔穴、絕骨、行間穴、昆侖穴、丘墟穴與陽交穴配伍按摩，可治下肢麻木；將膽囊穴與陽交穴配伍按摩，可治療膽囊炎。

36・外丘

【功效與主治】外丘穴屬於足少陽膽經，可舒肝理氣，通絡安神。多用於治療下肢麻痹、癲癇、踝關節周圍軟組織疾病。

【取穴方法】小腿外側，當外踝尖上7寸，腓骨前緣，平陽交穴處。

【按摩方法】用雙手對穴位進行按壓、推搓、揉按。力度要適中。

【人體穴位配伍】將環跳穴、伏兔穴、陽陵泉穴、陽交穴與外丘穴配伍按摩，可治下肢痿、痹、癱。

37・光明

【功效與主治】光明穴屬足少陽膽經，可疏肝明目，活絡消腫。多用於治療白內障、視神經萎縮、膝痛等。

【取穴方法】位於腳外踝凸起上5寸處，左右各一。

【按摩方法】用兩手手指指腹垂直按壓該穴，每次3分鐘，每日2次。

【人體穴位配伍】將肝俞穴、腎俞穴、風池穴與光明穴配伍按摩，可治青光眼和早期白內障。

38・陽輔

【功效與主治】陽輔穴屬於足少陽膽經，可清熱散風，疏通經絡。多用於治療頭痛、腰腿酸軟、下肢浮腫。

【取穴方法】小腿外側，當外踝尖上4寸，腓骨前緣稍前方。

【按摩方法】用雙手對穴位進行推拿，揉搓。力度要適中。

【人體穴位配伍】將陽陵泉、飛揚、金門與陽輔穴配伍按摩，可治下肢痿痹。

39・懸鐘

【功效與主治】懸鐘穴屬足少陽膽經，可平肝熄風，舒肝益腎。多用於治療膝關節炎、坐骨神經痛、動脈硬化等。

【取穴方法】位於腳外踝突起上3寸處，左右各一。

【按摩方法】用兩手手指指腹垂直按壓該穴，每次3分鐘，每日2次。

【人體穴位配伍】將昆侖穴、合谷穴、肩髃穴、曲池穴、足三里穴與懸鐘穴配伍按摩，可治中風、半身不遂。

40・丘墟

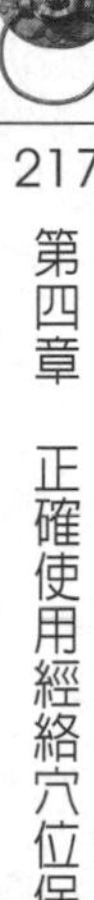

【功效與主治】丘墟穴屬足少陽膽經，可健脾利濕，泄熱退黃，舒筋活絡。多用於治療膽囊炎、瘧疾、腋下腫、坐骨神經痛等疾病。

【取穴方法】丘墟穴位於腳外踝的前下方，趾長伸肌腱的外側凹陷處，左右各一。

【按摩方法】用雙手手指指腹垂直按壓該穴，並著重向腳踝處施力，每次3分鐘，每日2次。

【人體穴位配伍】將昆侖穴、絕骨穴與丘墟穴配伍按摩，治踝跟足痛。

41．足臨泣

【功效與主治】足臨泣屬足少陽膽經，可平肝熄風，化痰消腫。多用於治療中風偏癱、齒痛、心悸、哮喘等疾病。

【取穴方法】足臨泣穴位於足背外側，第四、第五趾骨結合處的前方凹陷處，左右各一。

【按摩方法】用雙手手指指腹垂直按壓該穴，每次3分鐘，每日2次。

【人體穴位配伍】將三陰交穴與足臨泣穴配伍按摩，可治痲痹症狀；將三陰交穴、中極穴與足臨泣穴配伍按摩，可治月事不利。

42．地五會

【功效與主治】地五會穴屬於足少陽膽經，可舒肝消腫，通經活絡。多用於治療腰肌勞損，足扭傷，視物模糊，頸、腋淋巴結結核、腫痛。

【取穴方法】足背外側，當足第四趾本節（第四蹠趾關節）的後方，第四、第五蹠骨之間，小趾伸肌腱的外側凹陷處。

【按摩方法】用雙手對穴位進行按壓，推拿，力度要適中。

【人體穴位配伍】將陽輔穴、足臨泣穴、丘墟穴與地五會穴配伍按摩，可治療背腫痛；將瞳子髎與地五會穴配伍按摩，可對視物模糊，雙眼紅腫有很好的療效。

43・俠溪

【功效與主治】俠溪穴屬於足少陽膽經，可平肝熄風，消腫止痛。多用於治療足背腫痛，耳聾耳鳴，足心發熱，視物模糊，周身竄痛，胸肋滿痛。

【取穴方法】足背外側，當第四、第五趾縫間，趾蹼緣後方赤白肉交際處。

【按摩方法】用雙手對穴位進行推揉、按壓。力度要適中。

【人體穴位配伍】將聽會穴、聽宮穴與俠溪穴配伍按摩，可治療耳痛耳鳴；將大包穴與俠溪穴配伍按摩，可治療胸脅滿痛。

44・足竅陰

【功效與主治】足竅陰穴屬足少陽膽經，可疏肝解鬱，通經活絡。多用於治療高血壓、肋間神經痛、偏頭痛等疾病。

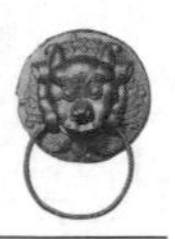

【取穴方法】足竅陰穴位於足第四趾末節外側，距趾甲角0.1寸處，左右各一。

【按摩方法】用拇指和食指捏住腳趾兩側，揉、捏該穴，每次3分鐘，每日2次。

【人體穴位配伍】將曲池穴、足三里穴與足竅陰穴配伍按摩，可治療高血壓；將少商穴、商陽穴與足竅陰穴配伍按摩，可治療咽喉疼痛。

足厥陰肝經穴（14穴）

1・大敦

【功效與主治】大敦穴屬於足厥陰肝經，可回陽救逆，調經止痛，通淋利水。多用於治療陰莖痛、月經失調、子宮脫垂，便秘中氣下陷。

【取穴方法】從拇趾爪甲外側緣與基底部各做一線，於交點處。

【按摩方法】用雙手對穴位進行按壓、推拿。力度要適中。

【人體穴位配伍】將三陰交穴、照海穴、太沖穴與大敦穴配伍按摩，可治療陰部腫痛；將隱白穴與大敦穴同按，可治療功能性子宮出血。

2・行間

【功效與主治】行間穴屬於足厥陰肝經，可清肝瀉熱，涼血安神，熄風活絡。多用於治療脅肋疼痛、頭痛、視物模糊、顏面神經炎、月經失調。

【取穴方法】於足背第一、第二趾趾縫端凹陷處。

【按摩方法】用雙手對穴位進行按壓，推拿。要有一定的力度。每次2分鐘，每日2次。

【人體穴位配伍】將睛明穴與行間穴配伍按摩，可治青光眼、降眼壓。將肝俞穴、風池穴與行間穴配伍按摩，可治療視物模糊。

3．太沖

【功效與主治】太沖穴屬足厥陰肝經，可平肝泄熱，舒肝養血，清利下焦。多用於治療高血壓、乳腺炎、尿路感染、精神分裂症、經痛、失眠等疾病。

【取穴方法】太沖穴位於足背側，在第一趾骨間隙的後方凹陷處，左右各一。

【按摩方法】按摩時，用手指指腹端垂直按壓該穴，並做環狀運動，每次3分鐘，每日2次。

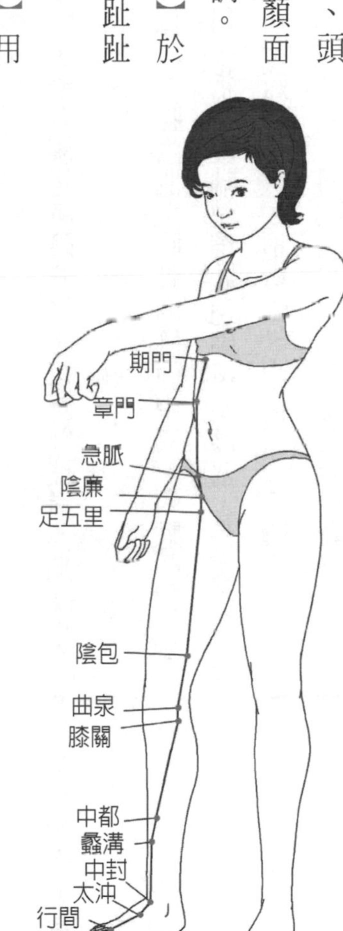

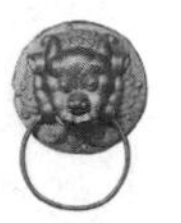

【人體穴位配伍】將曲池穴、合谷穴與太沖穴配伍按摩，可治療高血壓；將大敦穴、復溜穴與太沖穴配伍按摩，可治療疝氣。

4・中封

【功效與主治】中封穴屬足厥陰肝經，可清泄肝膽濕熱，通利下焦，舒筋通絡。多用於治療高血壓、乳腺炎、尿路感染、精神分裂症、經痛、失眠等疾病。

【取穴方法】中封穴位於足背側，第一趾骨間隙後方的凹陷處，左右各一。

【按摩方法】用指腹端垂直按壓該穴，並做環狀運動，每次3分鐘，每日2次。

【人體穴位配伍】將足三里穴、後溪穴、合谷穴與中封穴配伍按摩，可治療肝病；將大敦穴與中封穴配伍按摩，可治療疝氣；將腎俞與中封穴配伍按摩，可治療遺精。

5・蠡溝

【功效與主治】蠡溝穴屬足厥陰肝經，可舒肝理氣，調經止帶。多用於治療子宮脫垂、子宮內膜炎等疾病。

【取穴方法】位於小腿內側，脛骨內側面中央，內腳凸起上5寸處。

【按摩方法】用手指指腹端做環狀運動按壓該穴，每次3分鐘，每日2次。

【人體穴位配伍】將中都穴、地機穴、中極穴、三陰交穴與蠡溝穴配伍按摩，可治月經失調、帶下症、睪丸炎；將陰陵泉穴、三陰交穴與蠡溝穴配伍按摩，可治滴蟲性陰道炎。

6・中都

【功效與主治】中都穴屬足厥陰肝經，可舒肝理氣，調經止血。多用於治療急性肝炎、子宮出血、疝氣、膝關節炎等疾病。

【取穴方法】位於小腿內側，脛骨內側面中央，內腳踝凸起上5寸處。

【按摩方法】用手指指腹端做環狀運動按壓該穴，每次3分鐘，每日2次。

【人體穴位配伍】將脾俞穴、陰陵泉穴與中都穴配伍按摩，可治白帶症；將血海穴、三陰交穴與中都穴配伍按摩，可治月經過多和崩漏；將合谷穴、次髎穴、三陰交穴與中都穴配伍按摩，可治痛經。

7・膝關

【功效與主治】膝關穴屬於足厥陰肝經，可散風祛濕，疏通關節。多用於治療風濕及類風濕性關節炎，咽喉腫痛。

【取穴方法】小腿內側，當脛骨內側髁的後下方，陰陵泉後1寸，腓腸肌內側頭的上部。

【按摩方法】用雙手對穴位進行推按、揉捏。力度要適中。

【人體穴位配伍】將足三里穴、血海穴、陰市穴、陽陵泉穴與膝關穴配伍按摩，可

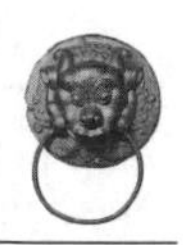

治中風、小兒麻痺等症狀；將委中穴、足三里穴與膝關穴配伍按摩，可治兩膝紅腫疼痛。

8·曲泉

【功效與主治】曲泉穴屬於足厥陰肝經，可清利濕熱，通調下焦。多用於治療陰道炎、子宮脫垂、腎炎、前列腺炎等疾病。

【取穴方法】位於人體的膝內側，屈膝時，在膝內側端股骨內側髁的後緣，半腱肌、半膜肌止端的前緣凹陷處。

【按摩方法】用手指指腹端做環狀運動按壓該穴，每次3分鐘，每日2次。

【人體穴位配伍】將肝俞穴、商丘穴、太沖穴與曲泉穴配伍按摩，可治肝炎；將歸來穴、三陰交穴與曲泉穴配伍按摩，可治肝鬱氣滯之經痛、月經失調。

9·陰包

【功效與主治】陰包穴屬於足厥陰肝經，解痙，安神。可調經止痛，利尿通淋。多用於治療月經失調、盆腔炎、腰腿痛、遺尿、腹痛。

【取穴方法】在曲泉穴上4寸，股內肌與縫匠肌之間處。

【按摩方法】用雙手對穴位進行揉捏，推按。力度要適中。

【人體穴位配伍】將交信穴與陰包穴配伍按摩，可治月經失調；將關元穴、腎俞穴

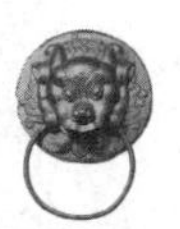

與陰包穴配伍按摩，可治遺尿。

10・足五里

【功效與主治】足五里穴屬於足厥陰肝經，可舒理肝經之氣，清利下焦濕熱。多用於治療尿急、尿痛、小腹腫脹，陰部墜脹疼痛。

【取穴方法】大腿內側，當氣沖（足陽明經）穴直下3寸，大腿根部，恥骨聯合的下方，長收肌的外緣。

【按摩方法】用雙手對穴位進行按壓、推拿按摩。力度要適中。

【人體穴位配伍】將中極穴與足五里穴配伍按摩，可治療尿急、尿痛、小腹腫脹；將歸來穴與足五里穴配伍按摩，可治療陰部墜脹疼痛。

11・陰廉

【功效與主治】陰廉穴屬足厥陰肝經，可調經止帶，通利下焦。多用於治療陰道炎、子宮內膜炎、不孕症等疾病。

【取穴方法】取穴時，張開大腿，在性器旁邊硬筋的內側下方即爲該穴。

【按摩方法】用手指指腹端向下做環狀按壓該穴。

【人體穴位配伍】將曲骨穴、會陰穴與陰廉穴配伍按摩，可治療陰部搔癢；將陰交穴與陰廉穴配伍按摩，可治療小腹痛、月經失調。

12．**急脈**

【功效與主治】急脈穴屬於足厥陰肝經，可疏理肝膽，通調下焦。多用於治療子宮脫垂、疝氣、陰部墜脹疼痛。

【取穴方法】恥骨聯合下緣，前正中線旁開2.5寸處。

【按摩方法】用雙手對穴位進行按壓，繞環推拿按摩。力度要適中。每次2分鐘，每日2次。

【人體穴位配伍】將足五里穴、中極穴、曲骨穴與急脈穴配伍按摩，可治療陰部、睾丸疼痛。

13．**章門**

【功效與主治】章門穴屬足厥陰肝經，可疏肝健脾，理氣散結，清利濕熱。多用於治療肋間神經痛、胸膜炎、腸炎、胃炎等疾病。

【取穴方法】位於第十一肋間游離端下方。

【按摩方法】用兩手手指指端做環狀運動按壓該穴，每次2分鐘，每日2次。

【人體穴位配伍】將天樞穴、上巨虛穴與章門穴配伍按摩，可治療腹脹腸鳴；將脾俞與章門穴配伍按摩，可治療泄瀉。

14．**期門**

【功效與主治】期門穴屬足厥陰肝經，可健脾疏肝，理氣活血。多用於治療肝炎、膽囊炎、糖尿病、月經失調、肋間神經痛等疾病。

【取穴方法】位於胸部，乳頭直下與巨闕穴齊平。

【按摩方法】用兩手手指指端做環狀運動按壓該穴，每次2分鐘，每日2次。

【人體穴位配伍】將大敦穴與期門穴配伍按摩，可治疝氣；將章門穴、陽陵泉穴與期門穴配伍按摩，可治療胸腹脹滿。

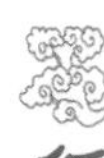

任脈穴（24穴）

1．會陰

【功效與主治】會陰穴屬任脈，可疏導水液，生髮任脈經氣，多用於治療昏迷、癲狂、驚癇、小便難、遺尿、陰痛、陰癢、陰部汗濕、脫肛、陰挺、疝氣、痔瘡、遺精、月經失調等疾病。

【取穴方法】位於人體會陰部，男性在陰囊與肛門之間，女性在大陰唇後與肛門之間。

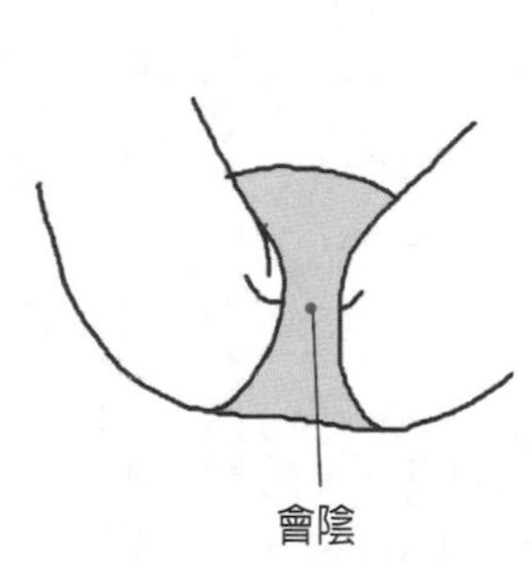

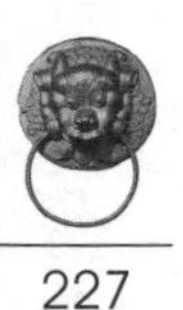

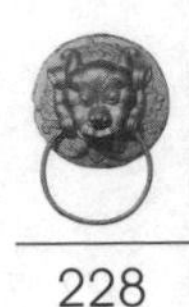

【按摩方法】用雙手手指對穴位進行按壓即可。每次2分鐘，每日2次。

【人體穴位配伍】將承山穴與會陰穴配伍按摩，可治療痔瘡；將腎俞穴、命門與會陰穴配伍按摩，可治療尿頻、尿急、尿痛；將腎俞穴與會陰穴配伍按摩，可治療遺精。

2・曲骨

【功效與主治】曲骨穴屬任脈，可通利小便、調經止痛。多用於治療腸炎、子宮內膜炎，以及睪丸神經痛等疾病。

【取穴方法】位於下腹部，身體前正中線，臍下5寸處。

【按摩方法】上手搓熱，一手手掌蓋住肚臍，另一隻手在其上進行按摩，兩手可交替進行，每次2分鐘，每日2次，

【人體穴位配伍】將腎俞穴、大赫穴、關元穴、命門穴與曲骨穴配伍按摩，可治療陽痿、遺精；將中極穴、關元穴、腎俞穴與曲骨穴配伍按摩，治腎虛、遺尿、小便不利。

3・中極

【功效與主治】中極穴屬於任脈，可益腎興陽、通經止帶。多用於治療腸炎、子宮內膜炎，以及睪丸神經痛等疾病。

【取穴方法】位於下腹部，身體前正中線，臍下4寸處。

【按摩方法】雙手搓熱，一手手掌蓋住肚臍，另一隻手在其上按摩，兩手可交替進行，每次2分鐘，每日2次。

【人體穴位配伍】將次髎穴、三陰交穴與中極穴配伍按摩，可治療陰部墜脹疼痛；將關元俞穴、腎俞穴與中極穴搭配按摩，可治療陽痿。

4・關元

【功效與主治】關元穴屬於任脈，多用於治療腸炎、腸黏連、尿道炎、盆腔炎、神經衰弱、小兒消化不良等疾病。

【取穴方法】位於下腹部，身體前正中線，臍下3寸處。

【按摩方法】用手指指端按、揉壓該穴，並做環狀運動，可反覆按摩，每次3分鐘，每日2次，力度要適中。

【人體穴位配伍】將

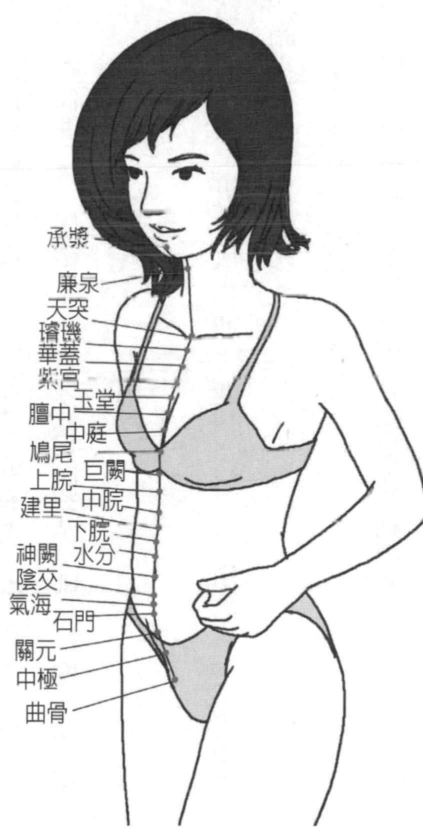

中極穴、腎俞穴、次髎穴、三陰交穴與關元穴配伍按摩，可治男子不育症、陽痿、遺精、早洩、尿頻；將三陰交穴、血海穴、中極穴、陰交穴與關元穴配伍按摩，可治月經失調。

5・石門

【功效與主治】石門穴屬於任脈，可理氣止痛、通利水道。多用於治療小便不利、陰縮入腹、水腫、嘔吐血、腸炎、子宮內膜炎。

【取穴方法】下腹部，前正中線上，當臍中下2寸。

【按摩方法】用雙手對穴位進行按壓，推搓按摩。每次2分鐘，每日2次。

【人體穴位配伍】將太沖穴、三陰交穴與石門穴配伍按摩，可治療閉經；將三焦俞穴、關元穴與石門穴同按，可治療月經失調。

6・氣海

【功效與主治】氣海穴屬於任脈，可益氣助陽、調經固經。多用於治療失眠、神經衰弱、腸炎、疝氣等疾病。

【取穴方法】位於下腹部，身體前正中線，臍下1.5寸處。

【按摩方法】用手指指端按、揉壓，並做環狀運動，可反覆按摩，力度要適中。

【人體穴位配伍】將腎俞穴與氣海穴配伍按摩，可治療不孕症。

7．陰交

【功效與主治】陰交穴屬於任脈，可調經固帶、利水消腫。多用於治療腸炎、子宮內膜炎和睾丸神經痛等疾病。

【取穴方法】位於下腹部，身體前正中線，臍下1寸處。

【按摩方法】用手指指端按、揉壓該穴，並做環狀運動，可反覆按摩。

【人體穴位配伍】將隱白穴、三陰交穴、氣海穴與陰交穴配伍按摩，可治療功能性子宮出血。

8．神闕

【功效與主治】神闕穴屬於任脈，可溫陽救逆、利水固脫。多用於治療腸炎、痢疾、孕婦產後尿不盡等疾病。

【取穴方法】位於腹部臍中央。

【按摩方法】雙手搓熱，一隻手掌蓋住肚臍，另一手在其上面按摩，兩手可交替進行，每次2分鐘，每日2次。

【人體穴位配伍】將氣海穴、關元穴與神闕穴配伍按摩，可治療口斜眼歪，面部神經炎。

9．水分

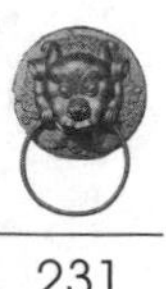

【功效與主治】水分穴屬於任脈，可通調水道、理氣止痛。多用於治療腸炎、胃炎、腸黏連、泌尿系統疾病等。

【取穴方法】位於上腹部身體前正中線上，臍上1寸處。

【按摩方法】用手指指端按、揉壓該穴，注意力度要適中，可反覆按摩。

【人體穴位配伍】將脾俞穴、章門穴、三陰交穴與水分穴配伍按摩，可治療肝性水腫膨脹。

10・下脘

【功效與主治】下脘穴屬於任脈，可健脾和胃、降逆止嘔。多用於治療腹堅硬脹、食穀不化、嘔逆、泄瀉、虛腫、胃擴張、腸炎。

【取穴方法】上腹部，前正中線上，當臍中上2寸。

【按摩方法】用雙手對穴位進行按壓、推搓。力度要適中。

【人體穴位配伍】將天樞穴、氣海穴、關元穴、足三里穴與下脘穴配伍按摩，可治急性菌痢。

11・建里

【功效與主治】建里穴屬於任脈，可和胃健脾、通降腑氣。多用於治療胃痛，腹痛、腹脹、嘔逆、不思飲食。

【取穴方法】上腹部，前正中線上，當臍中上3寸處。

【按摩方法】用雙手對穴位進行按壓，環繞按摩。力度要適中。

【人體穴位配伍】將內關穴與建里穴搭配按摩，可治胸中苦悶；將水分穴與建里穴配伍按摩，可治肚腹水腫。

12．中脘

【功效與主治】中脘屬於任脈，可和胃健脾、降逆利水。多用於治療胃潰瘍、胃炎、胃下垂、胃痙攣、子宮脫垂、食物中毒、蕁麻疹等疾病。

【取穴方法】位於上腹部，身體前正中線上，臍上4寸處。

【按摩方法】用手指端按壓該穴，注意力度要輕，以免壓傷腹內臟器。每次2分鐘，每日2次。

【人體穴位配伍】將公孫穴、內關穴、足三里穴與中脘穴配伍按摩，可治療胃痛、腹脹、腹瀉；將上脘穴、下脘穴、建里穴與中脘穴搭配按摩，可治療胃病。

13．上脘

【功效與主治】上脘穴屬於任脈，可和胃降逆、化痰寧神。多用於治療胃炎、胃痛、納呆、腹脹腹痛、咳嗽痰多、膈肌痙攣、腸炎。

【取穴方法】上腹部，前正中線上，當臍中上5寸。

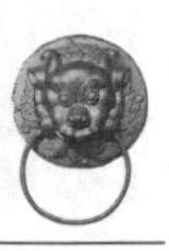

【按摩方法】用雙手對穴位進行按壓、環繞摩擦。力度要適中。

【人體穴位配伍】將天樞穴、中脘穴與上脘穴配伍按摩，可治療噯氣吞酸、腹脹、腸鳴、泄瀉。

14・巨闕

【功效與主治】巨闕穴屬於任脈，可安神寧心、寬胸止痛。多用於治療胃痙攣、膈肌痙攣、支氣管炎、胸膜炎、心絞痛、癲癇等疾病。

【取穴方法】位於身體前正中線上，鳩尾穴下1寸處。

【按摩方法】用手指指端按壓該穴，並做環狀運動，力度要適中。

【人體穴位配伍】將內關穴與巨闕穴配伍按摩，可治心絞痛；將神門穴與巨闕穴配伍按摩，可治失眠健忘。

15・鳩尾

【功效與主治】鳩尾穴屬於任脈，多用於治療肋間神經痛、胃神經痛、胃炎、支氣管炎和神經衰弱等疾病。

【取穴方法】位於身體前正中線上，胸劍結合部下1寸處。

【按摩方法】用手指指端按壓該穴，力度要適中。每次2分鐘，每日2次。

【人體穴位配伍】將梁門穴、足三里穴與鳩尾穴配伍按摩，可治胃痛；將三關穴、足三里穴與鳩尾穴配伍按摩，可治嘔吐。

16．中庭

【功效與主治】中庭穴屬於任脈，可寬胸消脹、降逆止嘔。多用於治療噎嗝、嘔吐、小兒吐奶。

【取穴方法】胸部，前正中線上，平第五肋間，即胸劍結合部。

【按摩方法】用雙手手指對穴位進行推拿、按壓按摩。力度要適中。

【人體穴位配伍】將俞府穴、意舍穴與中庭穴配伍按摩，可治嘔吐。

17．膻中

【功效與主治】膻中穴屬於任脈，可理氣寬胸、生津增液利上焦。多用於治療支氣管炎、支氣管哮喘、心絞痛、冠心病、乳腺炎等疾病。

【取穴方法】位於兩乳連線與身體前正中線的交點處。

【按摩方法】用手指指端按揉該穴，並做環狀運動，力度要適中，方向可自上而下，也可自下而上。

【人體穴位配伍】將中脘、氣海穴與膻中穴配伍按摩，可治嘔吐、反胃；將天突穴與膻中穴配伍按摩，可治哮喘；將曲池穴、合谷穴與膻中穴配伍按摩，可治療急性乳腺炎等症。

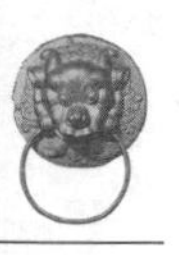

18．玉堂

【功效與主治】玉堂穴屬於任脈，可寬胸止痛、止咳平喘。多用於治療咳嗽，氣短，胸悶，心悸。

【取穴方法】胸部，當前正中線上，平第三肋間處。

【按摩方法】用雙手對穴位進行揉搓、推拿按摩。每次2分鐘，每日2次。

【人體穴位配伍】將巨闕穴與玉堂穴配伍按摩，可治療胸悶；將膻中穴與玉堂穴配伍按摩，可治療憋氣、哮喘。

19．紫宮

【功效與主治】紫宮穴屬於任脈，可寬胸理氣、止咳平喘。多用於治療心悸、胸悶、咳嗽、咽喉腫痛。

【取穴方法】當前正中線上，平第二肋間處。

【按摩方法】用雙手手指對穴位進行推拿、揉捏。力度要適中。

【人體穴位配伍】將扶突穴、合谷穴與紫宮穴配伍按摩，可治療咽喉腫痛；將膈俞穴、膻中穴與紫宮穴配伍按摩，可治療胸痛、憋氣、哮喘。

20．華蓋

【功效與主治】華蓋穴屬於任脈，可寬胸利肺、止咳平喘。多用於治療心悸胸痛、咳嗽、慾氣、咽痛。

【取穴方法】胸部，平第一肋間處。

【按摩方法】用雙手對穴位進行按壓、推拿按摩。力度要適中。

【人體穴位配伍】將氣戶穴與華蓋穴配伍按摩，可治脅肋疼痛；將少商穴與華蓋穴配伍按摩，可治療咽痛。

21・璿璣

【功效與主治】璿璣穴屬於任脈，可寬胸利肺、止咳平喘。多用於治療扁桃體炎、喉炎、氣管炎、胸膜炎、胃痙攣、咽喉疼痛。

【取穴方法】胸部，當前正中線上，胸骨上窩中央下1寸處。

【按摩方法】用雙手對穴位進行按壓、推拿。每次2分鐘，每日2次。

【人體穴位配伍】將鳩尾穴與璿璣穴配伍按摩，可治咽喉腫痛；將天突穴與璿璣穴配伍按摩，可治療咳嗽、慾氣。

22・天突

【功效與主治】天突穴屬任脈，可宣通肺氣、消痰止咳。多用於治療咳嗽、哮喘、咽喉腫痛、呃逆、失言、食道炎、胸部疼痛等疾病。

【取穴方法】位於頸部人體前正中線上，胸骨上窩中央。

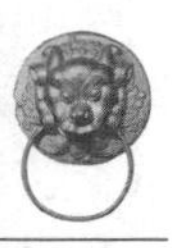

【按摩方法】用手指指腹端按壓該穴，同時做環狀運動，但一定要控制力度，以免傷到喉嚨。

【人體穴位配伍】將定喘穴、魚際穴與天突穴配伍按摩，可治哮喘、咳嗽；將少商穴、天容穴與天突穴配伍按摩，可治咽喉腫痛；將氣舍穴、合谷穴與天突穴配伍按摩，可治地方性甲狀腺腫大。

23・廉泉

【功效與主治】廉泉穴屬於任脈，可利喉舒舌、消腫止痛。多用於治療中風舌強不語、吞咽困難等疾病，並有緊縮頸部肌膚的作用。

【取穴方法】位於頸部身體前正中線上，喉結上方，舌骨上緣凹陷處。

【按摩方法】用手指端按摩2分鐘。

【人體穴位配伍】將通里穴、心俞穴與廉泉穴配伍按摩，可治療失語；將天柱穴、扶突穴與廉泉穴配伍按摩，對吞咽困難有較好的療效。

24・承漿

【功效與主治】承漿穴屬於任脈，可生津斂液、舒筋活絡。多用於治療口眼歪斜、齒齦腫痛、流涎、口舌生瘡、面部腫痛、癲癇等疾病。

【取穴方法】位於頦唇溝正中的凹陷處。

【按摩方法】用手指指腹端垂直按揉該穴2分鐘。每次2分鐘，每日2次。

【人體穴位配伍】將下關穴、地倉穴與承漿穴配伍按摩，對治療面神經炎、口斜眼歪有很好的療效。

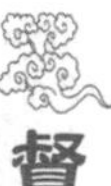

督脈穴（28穴）

1・長強

【功效與主治】長強穴屬督脈，可解痙止痛，調腸腑，利濕熱，暢通淋。多用於治療痔瘡、泄瀉、便秘、腰神經痛等疾病。

【取穴方法】位於尾骨尖端與肛門連線的中點處。

【按摩方法】取俯臥位，雙腳稍分開，按摩者用手指揉、按壓該穴，雙手交替按摩。每次4分鐘，每日2次。

【人體穴位配伍】將陰陵泉、上巨虛、三陰交與長強穴配伍按摩，可治痔瘡。

2・腰俞

【功效與主治】腰俞穴屬於督脈，可調經清熱、散寒除濕。多用於治療腰脊疼痛，脫肛，便秘，月經失調，下肢麻木、浮腫。

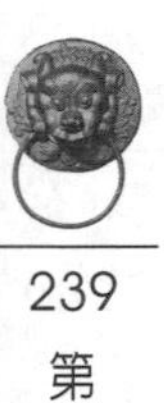

【取穴方法】骶部，當後正中線上，適對 管裂孔處。

【按摩方法】用雙手手指對穴位進行按壓、摩擦、推拿按摩。力度要適中。

【人體穴位配伍】將上髎穴、下髎穴與腰俞穴配伍按摩，可治療腰脊冷痛；將承山穴與腰俞穴配伍按摩，可治療痔瘡。

3・腰陽關

【功效與主治】腰陽關屬於督脈，可祛寒除濕、舒筋活絡。多用於治療腰骶神經痛、坐骨神經痛、類風濕、盆腔炎、心肌梗死、小兒痲痹等疾病。

【取穴方法】位於腰部，身體後正中線上，第四腰椎棘突下凹陷處。

【按摩方法】用兩手手指指腹端按、揉該穴，每次2分鐘。

【人體穴位配伍】將腎俞穴、委中穴與腰陽關穴配伍按摩，可治療腰痛；將命門穴與腰陽關穴配伍按摩可治療陽痿、遺精。

4・命門

【功效與主治】命門穴屬於督脈，可補腎壯陽。多用於治療前列腺炎、腎功能衰竭、胃下垂等疾病。

【取穴方法】位於腰部，身體後正中線上，第二腰椎棘突下凹陷處。

【按摩方法】用兩手手指指腹端按、揉該穴，每次2分鐘。

【人體穴位配伍】將足三里穴、脾俞穴與命門穴配伍按摩，可治療泄瀉；將腎俞穴與命門穴配伍按摩，可治療遺精、陽痿；將氣海穴、關元穴與命門穴配伍按摩，可治療月經失調。

5・懸樞

【功效與主治】懸樞穴屬於督脈，可助陽健脾、通調腸氣。多用於治療腹痛、泄瀉、子宮下垂、脫肛。

【取穴方法】腰部，當後正中線上，第一腰椎棘突下凹陷中。

【按摩方法】用雙手手指端對穴位進行按壓，繞環按摩。力度要適中。

【人體穴位配伍】將百會穴、神闕穴與懸樞穴配伍按摩，可治療脫肛。

6・脊中

【功效與主治】脊中穴屬於督脈，可健脾利濕、甯神鎮靜。多用於治療腰脊強痛、腹滿、不思進食、黃疸、腹

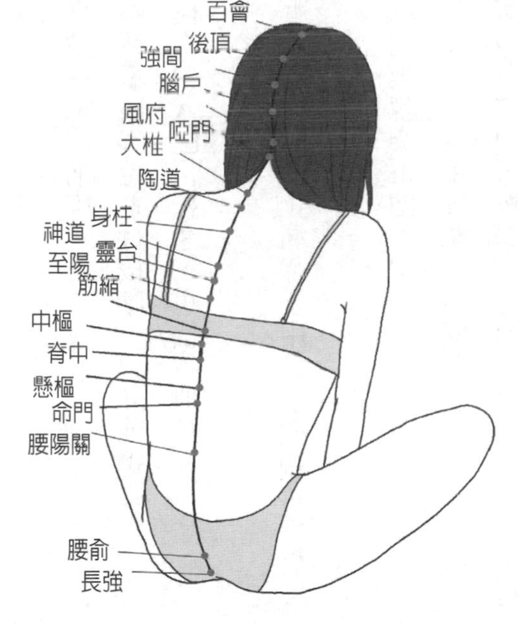

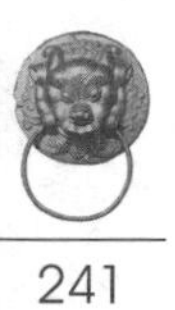

脹、嘔吐。

【取穴方法】當後正中線上，第十一胸椎棘突下凹陷中。

【按摩方法】用雙手手指對穴位進行按壓或環繞穴位進行按摩。力度要適中。

【人體穴位配伍】將足三里穴、天樞穴與脊中穴配伍按摩，可治療泄瀉。

7．中樞

【功效與主治】中樞穴屬於督脈，可健脾利濕、清熱止痛。多用於治療腰背疼痛、胃痛、腰脊強痛、嘔吐、腹滿、視力減退。

【取穴方法】背部，當後正中線上，第十胸椎棘突下凹陷中。

【按摩方法】用雙手端對穴位進行按壓、搓捏、環繞按摩，力度要適中。

【人體穴位配伍】將天樞穴、上巨虛穴與中樞穴配伍按摩，可治療腹滿、嘔吐；將腎俞穴、命門穴與中樞配伍按摩，可治療腰痛。

8．筋縮

【功效與主治】筋縮穴屬於督脈，可平肝熄風、寧神鎮痙。多用於治療癲癎、腰脊強痛、脅肋疼痛。

【取穴方法】背部，當後正中線上，第九胸椎棘突下凹陷中。

【按摩方法】用雙手指端對穴位進行按壓、搓捏、環繞按摩。力度要適中。每次2

分鐘，每日2次。

【人體穴位配伍】將肝俞穴、太沖穴與筋縮穴配伍按摩，可治療脅肋疼痛；將脊中穴、至陽穴與筋縮穴配伍按摩，可治療脊強而疼痛。

9・至陽

【功效與主治】至陽穴屬於督脈，可利膽退黃、健脾調中。多用於治療胸脊痛、脊強、黃疸、脅肋疼痛、四肢重痛等疾病。

【取穴方法】俯臥或正坐，在背部後正中線上，第七胸椎棘突下凹陷中取之。

【按摩方法】按摩時，用手指指腹垂直按壓、拿捏該穴，並做環狀運動，要求力度要適中，每次4分鐘，每日2次。

【人體穴位配伍】將日月穴、肝俞、膽俞、陽陵泉、足三里穴與至陽穴配伍按摩，可治療肝膽疾病；大陵穴、內關穴與至陽穴配伍按摩，可治療心悸。

10・靈台

【功效與主治】靈台穴屬於督脈，可清熱化濕、止咳定喘。多用於治療氣喘、咳嗽、背痛、項強疼痛。

【取穴方法】背部，當後正中線上，第六胸椎棘突下凹陷中。

【按摩方法】用雙手對穴位按壓、推拿。每次2分鐘，每日2次。

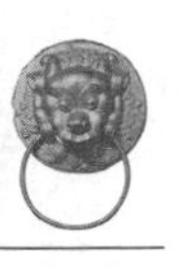

【人體穴位配伍】將肺俞、厥陰俞與靈台穴配伍按摩，可治療咳嗽、氣喘。

11．神道

【功效與主治】神道穴屬於督脈，可寧神安心、清熱平喘。多用於治療心悸，頭痛、肩背痛、咳喘、發熱。

【取穴方法】背部，當後正中線上，第五胸椎棘突下凹陷中。

【按摩方法】用雙手對穴位進行按壓、推拿。力度要適中。

【人體穴位配伍】將太陽穴、風池穴與神道穴配伍按摩，可治療發熱惡寒；將神門穴、上星穴、百會穴與神道穴配伍按摩，可治療失眠、健忘。

12．身柱

【功效與主治】身柱穴屬於督脈，可宣肺清熱、寧神鎮咳。多用於治療腰脊強痛、喘息、支氣管哮喘、神經衰弱。

【取穴方法】背部，當後正中線上，第三胸椎棘突下凹陷中。

【按摩方法】用雙手對穴位按壓、推拿。力度要適中。每次2分鐘，每日2次。

【人體穴位配伍】將天突穴、膻中穴與身柱穴配伍按摩，可治療咳嗽、哮喘。

13．陶道

【功效與主治】陶道穴屬於督脈，可解表清熱、截虐寧神。多用於治療頭痛、發熱惡寒、頸椎病。

【取穴方法】背部，當後正中線上，第一胸椎棘突下凹陷中。

【按摩方法】用雙手對穴位進行按壓、推拿按摩。力度要適中。

【人體穴位配伍】將風府穴、百會穴與陶道穴配伍按摩，治療頭痛；將大椎與陶道穴配伍按摩，可治療發熱惡寒。

14·大椎

【功效與主治】大椎穴屬於督脈，可清熱解表、截虐止痈。多用於治療瘧疾、氣喘、咳嗽、小兒驚風、感冒、頭頸項痛、濕疹、青春痘等疾病。

【取穴方法】位於人體後正中線上，第七頸椎棘突下凹陷處。

【按摩方法】用食指指腹端按壓該穴，並做環狀運動。每次2分鐘，每日2次。

【人體穴位配伍】將曲池穴、合谷穴與大椎穴配伍按摩，可治療惡寒；風池穴、天柱穴與大椎穴配伍按摩，可治療頭痛。

15·啞門

【功效與主治】啞門穴屬於督脈，可散風熄風、開竅醒神。多用於治療舌強不語、言語不利、嗓啞失音。

【取穴方法】當後髮際正中直上0.5寸，第一頸椎下取之。

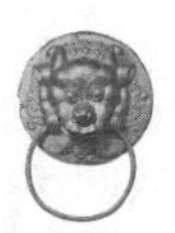

【按摩方法】用雙手對穴位進行按壓、掐捏。力度要適中。

【人體穴位配伍】將廉泉穴與啞門穴配伍按摩，可治療聾啞；將大杼穴與啞門穴配伍按摩，可治療頸項疼痛。

16・風府

【功效與主治】風府穴屬督脈，可散風熄風、通關開竅。多用於治療神經性頭痛、頸項部肌肉疼痛以及感冒等疾病。

【取穴方法】風府穴位於後髮際直向上1寸，枕外隆突直下方，兩側斜方肌之間的凹陷中。

【按摩方法】用中指指端自上而下揉按2分鐘，但按摩時一定要將身體坐直，頸部肌肉放鬆，頭顱微向前，時間依需要而定。每次2分鐘，每日2次。

【人體穴位配伍】將風池穴、天柱穴與風府穴配伍按摩，可治療頭痛。

17・腦戶

【功效與主治】腦戶穴屬於督脈，可醒神開竅、平肝熄風。多用於治療頭暈目眩，失音，眼睛痛，視物模糊不清。

【取穴方法】頭部，後髮際正中直上2.5寸，風府上1.5寸，枕外隆突的上緣凹陷處。

【按摩方法】用雙手指端對穴位進行按壓該穴。

【人體穴位配伍】將通天穴、風池穴與腦戶穴配伍按摩，可治療頭痛；將強間穴與腦戶穴配伍按摩，可治療視物模糊不清。

18・強間

【功效與主治】強間穴屬於督脈，可醒神寧心、平肝熄風，多用於治療頭痛、目眩、癲狂、頸部肌肉痙攣等疾病，多與其他穴位配合使用。

【取穴方法】位於後腦與後頸交接點的凹陷處向上3寸處。

【按摩方法】用手指指腹端向下按壓該穴，同時做環狀運動，時間依需要而定。

【人體穴位配伍】將太沖穴、印堂穴與強間穴配伍按摩，可治療頭痛；將後溪穴、申脈穴與強間穴配伍按摩，可治療神經疾病。

19・後頂

【功效與主治】後頂穴屬督脈，可醒神安神、熄風止痙。多用於治療頭痛、眩暈、頸部肌肉痙攣等疾病。

【取穴方法】後頂穴位於頭部後髮際正中向上5.5寸，亦即腦戶穴上3寸，百會穴後方1.5寸。

【按摩方法】用手指按壓、揉該穴，並做環狀運動，按摩時間可根據需要確定。

【人體穴位配伍】將人中穴、百會穴與後頂穴配伍按摩，可治療神經疾病；將行間

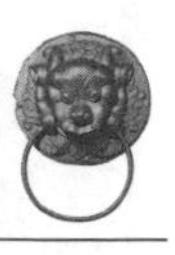

穴與後頂穴配伍按摩，可治療頭痛。

20・百會

【功效與主治】百會穴屬於督脈，可通竅活絡、補養氣血。多用於治療頭痛、眩暈、癲狂、失眠健忘、脫肛、痢疾等疾病。

【取穴方法】百會穴位於頭頂正中線與兩耳尖連線的交點處。

【按摩方法】用手指指腹端，揉搓該穴約2分鐘。

【人體穴位配伍】將關元穴、氣海穴配伍按摩，可治療子宮下垂、脫肛；將人中穴、廉泉穴與百會穴配伍按摩，可治療中風不語。

21・前頂

【功效與主治】前頂穴屬於督脈，可熄風醒腦、寧神鎮靜。多用於治療流涕、癲癇、頭痛。

【取穴方法】頭部，當前髮際正中直上3.5寸處。

【按摩方法】用雙手對穴位進行按壓、推拿按摩。每次2分鐘，每日2次。

【人體穴位配伍】將百會穴、四神聰穴與前頂穴配伍按摩，可治療頭痛。

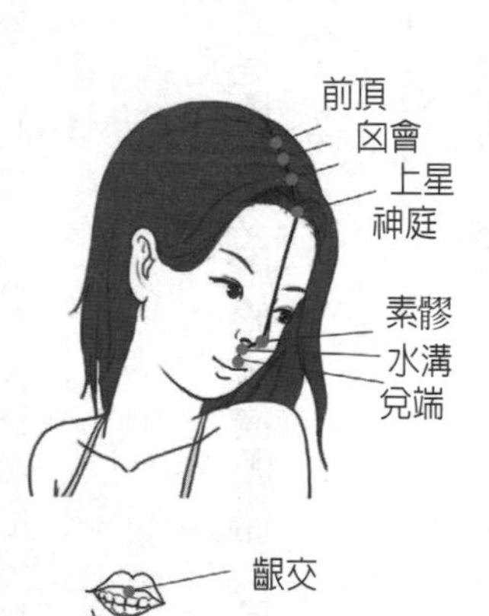

22・囟會

【功效與主治】囟會穴屬於督脈，可安神醒腦、清熱消腫。多用於治療頭暈、驚悸、面部浮腫。

【取穴方法】頭部，當前髮際正中直上2寸處。

【按摩方法】用雙手對穴位進行按壓、點按。力度要適中。

【人體穴位配伍】將本神穴、天柱穴與囟會穴配伍按摩，可治療驚悸；將合谷穴、迎香穴與囟會穴配伍按摩，可治療流涕。

23・上星

【功效與主治】上星穴屬於督脈，可清熱熄風、寧神通鼻。多用於治療眩暈、流涕、頭痛、目赤腫痛、鼻出血。

【取穴方法】頭部，當前髮際正中直上1寸。

【按摩方法】用雙手指指端對穴位進行按壓、點按。力度要適中。

【人體穴位配伍】將百會穴與上星穴配伍按摩，可治療流涕。

24・神庭

【功效與主治】神庭穴屬於督脈，可寧神醒腦、降逆平喘。多用於治療暈眩、頭暈、惡寒、流涕、失眠。

【取穴方法】頭部，當前髮際正中直上0.5寸。

【按摩方法】用雙手指指端對穴位進行按壓、點按。力度要適中。

【人體穴位配伍】將大椎穴與神庭穴配伍按摩，可治療頭痛、暈眩。

25・素髎

【功效與主治】素髎穴屬於督脈，可清熱消腫、通利鼻竅。多用於治療鼻流清涕、鼻塞、鼻息肉、鼻炎、虛脫。

【取穴方法】面部，當鼻尖的正中央。

【按摩方法】用雙手對穴位進行按壓，環繞穴位進行按揉。力度稍輕即可。每次2分鐘，每日2次。

【人體穴位配伍】將迎香穴與素髎穴配伍按摩，可治療鼻塞、鼻出血；將下關穴與素髎穴配伍按摩，可治療面部疼痛。

26・水溝

【功效與主治】水溝穴屬於督脈，可醒神開竅、清熱熄風。多用於治療中風、牙關緊閉、口歪、唇腫、面神經炎、昏迷。

【取穴方法】面部，當人中溝的上1/3與1/3交點處。

【按摩方法】用雙手指指端對穴位進行按壓即可。力度要適中。

【人體穴位配伍】將上星穴、十宣穴與水溝穴配伍按摩，可治療中風昏迷；將頰車穴、地倉穴與水溝穴配伍按摩，可治療顏面神經炎。

27．兌端

【功效與主治】兌端穴屬於督脈，可寧神醒腦、生津止渴。多用於治療口斜眼歪、昏迷、牙齦腫痛、面神經疾病。

【取穴方法】面部，當上唇的尖端，人中溝下端的皮膚與唇的移行部。

【按摩方法】用雙手指指端對穴位進行按壓，對準穴位環繞按摩。力度稍輕即可。

【人體穴位配伍】將水溝穴、頰車穴、地倉穴與兌端穴配伍按摩，可治療顏面神經炎；將後溪穴與兌端穴配伍按摩，可治療神經疾病。

28．齦交

【功效與主治】齦交穴屬於督脈，可寧神鎮痙、清熱消腫。多用於治療牙齦腫痛、牙關不開、鼻痔、目淚、鼻炎。

【取穴方法】上唇內，唇繫帶與上齒齦的相接處。

【按摩方法】用器械對穴位進行點壓或輕刺出血。

【人體穴位配伍】將頰車穴、地倉穴、合谷穴與齦交穴配伍按摩，可治療牙齦腫痛；將迎香穴與齦交穴搭配按摩，可治療鼻炎。

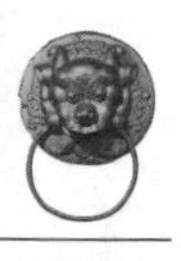

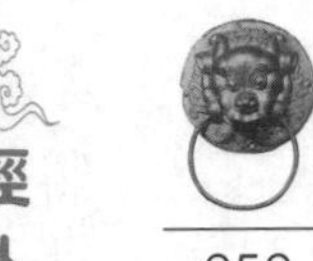

經外奇穴（43穴）

1・四神聰

【功效與主治】四神聰穴屬於頭面部的奇穴，可鎮靜安神，清頭明目，醒腦開竅。多用於治療頭痛、偏癱、眩暈、腦血管病後遺症、弱智、大腦發育不全等。

【取穴方法】頭頂部，當百會前後左右各1寸處各一個。

【按摩方法】用雙手指指端對穴位進行按壓，環繞按摩。力度要適中。

【人體穴位配伍】將承命穴、鬼哭穴與四神聰配伍按摩，可治癲癇；將髮際穴、虎口穴、太陽穴與四神聰配伍按摩，可治頭痛；將鼻交穴、印堂穴、虎口穴、當陽穴、髮際穴與四神聰配伍按摩，可治眩暈。

2・魚腰

【功效與主治】魚腰穴屬於頭面部的奇穴，可鎮驚安神，疏風通絡。多用於治療雙眼視物模糊不清、眼皮肌肉痙攣跳動、近視、急性結膜炎。

【取穴方法】魚腰穴屬於頭面部的奇穴，可延瞳孔直上，於眉毛中間處。

【按摩方法】用雙手手指對穴位進行點壓、按揉。力度要稍輕。每次2分鐘，每日2次。

【人體穴位配伍】將耳尖穴與魚腰穴配伍按摩，可治眼睛視物模糊；將魚腰穴與合谷穴配伍按摩，可治近視；將風府穴、風池穴、攢竹穴、絲竹空穴、合谷穴、太沖穴與魚腰配伍按摩可治急性結膜炎。

3・上明

【功效與主治】上明穴屬於頭面部的奇穴，可明目止痛，清熱活血。多用於治療視物模糊，雙眼紅腫。

【取穴方法】上明穴位於眉弓中點，眶上緣下。

【按摩方法】用雙手手指指端對穴位進行按揉，輕壓眼球向下、向眶緣緩慢按摩即可。

【人體穴位配伍】將睛明穴、攢竹穴與上明穴配伍按摩，可治視物模糊；將絲竹

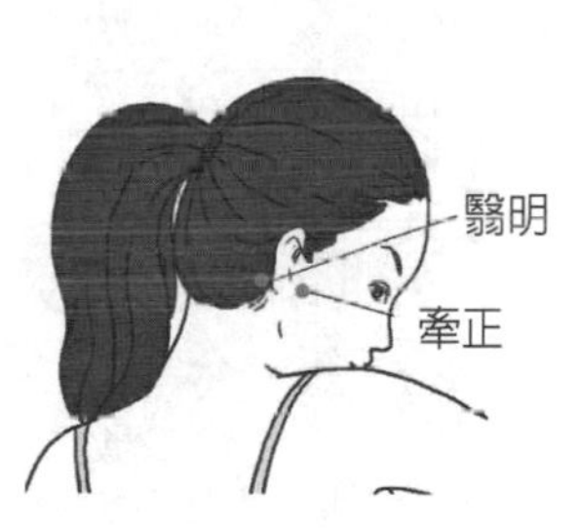

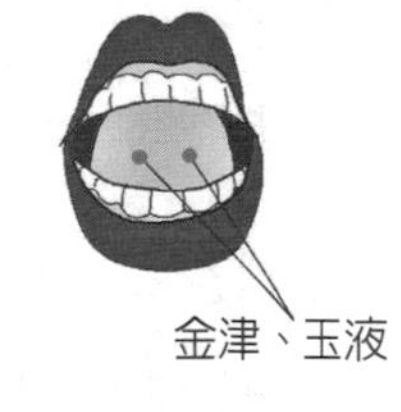

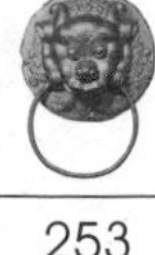

空、顱顖與上明穴配伍按摩，可治眼睛紅腫、疼痛。

4．球後

【功效與主治】球後穴屬於頭面部的奇穴，可清熱明目。多用於治療眼疾。

【取穴方法】當眶下緣外1/4與內3/4交界處。

【按摩方法】用雙手手指指端對穴位進行按壓。力度要適中。

【人體穴位配伍】將風池穴、曲池穴、合谷穴、太沖穴與球後配伍按摩，可治青光眼；將太陽穴、合谷穴、睛明穴、養老穴與球後穴配伍按摩，可治各種眼部疾病。

5．印堂

【功效與主治】印堂穴屬頭面部的奇穴，可清頭明目，通鼻開竅。多用於治療鼻塞、高血壓、神經性頭痛等疾病。

【取穴方法】位於額部兩眉頭之間。

【按摩方法】用兩手手指指腹端按壓該穴，做環狀運動。每次2分鐘，每日2次。

【人體穴位配伍】將攢竹穴、絲竹空穴、迎香穴、合谷穴、上星穴與印堂穴配伍按摩，可治鼻塞、目痛；將太陽穴、風池穴、攢竹穴、頭維穴與印堂穴配伍按摩，可治頭暈、頭痛，對調節血壓療效好；將中沖穴、百會穴、大敦穴、合谷穴與印堂穴配伍按摩，可治腦中風引起的不省人事。

6・太陽

【功效與主治】太陽穴屬於頭面部的奇穴，可清肝明目，通絡止痛。多用於治療頭痛、眼疾、牙痛。

【取穴方法】於眉梢與目外眥之間，向後約一橫指的凹陷處。

【按摩方法】用雙手手指對穴位進行推拿、按壓按摩。力度要適中。

【人體穴位配伍】將印堂穴、合谷穴、神庭穴與太陽穴配伍按摩，可治感冒引起的頭痛、眩暈、目赤；將頭維穴、攢竹穴、翳風穴與太陽穴配伍按摩，可治療各種眼痛及牙齒疼痛。將耳尖穴與與太陽穴配伍按摩可治急性結膜炎。

7・鼻通

【功效與主治】鼻通穴屬於頭面部的奇穴，可活血祛風，通利鼻竅。多用於治療流涕、鼻塞。

【取穴方法】鼻唇溝上端盡處。

【按摩方法】用雙手手指指端對穴位進行推拿、按壓按摩。力度要適中。

【人體穴位配伍】將上星穴、印堂穴、合谷穴與鼻通穴配伍按摩，可治慢性鼻炎、流涕、鼻塞；將攢竹穴、列缺穴地倉穴、插花穴與鼻通穴配伍按摩，可治療鼻竇炎、頭面疔瘡。

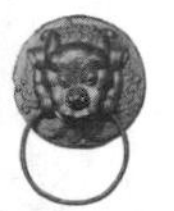

8・金津、玉液

【功效與主治】金津穴、玉液穴屬於頭面部的奇穴，可清瀉熱邪，生津止渴。多用於治療扁桃腺炎、口腔潰瘍。

【取穴方法】於舌下繫帶左、右側的靜脈上。

【按摩方法】用潔淨手指對穴位進行按壓即可。每次2分鐘，每日2次。

【人體穴位配伍】將長強穴與金津、玉液兩穴配伍按摩，可治療口腔潰瘍；將合谷穴、列缺穴、地倉穴、頰車穴、承漿穴、三里穴與兩穴配伍按摩，可治面頰泛腫生瘡。

9・承漿

【功效與主治】承漿穴屬於頭面部的奇穴，可清熱疏風。多用於治療牙痛、面部浮腫、三叉神經痛，面肌痙攣。

【取穴方法】頦唇溝中點兩旁開1寸處。

【按摩方法】用雙手手指對穴位進行按壓、推拿、揉捏。力度要適中。

【人體穴位配伍】將唇裏穴與承漿穴配伍按摩，可治齒槽尖腫；將合谷穴、下關穴、頰車穴與承漿穴配伍按摩，可治下牙痛；將攢竹穴、四白穴與承漿穴配伍按摩，可治面部痙攣、三叉神經痛。

10・牽正

【功效與主治】牽正穴屬於頭面部的奇穴，可祛風清熱，通經活絡。多用於治療口瘡、牙痛、顏面神經炎。

【取穴方法】耳垂前方0.5寸，與耳小點相平處。

【按摩方法】用雙手手指指端對穴位進行按壓、推拿。每次2分鐘，每日2次。

【人體穴位配伍】將地倉穴、風池穴、陽白穴與牽正穴配伍按摩，可治面癱；將承漿穴、齦交穴、地倉穴、合谷穴、翳風穴與牽正穴配伍按摩，可治口瘡、牙痛、腮腺炎等症。

11・翳明

【功效與主治】翳明穴屬於頭面部的奇穴，可明目聰耳，寧心安神。多用於治療各種眼疾以及頭痛症狀。

【取穴方法】於項部，當翳風後1寸處。

【按摩方法】用雙手手指指端對穴位進行按壓、輕掐。每次2分鐘，每日2次。

【人體穴位配伍】將承泣、魚腰、絲竹空、睛明、攢竹、風池與翳明穴配伍按摩，可治近視；將風池、上睛明、球後與翳明穴配伍按摩，可治視神經萎縮。

12・頸臂

【功效與主治】頸臂穴屬於頭面部的奇穴，可祛風止痛，活血通絡。多用於治療上

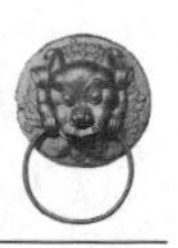

肢麻木、疼痛。

【取穴方法】鎖骨1/3與2/3交界處直上1寸處。

【按摩方法】用雙手手指指端對穴位進行輕彈，推揉即可。

【人體穴位配伍】將抬肩、肩前、奪命穴與頸臂穴配伍按摩，可以治療上肢麻木、疼痛。

13・百勞

【功效與主治】百勞穴屬於軀幹部的奇穴，可滋補肺陰，舒筋活絡。多用於治療咳嗽、憋氣、陰虛內熱等症狀。

【取穴方法】大椎穴直上2寸，後正中線旁開1寸。

【按摩方法】用雙手手指對穴位進行按壓、推拿。每次3分鐘，每日2次。

【人體穴位配伍】將肺俞穴、中脘穴、足三里穴與百勞穴配伍按摩，可治咳嗽；將列缺穴、三里穴、肺俞穴、乳根穴、風門穴與百勞穴配伍按摩，可治咯血；將陰郄穴與百勞穴配伍按摩，可治盜汗。

14・崇骨

【功效與主治】崇骨穴屬於軀幹部的奇穴，可清肺利氣，止咳袪痰。多用於治療咳嗽、哮喘、頸項強痛。

【取穴方法】第六頸椎棘突下。

【按摩方法】用雙手手指指端對穴位進行按壓即可。

【人體穴位配伍】將大椎穴、陶道穴、太溪穴、後溪穴、間使穴、復溜穴、神門穴、章門穴、脾俞穴與崇骨穴配伍按摩，可治瘧疾。

15・定喘

【功效與主治】定喘穴屬於軀幹部的奇穴，可止咳平喘，通宣理肺。適用於治療支氣管炎、落枕。

【取穴方法】第七頸椎棘突下，旁開0.5寸。

【按摩方法】用雙手手指對穴位進行按壓即可。

【人體穴位配伍】將膻中穴、內關穴、大椎穴、中喘穴、豐隆穴與定喘穴配伍按摩，可治哮喘；將天突穴、大椎穴、豐隆穴與定喘穴配伍按摩，可治百日咳；將湧泉穴、天突穴、豐隆穴與定喘穴配伍按摩，可治慢性支氣管炎。

16・夾脊

【功效與主治】夾脊穴屬於軀幹部的奇穴，可調節臟腑機能。主治心肺、上肢疾病，下胸部穴位治療胃腸疾病，腰部的穴位治療腰、腹及下肢的疾病。

【取穴方法】第一胸椎至第五腰椎棘突下兩側，後正中線旁開0.5寸處取之，一側17

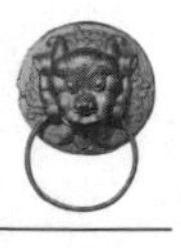

個穴位。

【按摩方法】用雙手手指指端對穴位進行按壓，揉捏，推拿按摩。力度要適中。每次3分鐘，每日2次。

【人體穴位配伍】將十宣穴與夾脊配伍按摩，可治霍亂轉筋；將風池穴、大杼穴、陽陵穴與夾脊配伍按摩，可治小兒痿痹；將血海穴、膈俞穴、脾俞穴、三陰交穴、太白穴、肝俞穴、陽白穴、心俞穴、百會穴、關元穴、獨陰穴、八髎穴與夾脊配伍按摩，可治崩漏。

17・痞根

【功效與主治】痞根穴屬於軀幹部的奇穴，可健脾和胃，理氣止痛。多用於治療腰痛、小腸疝氣。

【取穴方法】第一腰椎棘突下，旁開3.5寸處。

【按摩方法】用雙手手指指端對穴位進行揉搓，推拿按摩。

【人體穴位配伍】將竹杖穴、下極俞穴與痞根穴配伍按摩，可治腰痛；將關穴元穴、大敦穴，與痞根穴配伍按摩，可治便秘。

18・腰眼

【功效與主治】腰眼穴屬於軀幹部的奇穴，可強腰健腎。多用於治療腰痛，腹痛、糖尿病、月經失調。

【取穴方法】第四腰椎棘突下，旁開約3.5寸凹陷中。

【按摩方法】用雙手手指指端對穴位進行按壓，摩擦，推拿。力度要適中。每次3分鐘，每日2次。

【人體穴位配伍】將鬼眼穴、大椎穴、陶道穴、肺俞穴、膏肓穴、關元穴、足三里穴與腰眼穴配伍按摩，可治虛勞咳嗽；將脾俞穴、腎俞穴與腰眼穴配伍按摩，可以治療腎下垂。

19・十七椎

【功效與主治】十七椎屬軀幹部的奇穴，可調經止血，祛風散寒。多用於治療痛經，功能性子宮出血。

【取穴方法】第五腰椎棘突下。

【按摩方法】用雙手手指指端對穴位進行按壓，揉搓，輕捏。力度要適中。

【人體穴位配伍】將秩邊穴、關元俞穴與十七椎配伍按摩，可治腰骶痛；將中極穴、三陰交穴、太溪穴與十七椎配伍按摩，可治經痛。

20・腰奇

【功效與主治】腰奇穴屬於軀幹部的奇穴，可祛風定癇，利便通竅。多用於治療癲

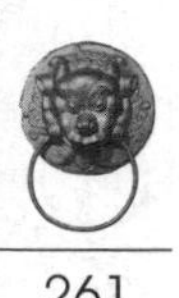

癎、頭痛、痔瘡、便秘。

【取穴方法】尾骨尖直上2寸處。

【按摩方法】用雙手手指指端對穴位進行按壓、揉捏，推搓按摩。力度要適中。每次3分鐘，每日2次。

【人體穴位配伍】將大椎穴、百會穴、印堂穴、人中穴、委中穴、足踵穴、湧泉穴、勞宮穴、合谷穴、四縫穴、中沖穴、地倉穴、迎香穴、承泣穴與腰奇穴配伍按摩，可治療癲癎；將百會穴與腰奇穴配伍按摩，有通經活絡的作用，可治療頭痛。

21・三角灸

【功效與主治】三角灸穴屬於軀幹部的奇穴，可調理氣機。多用於治療痛經、腹痛、盆腔炎等女性疾病。

【取穴方法】患者兩口角的長度爲一

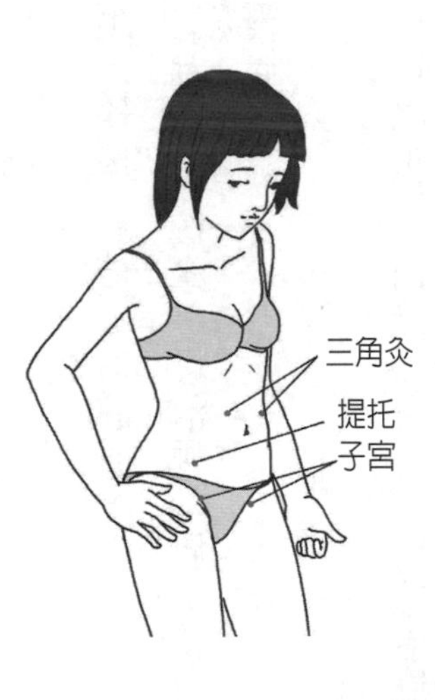

邊，做一等邊三角形，將頂角置於患者臍心，底邊呈水平線，兩底角處為該穴。

【按摩方法】用雙手手指指端對穴位進行按壓、推拿按摩。力度要適中。

【人體穴位配伍】將歸來穴、關元穴與三角灸配伍按摩，可治療女性腹痛、盆腔炎；將氣沖穴與三角灸配伍按摩，可調理氣機，治腹痛。

22・提托

【功效與主治】提托穴屬於軀幹部的奇穴，可調理下焦，補氣升提。多用於治療中氣下陷、陰部墜脹疼痛、腹痛。

【取穴方法】關元穴旁開4寸。

【按摩方法】用雙手手指指端對穴位進行按壓、推拿。力度要適中。

【人體穴位配伍】將中極穴、曲骨穴、足三里穴、三陰交穴與提托配伍按摩，可治療子宮脫垂症；將急脈穴、曲泉穴、太沖穴與與提托配伍按摩，可調理下焦、補氣，治腹痛、陰部墜脹。

23・子宮

【功效與主治】子宮穴屬於軀幹部的奇穴，可調經理氣，升提下陷。多用於治療月經失調、小腸疝氣、腹脹、腹痛、不孕、子宮脫垂。

【取穴方法】臍下4寸旁開3寸處。

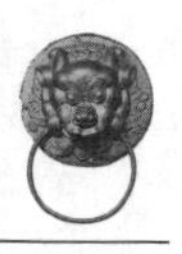

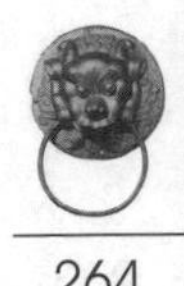

【按摩方法】用雙手手指指端對穴位進行按壓、搓揉。力度稍輕些。每次3分鐘，每日2次。

【人體穴位配伍】將曲骨穴、經中穴、交儀穴與子宮穴配伍按摩，可治月經閉止或月經失調；將氣海、關元、中極、與子宮穴配伍按摩，可養血調經，培補眞元，補命門，暖子宮，調經帶，育子嗣。

24・八邪

【功效與主治】八邪穴屬於四肢部的奇穴，可祛風通絡，清熱解毒。多用於治療手指麻木、頭痛、咽部不適。

【取穴方法】手指背側，五指間，指蹼緣後方赤白肉交際處，左右共八穴。

【按摩方法】用雙手手指指端對穴位進行按壓，也可用針灸，點刺出血即可。

【人體穴位配伍】將三間穴、後溪穴與八邪穴配伍按摩，可治手指麻木；將後溪穴、承漿穴、合谷穴、外關穴、四關穴，與八邪配伍按摩，可治破傷風。

25・中泉

【功效與主治】中泉穴屬於四肢部的奇穴，可祛風止痛，清熱通絡。多用於治療腕關節痛，胃部不適。

【取穴方法】腕背橫紋上靠近大拇指的凹陷處。

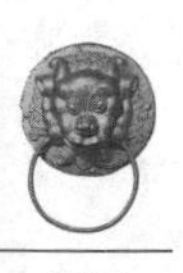

【按摩方法】用雙手手指指端對穴位進行按壓，揉搓按摩。力度要適中。

【人體穴位配伍】將肩髃穴與中泉穴配伍按摩，可治療肩周炎；將三重穴與中泉穴配伍，可治面部神經麻痹、口歪眼斜、腦血栓症。

26・落枕

【功效與主治】落枕穴屬於四肢部的奇穴，可舒筋活血，祛風通絡。多用於治療落枕、肩臂痛、胃痛。

【取穴方法】手背，位於第二、第三掌骨間，掌指關節後0.5寸處。

【按摩方法】用雙手手指指端對穴位進行輕彈、揉捏。力度要適中。

【人體穴位配伍】將後溪穴、懸鐘穴、阿是穴與落枕穴配伍按摩，可治療落枕；將手三里與落枕穴配伍按摩，常用於胃腸疾病及手臂疼痛與麻木的治療和保健。

27・十宣

【功效與主治】十宣穴屬於四肢部的奇穴，可清熱開竅。多用於治療癔病、驚厥、高熱、抽搐。

【取穴方法】手十指尖端，距指甲游離緣0.1寸，左右共10個。

【按摩方法】用雙手手指指端對穴位進行彈擊、掐按。力度要適中。

【人體穴位配伍】將合谷穴與十宣穴配伍按摩，可治療面部疾患、抽搐、高熱。將大骨空穴與十宣穴配伍按摩，可治上吐下瀉。

28・四縫

【功效與主治】四縫穴屬於四肢部的奇穴，可消食導滯，祛痰化積。多用於治療兒童氣喘、咳嗽、腹痛、腹脹。

【取穴方法】第二至第五指掌側，近端指關節的中央，共四穴。

【按摩方法】用雙手手指指端進行穴位按壓、揉搓、輕擊。力度要適中。

【人體穴位配伍】將中脘穴、章門穴、脾俞穴、胃俞穴、足三里穴、公孫穴與四縫穴配伍按摩，可治療疳積，脾胃虛弱；將內關穴、合谷穴與四縫穴配伍按摩，可治療百日咳。

29・大骨空

【功效與主治】大骨空穴屬於四肢部的奇穴，可退翳明目。多用於治療雙眼紅腫、視物模糊、嘔吐、鼻出血。

【取穴方法】拇指背側，指間關節的中點處。

【按摩方法】用雙手手指指端對穴位進行按壓、推拿即可。

【人體穴位配伍】將小骨空、光明穴、太陽穴與大骨配伍按摩，可治療目翳；將小骨空穴、太陽穴、內迎香穴與大骨空配伍按摩，可治療一切目疾。

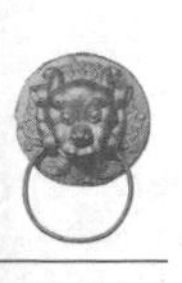

30・小骨空

【功效與主治】小骨空穴屬於四肢部的奇穴，可明目止痛。多用於治療視物模糊，雙眼紅腫，咽喉疼痛，指關節疼痛。

【取穴方法】小指背側，近側指間關節的中點處。

【按摩方法】用雙手手指指端對穴位進行按壓、推拿。力度要適中。

【人體穴位配伍】將大骨空與小骨空穴配伍按摩，可治療爛眼症；將後溪穴、攢竹穴、合谷穴、臨泣穴與小骨空穴配伍按摩，可治眼赤腫痛等不適。

31・中魁

【功效與主治】中魁穴屬於四肢部的奇穴，可調理中焦，祛風止痛。多用於治療嘔吐、牙痛、指關節痛。

【取穴方法】中指背側近端指關節橫紋中點。

【按摩方法】用雙手手指指端對穴位進行按壓、推拿、搓捏。力度要適中。

【人體穴位配伍】將勞宮穴、公孫穴、足三里、中脘穴、大腸俞穴與中魁穴配伍按摩，可治噎膈；將氣海穴、膈俞穴、胃俞穴、支溝穴與中魁穴配伍按摩，可治翻胃。

32・二白

【功效與主治】二白穴屬於四肢部的奇穴，可調和氣血，提肛消痔。多用於治療脫肛、痔瘡。

【取穴方法】腕橫紋上4寸，橈側腕屈肌腱的兩側。

【按摩方法】用雙手手指指端對穴位進行按壓、揉搓。力度要適中。

【人體穴位配伍】將百會穴、志室穴、長強穴與二白穴配伍按摩，可治脫肛久痔。

33・肘尖

【功效與主治】肘尖穴屬於四肢部的奇穴，可清熱祛痰，通絡散結。多用於治療頸、腋淋巴結結核、腫痛。

【取穴方法】尺骨鷹嘴的尖端。

【按摩方法】用雙手手指指端對穴位進行按壓，推拿按摩。力度要適中。

【人體穴位配伍】將肩頭穴、人迎穴、肩外俞穴、天井穴、騎竹馬穴與肘尖穴配伍按摩，可治頸、腋淋巴結結核、腫痛；將曲池穴、神門穴、合谷穴、三陰交穴與肘尖穴配伍按摩，可治療遍身癢如蟲行不可忍。

34・肩前

【功效與主治】肩前穴屬於四肢部的奇穴，可祛風利節，解痙止攣。多用於治療肩臂痛、上肢麻木、肩周炎。

【取穴方法】腋前紋頭與肩峰連線的中點。

【按摩方法】用雙手手指指端對穴位進行按壓，繞環按摩。力度要適中。

【人體穴位配伍】將肩井穴與肩前穴配伍按摩，可治療肩背痹痛、手臂不舉、頸項強痛；將天宗穴、曲垣穴與肩前穴配伍按摩，可治肩胛疼痛。

35・百蟲窩

【功效與主治】百蟲窩穴屬於四肢部的奇穴，可祛風活血，驅蟲止癢。多用於治療蕁麻疹、下部生瘡、風疹、皮膚瘙癢症。

【取穴方法】大腿內側，髕底內側端上3寸處。

【按摩方法】用雙手手指指端對穴位進行按壓，推拿按摩。力度要適中。

【人體穴位配伍】將曲池穴、血海穴與百蟲窩穴配伍按摩，可治蕁麻疹；將曲池穴、合谷穴、間使穴、大陵穴、足三里穴、委中穴、行間穴與百蟲窩配伍按摩，可治疥瘡、癬瘡，以及皮膚瘙癢症。

36・鶴頂

【功效與主治】鶴頂穴屬於四肢部的奇穴，可通利關節。多用於治療各種膝關節病，下肢麻木、浮腫。

【取穴方法】髕骨內上角上3寸處。

【按摩方法】用雙手手指指端對穴位進行按壓，推拿，繞環按摩。力度要適中。

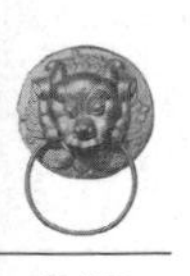

【人體穴位配伍】將三陰交穴與鶴頂穴配伍按摩，可治膝關節麻木；將梁丘穴、膝眼穴、足三里穴、陽陵泉穴、陰陵泉穴、三陰交穴與鶴頂穴配伍按摩，可治各種膝關節病痛。

37．膝眼

【功效與主治】膝眼穴屬於四肢部的奇穴，可活血通絡，疏利關節。多用於治療各種膝關節病症，下肢病痛。

【取穴方法】髕韌帶兩側凹陷處。

【按摩方法】用雙手手指指端對穴位進行按壓，揉搓按摩。力度要適中。

【人體穴位配伍】將行間穴、絕骨穴、太沖穴、三里穴、陽陵泉穴與膝眼穴配伍按摩，可治膝關節酸痛；將足三里穴、陽陵泉穴、承山穴、委中穴、環跳穴與膝眼穴配伍按摩，可治下肢風濕性關節炎，腿痛。

38．環中

【功效與主治】環中穴屬於腰部的奇穴，可祛風止痛，舒筋散結，解痙攣。多用於治療腰腿疼痛，坐骨神經痛。

【取穴方法】環跳穴與腰俞穴連線的中點。

【按摩方法】用雙手手指指端對穴位進行按壓、揉搓即可。力度要適中。

【人體穴位配伍】將環跳穴、腰俞穴與環中穴配伍按摩，可治腰腿疼痛、坐骨神經痛等症。

39・膽囊

【功效與主治】膽囊穴屬於四肢部的奇穴，可利膽通腑。多用於治療膽囊炎、膽道蛔蟲症。

【取穴方法】小腿外側，陽陵泉穴下1～2寸壓痛明顯處。

【按摩方法】用雙手手指指端對穴位進行按壓，揉捏，推拿按摩。力度要適中。

【人體穴位配伍】將內關穴、丘墟穴與膽囊穴配伍按摩，可治膽囊炎；將陽陵泉穴、期門穴與膽囊穴配伍按摩，可治急性膽道疾病。

40・闌尾

【功效與主治】闌尾穴屬於四肢部的奇穴，可清熱解毒，化淤通腑。多用於治療急、慢性闌尾炎，腹痛腹瀉。

【取穴方法】外膝眼下5寸處。

【按摩方法】用雙手手指指端對穴位進行按壓，輕推按摩。力度要適中。

【人體穴位配伍】將足三里穴、麥氏點與闌尾穴配伍按摩，可治單純性闌尾炎；將上巨虛穴、天樞穴、地機穴與闌尾穴配伍按摩，可治腸癰。

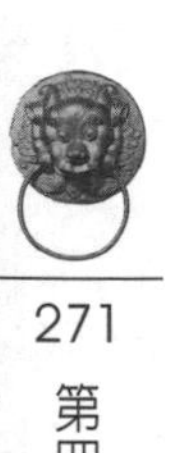

41・八風

【功效與主治】八風穴屬於四肢部的奇穴，可祛風通絡，清熱解毒。多用於治療足部不適、月經失調、腳軟無力。

【取穴方法】足背側，第一～五趾間，趾間後方赤白肉交際處，一側四穴，共有八個。

【按摩方法】用雙手手指指端對穴位進行按壓，揉搓。力度要適中。

【人體穴位配伍】將陵後穴、足三里穴與八風穴配伍按摩，可治下肢及足趾麻木。

42・獨陰

【功效與主治】獨陰穴屬於

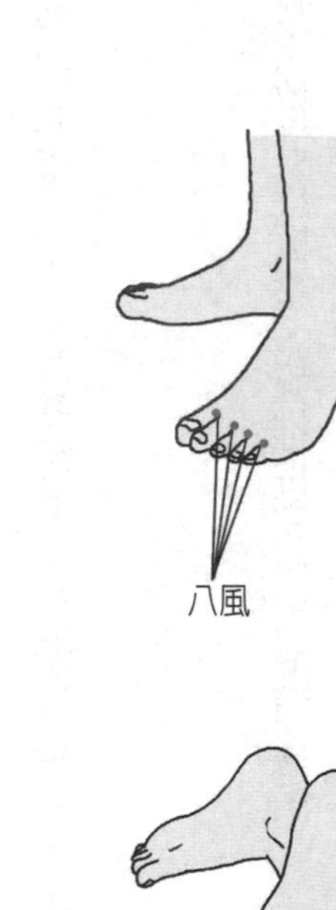

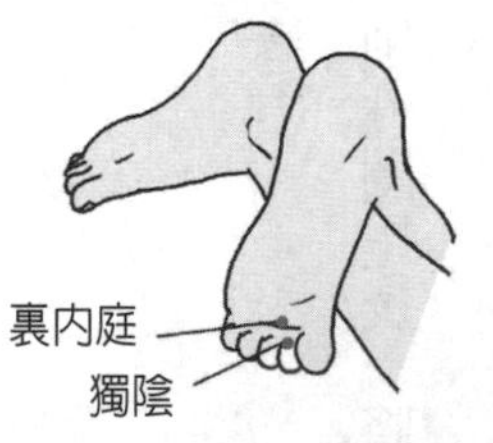

四肢部的奇穴，可調理沖任。多用於治療突發的心痛、胃痛、疝氣、月經失調。

【取穴方法】足底第二趾的蹠趾間關節的中點。

【按摩方法】用雙手手指指端對穴位進行按壓，掐捏。力度要適中。

【人體穴位配伍】將中髎穴、下髎穴、太沖穴與獨陰穴配伍按摩，可治陰痛；將肝俞穴、脾俞穴、膈俞穴、足三里穴、太沖穴與獨陰穴配伍按摩，可治胃脘痛；將然谷穴、上脘穴、氣海穴、湧泉穴、間使穴、支溝穴、足三里穴、大敦穴與獨陰穴配伍按摩，可治突發性心痛。

43·裏內庭

【功效與主治】裏內庭穴屬於四肢部的奇穴，可鎮驚安神，消食導滯。多用於治療癲癇，足底麻木、疼痛，急性胃

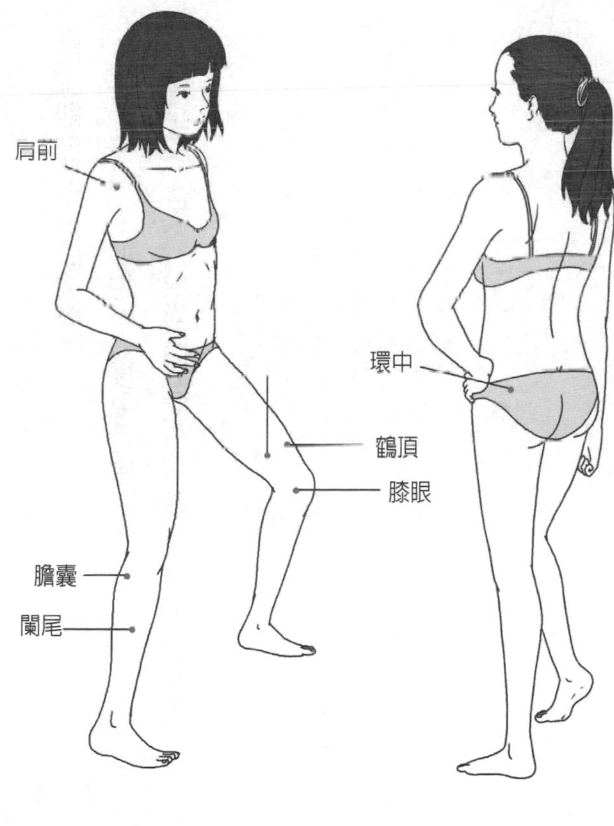

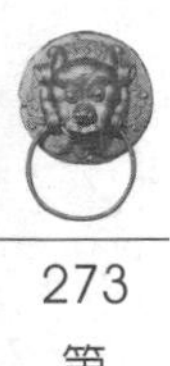

痛。

【取穴方法】足底第二、第三蹠趾關節前方凹陷處。

【按摩方法】用雙手手指對穴位進行彈擊、掐拍。力度要適中。

【人體穴位配伍】將獨陰、湧泉、足膝、足心與裏內庭配伍按摩，可治足底痲木、疼痛、急性胃痛。

第五章

男人要事業更要健康

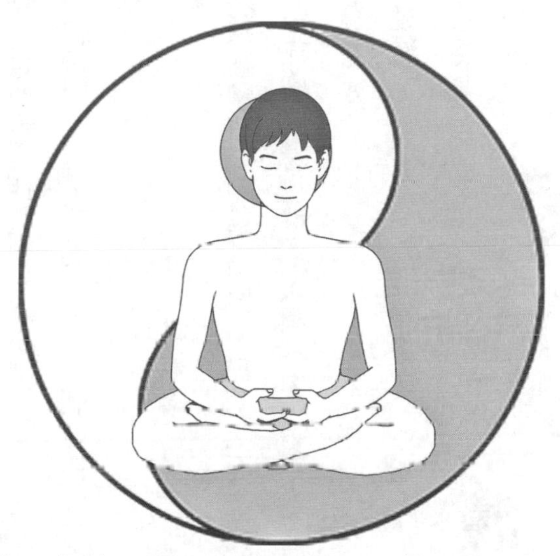

對於辛苦工作的人們，尤其是男人，「四十歲之前拼命賺錢，四十歲之後拿錢買命」似乎成了他們最貼切的寫照。男人在專注於事業的時候往往對自己的身體疏於管理，他們總是遠離醫生和醫院，認為那是懦弱的表現。但一個嚴峻的事實擺在我們面前，那就是：物質生活不斷提高，但男人的身體卻越來越弱。如何讓自己有使不完的勁兒，能夠從容不迫地安排生活，勝任工作？那就從按摩開始吧！

天賜大穴，男人的腎不再虛

我們說「腎爲先天之本」，主藏精，主水納氣，主骨生髓，通於耳及二陰，是人體的動力源。但由於現代生活，工作壓力大，男人身上的擔子更重，因此，不少男人便不知不覺地腎虛了。大約是因爲腎虛會拖累男人們做很多事情，因此，使得大多數男士「談虛色變」。

・針對男性腎陽虛

明代張介賓在《類經圖翼・大寶論》中說：「天之大寶，只此一丸紅日；人之大寶，只此一息眞陽。」那麼腎陽也就是人體本中之本了。而「腰爲腎之腑」。因此，當人腎陽虛的時候，就會感覺腰酸腿軟，腰部發涼，特別是在性生活之後更加明顯，同時還會手腳冰涼等。這時，我們只要用上兩個天賜大穴，就可以大大改善腎虛中的症狀，這就是腎

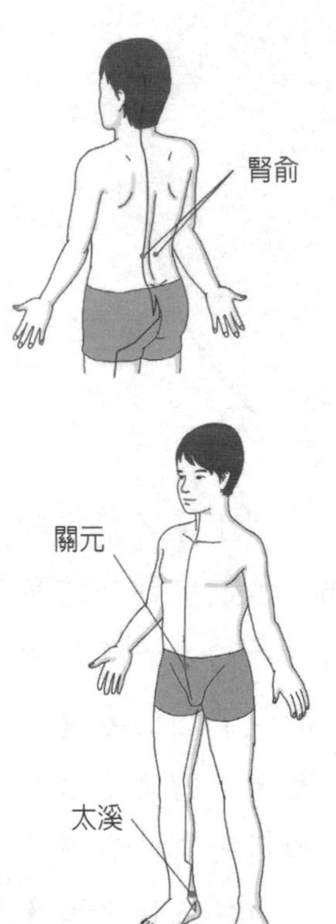

俞和關元。

（1）腎俞　腎俞位於命門穴旁開四指的地方（命門穴是督脈的穴位，位於脊柱上面和肚臍相對應的位置），屬足太陽膀胱經上，是腎臟的氣血精氣在背部的集散地。刺激腎俞最好是在晚上12點鐘左右，如果睡得早也可以在睡前半小時做。刺激的方法最好是艾灸，這樣等同於給腎直接加熱；其次也可以用拔罐，或者將兩手搓熱立刻將掌心貼在腎俞上，不熱時再重複3~5次。

（2）關元　關元是任脈和足三陰經的交會穴，位於肚臍直下四指的地方，可以說是提高人體性功能的第一大穴。

操作方法：每晚臨睡前，先艾灸關元15分鐘，艾條距皮膚約2釐米（公分）左右，以感覺皮膚發熱不燙爲度。然後喝一杯溫開水，再灸兩側腎俞穴各15分鐘，或者在兩側腎俞穴上拔罐10分鐘，拔的時候以皮膚稍微發緊，不疼爲度。然後再躺下睡覺時快速把手搓熱，掌心墊在腎俞下面，停留默數50個數。

在冬季爲溫補腎陽，可以採用灸法，但是其他季節就不要多用了，比如夏季應以按揉爲主，初春和秋末可以拔罐，晚春和初秋又以按揉爲主等。時間最好在晚上12點鐘左右，此時天地陰陽轉化，這時進行溫補，人體最容易受納。

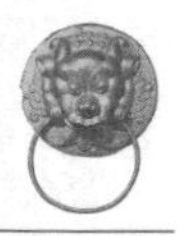

・針對男性腎陰虛

腎陽是陽氣之本，而腎陰則是身體的陰精之本。一旦我們的身體出現腎陰虧虛，就會缺水，而陽氣也就會相對地偏亢，於是就會出現遺精或者滑精等，還時不時覺得手足心熱，口乾舌燥。這個時侯，我們常用的兩個穴位是太溪和關元。

(1)太溪　太溪穴是是腎經上最大的河流，位於內踝尖和足跟上大筋的中點，主要用來補陰，因此不用灸，而是按揉。一年四季均可按揉，不過春秋季節天氣乾燥，按揉的時間可稍長，既可補陰，又可防燥；夏季可稍短，以免引起體內陰氣過重；冬季則比較適中，每天每穴5分鐘即可。時間最好掌握在晚上9點~11點鐘之間，此時身體陰氣較旺，可以「趁熱打鐵」。

(2)關元　關元穴的主要作用是壯陽，但此時它是爲配合補陰，所以不要用灸，只須用手掌按摩就可以了。

操作方法：每晚泡腳的時候，分別按揉兩側太溪穴各5分鐘，按揉左腳時逆時針，按揉右腳時順時針。然後躺在床上，用掌心逆時針摩關元穴，速度不宜太快，皮膚微熱即可。在時間上，不宜超過太溪穴的按揉時間，因爲我們的目的是補陰，之所以按摩關元穴是爲了稍稍激發一下陽氣，借一點陽氣的力量來幫助回復陰氣。第二天晨起再按揉兩側太溪穴一次。

✚飲食療法

腎虛有腎陽虛和腎陰虛之分，腎陽虛的人適合吃的食物有海產品、韭菜子、韭菜、狗肉、羊肉等；補腎藥物可以選用金匱腎氣丸、五子衍宗丸等。腎陰虛的人適合吃的食物有桑葚子、枸杞子、乾貝等，補腎藥物可以選用六味地黃丸等。

✚針灸療法

男性腎虛早洩可取氣海、命門、陰谷、腎俞、京門、足少陰腎經等穴位，或者取任脈、背俞、督脈等脈。在諸多穴位的配合下。用補法或艾灸等法針刺，隔日一次，10次爲一療程。可以補腎固精、補腎壯腰。

✚生活調理TIPS

☑保持良好的作息規律，不要長時間熬夜。

☑性生活要適度。

☑適當鍛鍊，練習氣功，保持樂觀心態。

☒不暴飲暴食，以免吃太多蛋白質和鹽會加重腎臟負擔。

☒少吃寒涼食物，不過度勞累，少嗜煙酒。

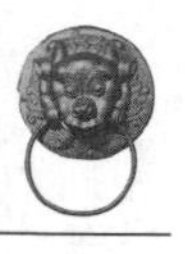

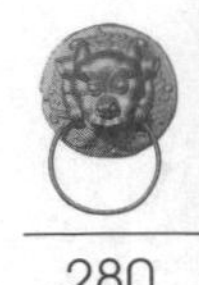

☒不要給自己過大的壓力。

讓男人「性福」起來

性欲不強，性生活時有時還不射精，精神壓力大，胸悶，抑鬱，總想長吁短歎；或者頭暈、身體發沉、小便黃、陽痿、勃起不堅、陰部多汗等。這些情況都會影響到男人的「性福」生活，也會讓男人很沒面子。

·針對肝腎鬱結造成的「性福」障礙

肝主疏泄，若疏泄不暢，則氣血不暢；氣血不暢，情緒就不爽了，就抑鬱了。而同時，男性的射精實際上也是一種疏泄，所以，這個時候最重要的就是調節肝的疏泄功能，於是我們選用太沖穴和腎俞穴。

（1）太沖　太沖穴是肝經的腧穴，所以，刺激它可以疏肝解鬱。太沖穴一年四季均可以按揉，特別是在冬春交接之時，一定要多揉，以瀉肝火。

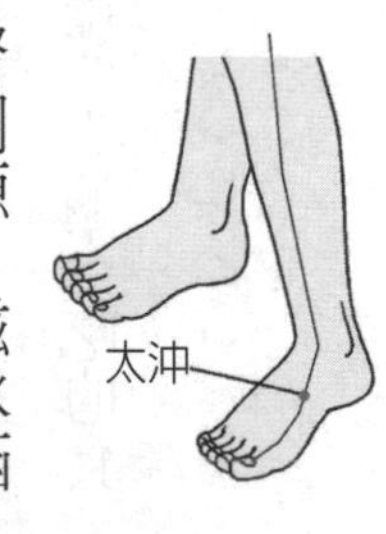

（2）腎俞　腎俞穴用來補腎，這是因爲肝屬木，腎屬水，取「肝腎同源，滋水涵木」之意。操作方法：每晚9點~11點鐘，先用熱水泡腳，然後按揉兩側太沖穴，每穴

5分鐘，以感到酸脹或脹痛感爲度。按揉時，右腳做順時針旋轉，左腳做逆時針旋轉。然後兩手按揉兩側腎俞穴，方法同前。

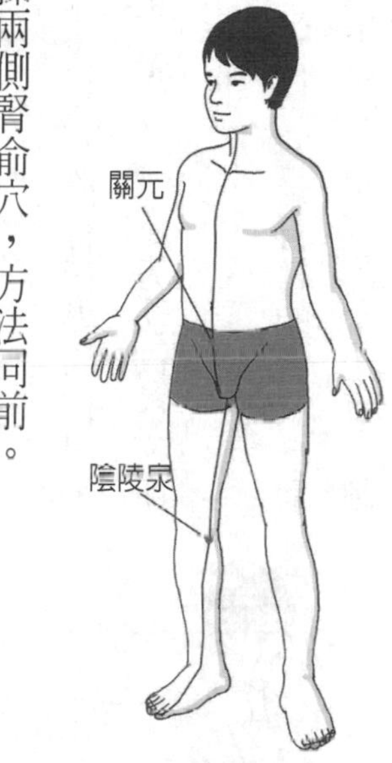

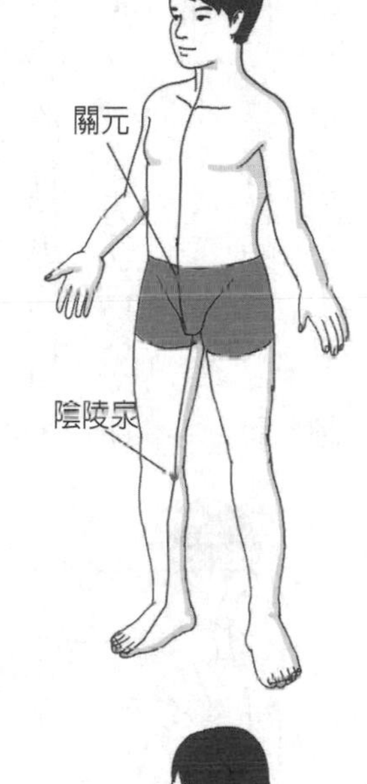

・針對體內濕熱造成的「性福」障礙

有些朋友喜歡飲酒，或者喜歡吃肥膩的東西，也有人總是精神壓力大，這些因素都會影響性生活，比如出現頭暈、身體發沉、小便黃、陽痿、勃起不堅、陰部多汗等。此時，我們就要注意祛除體內的濕熱，首選的穴位就是陰陵泉穴、腎俞穴和關元穴。

(1)陰陵泉　陰陵泉穴是補脾、利水的穴位，而且利水的作用更突出一些。所以身體裏有「濕」或者水腫的時候都可以按揉它，特別是夏季和夏秋之交最合時宜。因爲白天屬陽，晚上屬陰，而下午爲陽中之陰，所以刺激陰陵泉穴應以晚上或下午爲佳。

(2)腎俞和關元　腎俞穴、關元穴，都是溫補腎陽的，補陽以化濕，與陰陵泉穴相配合，效果更好。

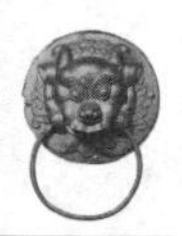

操作方法是：每天晚上或下午按揉兩側陰陵泉穴各3分鐘，然後按揉關元穴3分鐘，最後雙手搓熱按在兩側腎俞穴上2分鐘。

．針對性欲下降造成的「性福」障礙

要「性福」首先得有欲望，否則什麼都談不上。我們說「陽主動」，而氣屬陽，氣虛則主「動」的功能就會不足，性欲也就會降低而出現陽痿。另外，陰主靜，而血屬陰，血虛則陰虛，陰虛則無以制陽，所以會早洩。這時，我們選氣海、關元、足三里三穴來平衡體內的陰陽，調和氣血。

（1）氣海　氣海穴就是我們常說的丹田，是任脈上的穴位，位於肚臍和關元穴的中點，可大補元氣。因氣能生血，所以補氣也可以同時補血。氣海可以常年進行按揉、按摩，除夏季外還可以艾灸。

（2）關元　關元穴具有溫腎補陽的作用，以按揉或按摩效果最好，刺激方法同前文所述。

（3）足三里　足三里穴是胃經的合穴，而脾胃乃後天之本，是氣血生化之源，所以，刺激足三里穴可以提高脾胃的氣血生化功能。氣

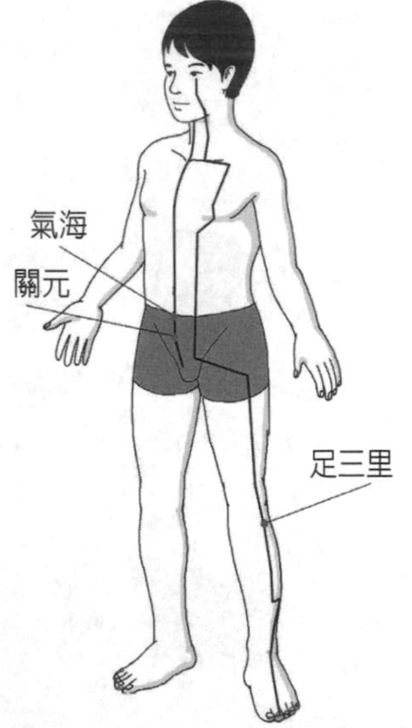

血足了，病症就消失了。刺激足三里穴不分時節和地點，有時間就可以按揉，每次5分鐘，以產生酸脹感爲最好。

【操作方法】每天早上7點~9點鐘，先按揉氣海穴5分鐘，然後按揉關元穴3分鐘，最後按揉足三里穴5分鐘。

✚飲食療法

男人要「性福」，飲食不能忽視——

1‧應嚴格控制自己的飲酒量　酒精不但影響性生活，還會對精子造成損害，甚至影響到下一代。

2‧飲食要規律　飲食定時定量又均衡。飲食不佳勢必造成營養缺乏，身體機能就會受損，自然就會影響性生活。

3‧補充營養　在飲食中應有意識地多吃些富含蛋白質的食物如牛奶、雞蛋等，攝取多種營養素，才可使體內營養充足而精力充沛。

✚針灸療法

對於性功能障礙的男性，可取腎俞、大腸俞、命門、腰眼、志室、太溪。操作方法：進針得氣後，行提插撚轉補瀉法，針灸並用。隔日一次，10次爲一療程。堅持使用，強腰補腎。隔日一次，10次爲一療程。

✚生活調理TIPS

☑要學會自己釋放壓力，以免肝氣鬱結。
☑生活和工作要勞逸結合，不可過度勞累。
☑儘量保持良好的睡眠，生活要有規律，不能長時間熬夜。
☒少飲酒，少食辛辣食物，少食肥甘厚味等。
☒房事不要過度。男人也逃不過的更年期。

男人也有更年期

人們向來對女人更年期十分重視，但對男人更年期則是剛剛才開始。《黃帝內經》中記載說，男子「五八腎氣衰，……六八陽氣衰竭於上，面焦，髮鬢斑白」，這就是形容男性到了50歲左右，腎氣虛衰，身體也常常表現出衰老的跡象。比如：精力不集中，記憶力減退，睡眠減少，容易疲勞，工作能力下降，對周圍事物失去興趣，抑鬱，焦慮，易怒，多疑，神經質，性欲減退，勃起功能障礙等。這都是男性更年期的表現。

・針對更年期睡眠的問題

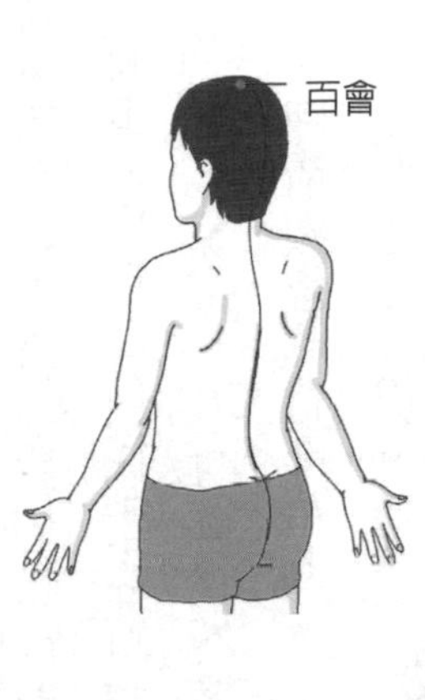

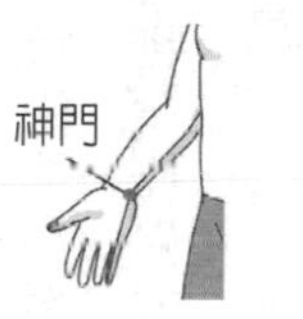

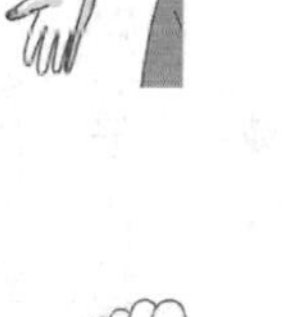

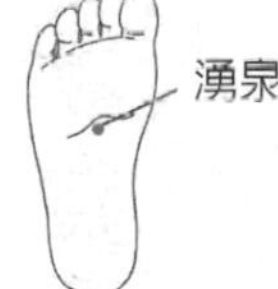

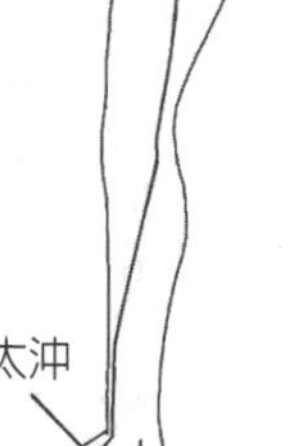

有些人到更年期以後，會出現睡眠淺而短，稍有動靜就醒來，醒後又難以再入睡，白天思想不集中，容易疲倦等。我們可以選百會、神門、湧泉等穴位。

(1)百會　百會穴位於頭頂部正中線上，距前髮際5寸處，可定神安眠。按摩時取臥位，兩手輪流以食指、中指指腹端按揉百會穴1分鐘，用力不要太重。

(2)神門　神門穴位於掌後腕橫紋尺側端，尺側腕屈肌腱橈側緣凹陷處，可寧心安神，按摩時取坐位，將左手食指、中指疊加，按壓在右手神門穴上，按揉2分鐘，再換另一手操作。

(3)湧泉　湧泉穴位於足掌心，當第二蹠骨間隙的中點凹陷處，可交會陰陽，平衡氣血。按摩時取平坐位，用兩側中指指腹端分別按壓在兩側湧泉穴上，隨一呼一動，有

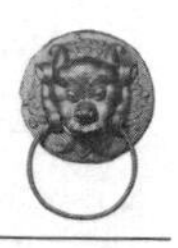

節律按壓，操作1分鐘。

以上方法，每晚睡前1小時內進行，若能持之以恆，往往可免受失眠的困擾。

・針對更年期腰疼背痛的問題

很多男人到了更年期就會出現腰疼背痛、怕冷、心悸、面色蒼白、性欲減退等，不僅嚴重影響工作，更會對家庭生活造成很大的不和諧。我們可以選太沖穴進行按摩。

太沖穴位於足背、腳大拇趾和第二趾之間約3指寬處，平時可以多按，每次約5～10分鐘，每天3～4次。

・針對更年期焦躁的問題

很多人到了更年期就會不自覺地冒出很多無名之火，對下屬發脾氣，和家人吵嘴，同上司頂撞，有時甚至會陷於歇斯底里的狀態，可有時候回想卻覺得本來沒什麼大了不得的事，可自己卻控制不住思想情緒。這種情況我們可以選擇肝俞、鳩尾二穴。

（1）肝俞穴　人的很多火氣都是由於肝氣鬱結所致。因此，按摩肝俞穴可以紓解肝氣。肝俞穴位於背部第九胸椎左右2公分處。操作方法：用拇指強壓肝俞穴，指壓時，先挺胸，以

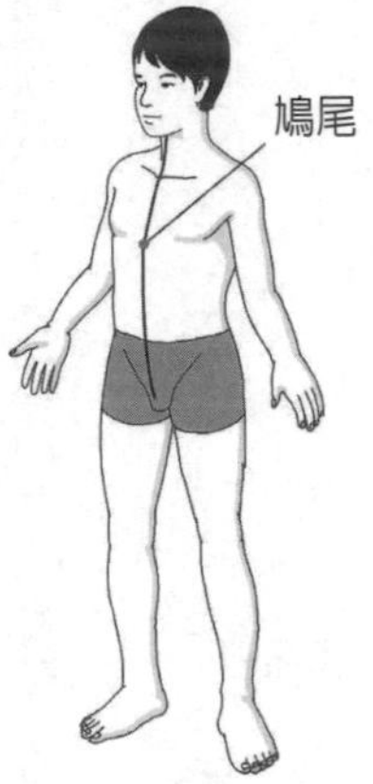

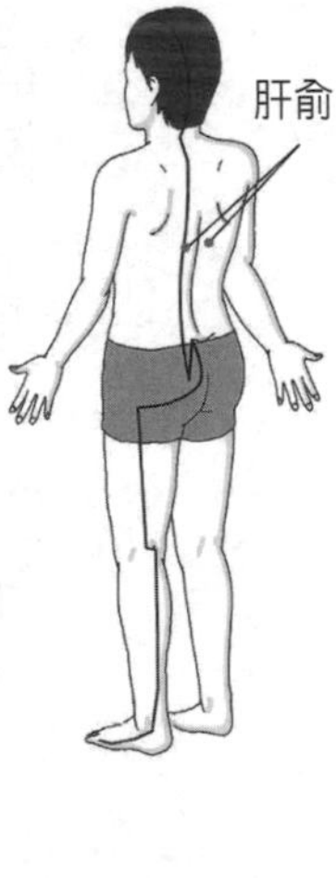

免慢慢吐氣一面壓，重複20次，可除去全身倦怠。

（2）鳩尾穴　鳩尾穴位於心窩正下方，按壓要領與肝俞穴相同，連續指壓20次，可養成冷靜的判斷力，去除自卑感和焦躁情緒。

・針對更年期衰老的問題

男人的更年期來得晚，但是很多男人，步入更年期就迅速「老化」，爲了延緩衰老，我們要經常揉耳朵。耳朵是人體經絡彙集之處，揉搓耳朵，有助於氣血運行，緩解疲勞、增進食欲、改善睡眠等，從而達到強身健體、延緩衰老的目的。

【操作方法】

（1）提拉耳垂法　將雙手食指放耳屏內側後，用食指、拇指自內向外提拉耳屏、耳垂，手法由輕到重，以不感疼痛爲限，每次3～5分鐘，可兼治頭痛頭昏、神經衰弱、耳鳴等。

（2）手摩耳輪法　雙手握空拳，用拇指、食指沿耳輪上下來回推摩，至耳輪發熱，可健腦、強腎、聰耳、明目。

（3）提拉耳尖法　用雙手拇指、食指夾捏耳郭尖端，向上提揪、揉、捏、摩擦15～20次，至局部發熱發紅，可鎮靜、止痛、清腦明目、退熱、抗過敏、養腎。

（4）搓彈雙耳法　兩手分別輕捏雙耳耳垂，搓摩至發紅發熱。然後揪住耳垂往下

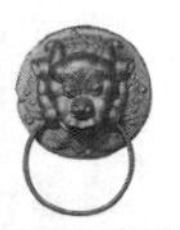

拉，放手讓耳垂彈回。每天2～3次，每次20下，可促進耳朵的血液循環，健腎壯腰。

（5）雙手拉耳法　左手繞過頭頂向上牽拉右側耳朵20次，然後換右手牽拉左耳20次，可促進頜下腺、舌下腺的分泌，減輕喉嚨疼痛。

（6）雙手掩耳法　用兩手掌掩兩耳郭，手指托後腦殼，食指壓中指彈擊24下，可聽到「隆隆」之聲，回擊「天鼓」，可健腦、明目、強腎。

（7）全耳按摩法　將雙手掌心摩擦發熱後，向後按摩耳正面，再向前後折按摩背面，反覆按摩5～6次，可疏通經絡，對全身臟器均有保健作用。

（8）雙手掃耳法　用雙手由後向前掃耳朵，此時會聽到「嚓嚓」聲，每日數次，每次20下，可強腎健身。

上述八法可根據個人的實際情況有選擇地進行，或一項或幾項均可，只要能長期堅持，定會收到理想

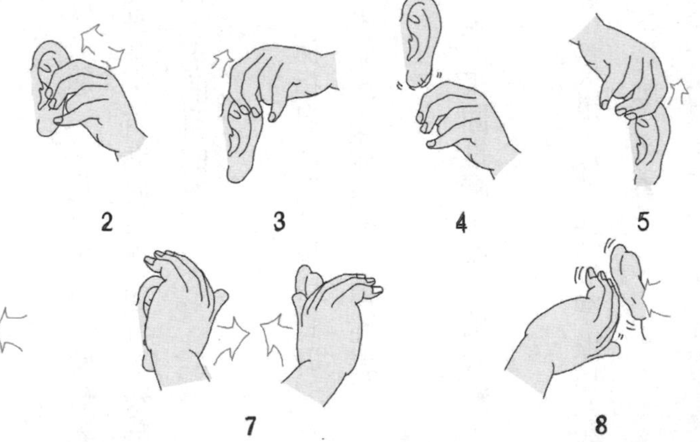

的效果。

✚飲食療法

男性更年期，在飲食上須注意以下幾點——

1．減少食用含糖量高的食物　多吃富含植物蛋白質的豆類及豆製品；多吃新鮮蔬菜和水果。

2．注意保持低鹽、清淡、葷膩適度，不暴飲暴食　晚餐不要過飽，有條件時每天吃1~2茶匙蜂蜜。

3．提高更年期性功能的食物　可多吃蝦、羊肉、麻雀、羊腎、韭菜和核桃等食物，來增強性功能。

4．要少飲酒、少吸煙　最好不飲烈性酒、不吸煙。因爲酒精和尼古丁會對中樞神經系統帶來不良的影響。

✚針灸療法

承命穴和大陰蹻穴是治療男女更年期病症的特效穴位。其中，承命穴位於小腿遠端脛側，內踝上緣2.5寸，跟腱前緣處。太陰蹻穴位於足內踝下凹陷中。

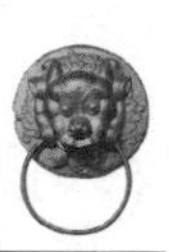

✚生活調理TIPS

☑多參加社會活動和藝文、體育等活動，以提高體質、改善精神心理狀態。

☑控制工作量、控制情緒，儘量減少不良的精神刺激。

☑飲食上要多吃些強腎的食物，如牡蠣、淡菜、桑葚、枸杞子、山藥、肉蓯蓉等。

☑對順利度過更年期要充滿信心，並配合必要的治療。

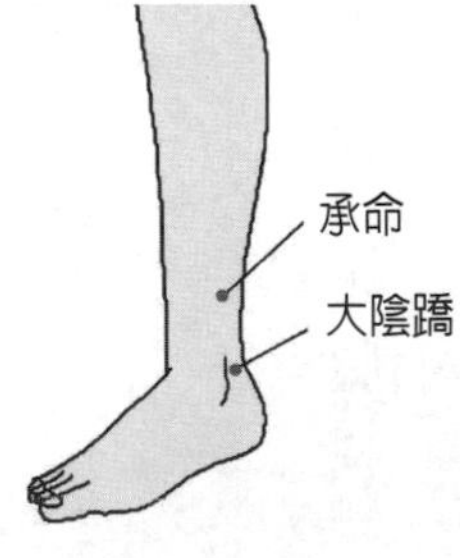

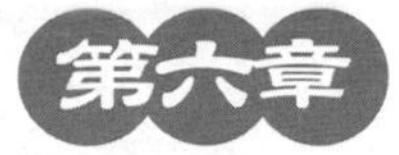

女人健康更具有魅力

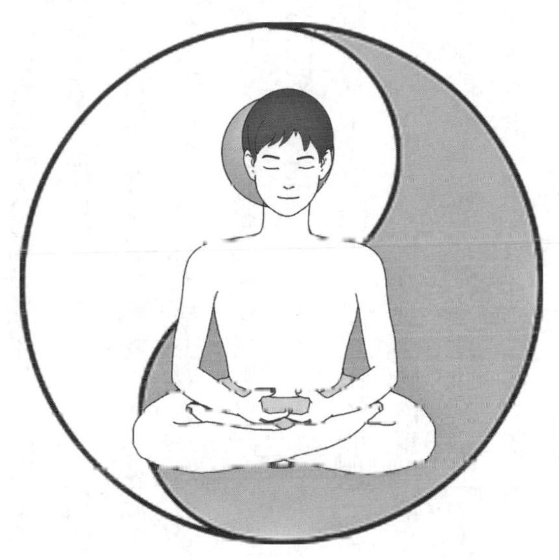

女人如花，女人似玉，女人縱然天生麗質，但也需要精心呵護。與男人相比，女人經歷了月經、妊娠、哺乳等特殊生理過程，這既是女人生命的特殊之處，但也給女人身體帶來很多傷害。女人該如何正確善待自己的身體，不僅是打造一個魅力女人的需要，也是構築自己健康大廈的根基。

對於女人來講，肌膚的地位始終都是高高在上，因爲這是女人的面子問題。誰不想自己的肌膚晶瑩剔透、白裏透紅、瑩潤光澤呢？然而事實總是難以讓人如願，比如，有些女孩本來五官長得很好看，但卻總是給人灰頭土臉的感覺，臉色偏黃，皮膚沒有光澤，有些人的皮膚愛長小疙瘩，摸起來有點棘手，密密麻麻地長在腿上或胳膊上，上面還有黑頭。這讓很多愛美的女孩子連裙子都不敢穿，這對愛美的女孩子來說，簡直太殘酷了。爲什麼皮膚上會出現這些討厭的小疙瘩呢？

・針對膽經不暢引起的沒有光澤

肌膚沒有光澤，暗黃乾枯，實際上是膽經出了問題。「膽」被稱作是人體的「中精之腑」，它用來貯藏膽汁的，膽汁可排泄到小腸內幫助消化和代謝油脂。如果人總是情緒不好，經常處於很憂鬱的狀態，膽汁就不能正常排泄，進而就會影響到人體的消化功能，時間一久，油脂不能正常代謝，附在皮膚表面就會出現臉色偏黃，面上有塵的感覺。這時我們就要敲擊膽經，並配合太沖。

【操作方法】敲擊膽經5分鐘左右，至兩腿兩側的膽經部位微熱。然後再點揉兩側太沖穴1分鐘。

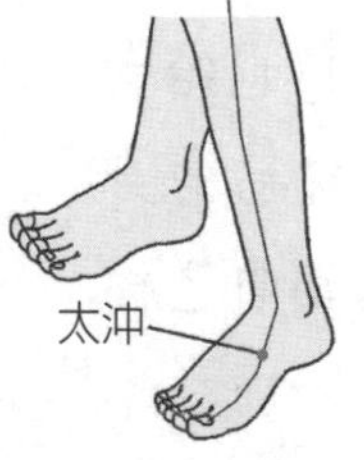

最簡單刺激膽經的方法是坐著的時候，用兩個拳頭分別敲打兩腿的全部外側，順序是從上向下。經絡通了，臉上的「灰塵」自然也就不見了。敲擊膽經的最佳時間是晚上11點到凌晨1點鐘，此時「膽經當令」，氣血最旺。

如果睡得較早，也可以選擇三焦經氣血最旺盛的時候，即晚上9點~11點鐘，因爲兩經同屬少陽經，可謂一母同胞。

・針對肺功能不好引起的肌膚有疙瘩

這實際上是肺的功能不好造成的。中醫認爲，「肺在體合皮」，肺是負責汗孔的開合的。我們知道，皮膚代謝的垃圾是要隨著汗液的排出而排出的。如果皮膚的汗孔不開，垃圾自然運不出去，堆積在毛孔處，時間久了，就會成爲小疙瘩。而大腿和胳膊更是很少出汗，所以疙瘩也更加密集。

對於這個問題，要想做到標本兼治，最好的辦法就是找到列缺穴。列缺穴是肺經上的穴位，同時也是二經交會穴，可同時調節肺經、大腸經和任脈。肺的功能正常，汗孔開合有度，體內的垃圾就可以排得暢通無阻了。

按摩列缺穴的具體方法是：兩手交握〈虎口交叉〉，左手食指在右手腕的背部，食指下面就是列缺穴，直接用指按壓3分鐘即可。

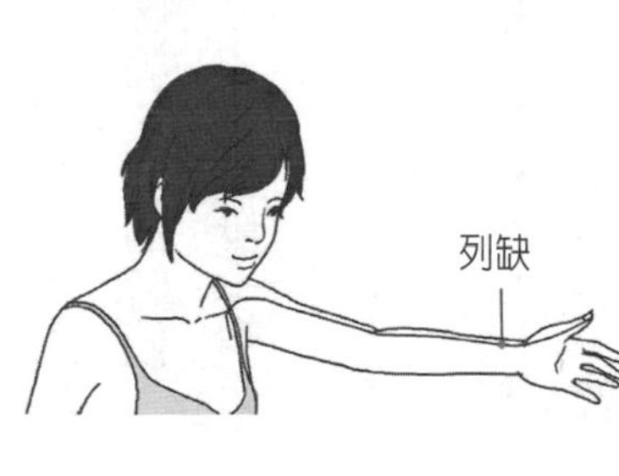

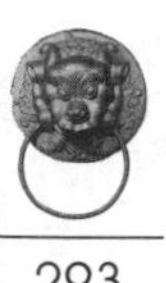

按壓列缺穴最好能在早上3點~5點鐘肺經當令的時候，此時肺經的經氣最爲旺盛。但因此時正是睡覺的時候，所以，可以在該上午9點~11點鐘，脾經最旺的時候，因爲兩經屬於同名經，最爲親近，也可以起到相同的功效。另外，除了手指按壓，還可以用熱毛巾敷，或者艾條灸。

・針對氣血不足引起的肌膚枯黃

相信所有愛美的女性朋友都想擁有一張白裏透紅的漂亮臉蛋，可是，這樣的皮膚要如何獲得呢？這就需要養好我們的脾胃。脾胃爲「水穀氣血之海」，氣血生化不足，就不能滋養皮膚，臉上也就沒有血色，沒有光澤。爲此，我們應常揉足三里穴，以提升脾胃功能。前面我們說過，足三里穴是胃經上的保健大穴，人們常說「按揉足三里，勝吃老母雞」，足見其功效了。

【操作方法】用大拇指或者中指按揉3~5分鐘，或用按摩捶等敲打，使足三里有酸脹發熱的感覺。時間最好是在早上7點~9點鐘之間，此時胃經當令，胃經的氣血最旺盛，效果自然也最好。

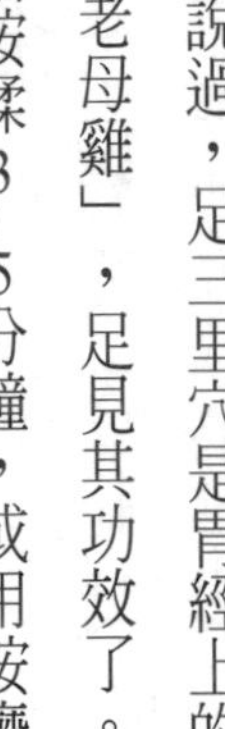

足三里

・針對日常養顏一個穴位

這個穴位就是四白穴。四白穴也被成爲「美白穴」或「養顏穴」，別小看這個穴位，如果你能夠經常按摩，皮膚就會慢慢變得細膩，美白的效果也不錯。如果再配合人迎穴，還能收到減少皺紋的效果。

【操作方法】

(1)用手指按壓四白穴，然後輕輕揉3分鐘，每天一定要堅持去做。

(2)一面吐氣，一面指壓人迎穴6秒鐘，如此重複30次。堅持一段時間之後，你就會發現，效果全都寫在臉上了。這是因爲經過這樣的按摩，能夠促進臉部的血液循環，慢慢的小皺紋就會消失，皮膚自然就變得潤滑有光澤了。

四白
人迎

✚針灸療法

針灸美容也是十分奏效的方法，可取迎香、四白、攢竹等穴，針灸方法分別爲：

(1)迎香　取迎香穴，正坐、仰靠或仰臥，斜刺或平刺0.3～0.5寸。可清熱散風、通鼻竅、潤膚澤面。

(2)四白　取四白穴，直刺0.2～0.5寸。可疏肝利膽、益顏除皺，對顏面皺紋、目翳有療效。

(3)攢竹　取攢竹穴，平刺或斜刺0.5～0.8寸。可泄熱明目，潤膚益顏，對面部除皺有較好療效。

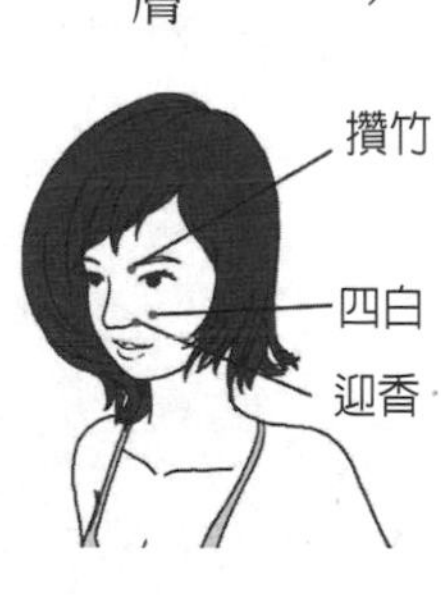

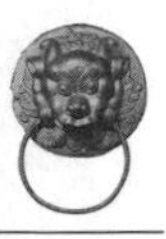

✚生活調理TIPS

☒要少吃辛辣刺激的食物。

☑多吃富含水分、維生素的新鮮蔬菜和水果。

☑要保持情緒穩定，精神愉快。

☒工作強度不要太大，儘量不要熬夜。

☑多做運動，保持周身氣血通暢。

☒每天洗臉次數不要過多，不要使用過於刺激的化妝品。

輕鬆對付眼袋和浮腫

女人最注重的就是「面子」，而眼睛又是心靈的窗戶，所以，幾乎所有的女孩都希望自己有一張小巧精緻的臉龐，希望自己有一雙水汪汪的大眼睛。但是，結果卻常常事與願違，因爲面部是最容易出現水腫的地方，而眼睛又是整個臉上「水濕停滯」的重點地帶。平時老是熬夜，又愛喝水，結果皮膚變得鬆弛，拇指肚一樣大的眼袋就掛在臉上，尤其是眼睛大的女孩，就更容易出現眼袋了。這實際上是體內有水濕，水濕是怎麼產生的呢？就是身體的水分不能完全利用，也不能及時排出，最後積聚成痰濕。而眼瞼處的皮膚很薄，再加上休息不夠，過度疲勞，水濕便乘虛而入，停在眼睛上了。另外，月經來潮也會對臉部的浮腫和眼袋有影響。在月經來潮前的2天，體內的雌性激素會異常地高，淋巴系統出現功能性障礙，因而水分和毒素排泄出現困難，導致血管擴張，使得水分自血管滲出並滯留於組織內。如果平時不注意飲食，飲食過鹹，或辛辣食品攝入過多，那麼浮腫就會隨時找上你。

・眼袋和浮腫的穴位療法

我們知道，五行之中，土剋水，而五臟之中，脾屬土，因此應選擇陰陵泉穴、足三里穴，並配合水分穴來健脾除濕。

【操作方法】

(1) 每晚臨睡前艾灸足三里穴和水分穴10分鐘；足三里穴在前面已經有過介紹，艾灸時將艾條的一端點燃，對準足三里，間隔一定距離進行熏烤，使局部有溫熱感而無灼痛爲宜。水分穴是任脈上的穴位，看名稱就知道這是可以調理水分代謝的穴位。它位於肚臍上一橫指處。睡前用艾條灸或隔薑灸。方法很簡單，就是將艾條點燃，放在水分穴上方。如果用隔薑灸，就切一片硬幣大小的薑片，將艾條剪開弄鬆，放在薑上點

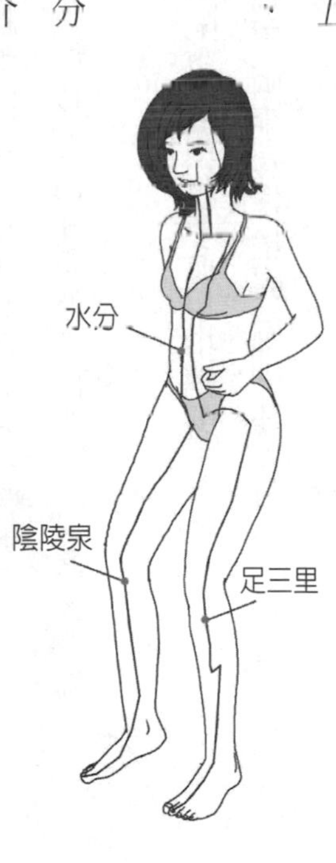

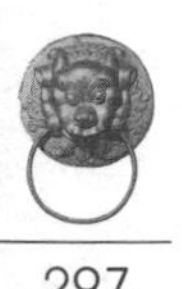

燃。用生薑灸的好處就是在灸的同時還利用了生薑的藥性，可以利水，治皮膚水腫。

（2）按揉兩側陰陵泉3～5分鐘。

・祛除眼袋的按摩法

上面我們說了穴位按摩，這裏還有一種按摩，方法如下：

（1）用兩手食指和無名指指腹端交替輕彈眼袋部位1分鐘；左右手的中指和無名指併攏，分別交替沿魚尾紋方向和垂直魚尾紋方向輕揉15次。

（2）將兩手的食指分別按放在眉頭凹陷處的攢竹，並以指端著力，按一下、鬆一下，連續21次；再分別用兩手食指指腹分別在攢竹穴，順時針、逆時針各按揉1分鐘。

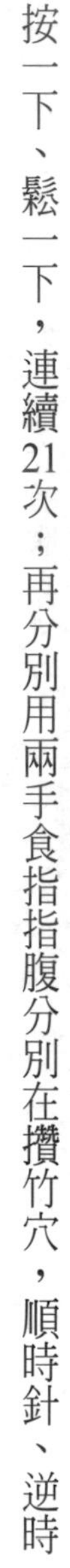

・臉部浮腫的按摩法

臉部浮腫時，按摩可以很好地幫助解決這一難題。方操作法：

（1）掐揉人中　用食指指端掐按人中穴，一掐一鬆，重複21次，然後順時針、逆時針各按揉1分鐘。

（2）掐揉耳門　用指端著力按摩兩側耳門，一掐一鬆，重複14次，然後順時針、逆時針各按揉1分鐘。

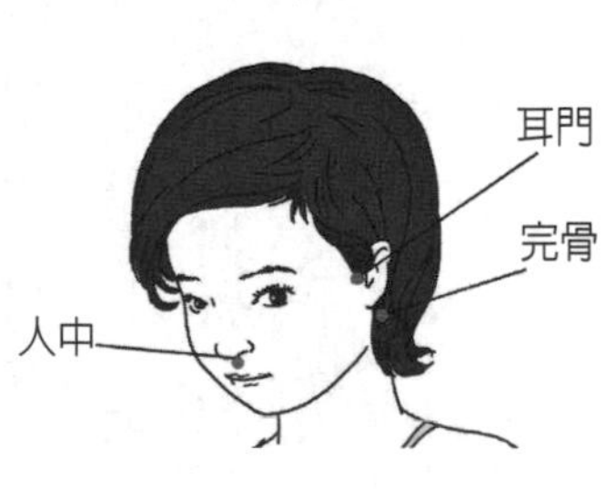

（3）掐揉完骨　用兩手拇指用力按掐兩側完骨穴，一掐一鬆，重複14次，然後按順時針、逆時針各按揉1分鐘。

（4）摩面　將四指併攏摩動面部，先前額，在眼鼻，接著是口唇和下巴，從中間向兩邊進行，連續按摩3分鐘。

✚針灸療法

在顏面針灸中，刺激臉部及耳部的穴位，可以讓疲勞、浮腫的臉恢復活力消除浮腫。一般我們取百會穴、攢竹穴、太陽穴、承泣穴、球後穴、迎香穴、頰車穴、地倉穴、承漿穴、天突穴等。你只須每天1次，每次1個小時，兩個星期後，就會看到效果。但要注意，開始做時要慢而輕。

✚生理調理TIPS

☑如果浮腫是由於疾病引起的，則應積極治療疾病，以免延誤病情。

☑注意合理膳食，多吃一些可以利水消腫的食物，如冬瓜、鯉魚等。

☒少吃過於辛辣或口味過重的食物。

☒臨睡前少喝水。

☑適當運動，以助於水分排出體外。
☒不要總是睡眠不足。
☑上妝、卸妝要輕揉，戴隱形眼鏡不要時間過長。
☑早晚用眼霜進行眼部按摩，並在按摩前洗淨臉，塗上適量的按摩霜。
☑多吃胡蘿蔔、番茄、豆類等富含維生素A和維生素B的食物，以及適量吃些動物肝臟。

跟「黑眼圈」說bye bye

現代人工作和生活壓力大，熬夜是常有的事。但是第二天，總是覺得眼睛乾澀，有時還會出現黑眼圈，最開始只是在睡不好時才出現，後來竟發展到每天都是「熊貓眼」了。對於年歲稍大一些的女性，常常會以「到底是不如從前了」安慰自己，但內心仍然渴望能有一雙秀美的眼睛；而對於年輕的女孩來說，更是不能容忍「黑眼圈」的存在，想方設法要除掉，比如有的女孩知道黑眼圈往往與睡眠不足有關，只要有機會就睡覺。但是這樣就能將黑眼圈去掉了嗎？也未必。

爲什麼呢？俗話說「冰凍三尺，非一日之寒」，當你頻繁出現黑眼圈的時候，已經不單單是睡眠不足的原因，而是肝腎陰虛的結果了。肝開竅於目，它又是藏血的，肝血充足，眼睛得到充分的滋養才能夠正常地工作，換句話說，就是眼睛明亮不明亮，全看肝血是否能夠滋養。如果我們用眼多了，肝血自然損耗的就多，特別是晚上，應該補陰血，但此時熬夜，不僅不補，反而變本加厲地使用，時間一久，肝血自然就虛了。而肝腎同源，五行之上屬「母子關係」，肝血虛了，就必然要連累到腎，最後就變成肝腎陰虛了。不過說是肝腎陰虛，但有時只是單純的肝血虛或腎陰虛，如何區別呢？仔細看看黑眼圈就知道了，如果你的黑眼圈有些發青黑，那就是腎的問題，因爲五色中，黑色與腎臟相對應；如果你的黑眼圈只是發青，沒有發黑的情況，那就是肝血虛，要著重補肝。

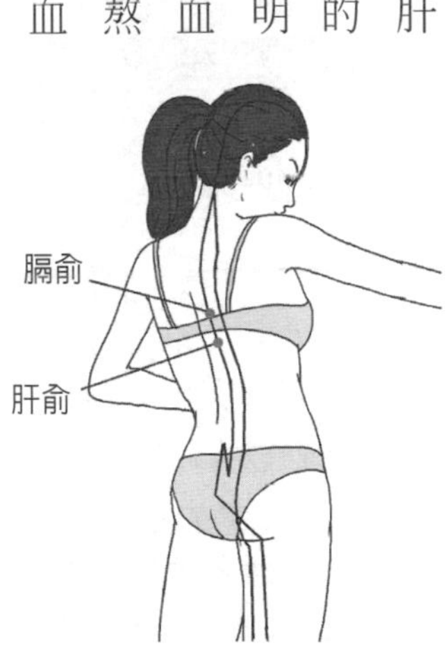

・針對肝血虛造成的黑眼圈

要補肝血，就要選擇肝俞、膈俞兩穴。膈俞又叫「血會」，是膀胱經上的穴位，是調陰血的要穴，其取穴方法是先找肩胛骨，其內下角與第七胸椎在一條水平線上，這條線的中點就是膈俞。肝俞是肝的背俞穴，也是膀胱經上的穴位。在第九胸椎棘突下。這兩個穴都在背後，自己操作可能不太方便，因此，常需要他人幫助。操作方法如下——

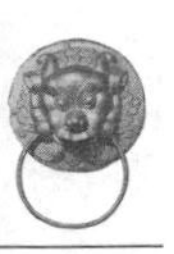

按摩者以按揉的方式，每次按揉5分鐘。也可以用擀麵棍、棒球棒等物品在背後上下滾動，一樣能起到按摩的效果。當然，如果能拔罐或者艾灸就更好了。

・針對腎陰虛造成的黑眼圈

這種情況，我們要選擇太溪穴，太溪穴是用來滋腎陰的，用手指按揉太溪穴，一定要有酸脹和竄向腳底的麻麻感覺。

・針對肝腎兩虛造成的黑眼圈

這時我們可以選擇肝俞、膈俞、太溪、三陰交等穴來進行綜合按摩，熊貓眼很快就會和我們「拜拜」了。

【操作方法】

（1）每天刺激兩側肝俞穴、膈俞穴各3～5分鐘，先重點按揉膈俞穴，然後沿膀胱經向下按，至肝俞穴處再重點點揉、拔罐或者艾灸。

（2）用手指點揉太溪穴3～5分鐘。

（3）睡前按兩側三陰交3分鐘就可以了。三陰交是足三陰經的交會穴，位於內踝尖上3寸，就是從內腳踝最高的地方向上四指，小腿內側骨後緣的凹陷處，可同時調理肝脾腎。

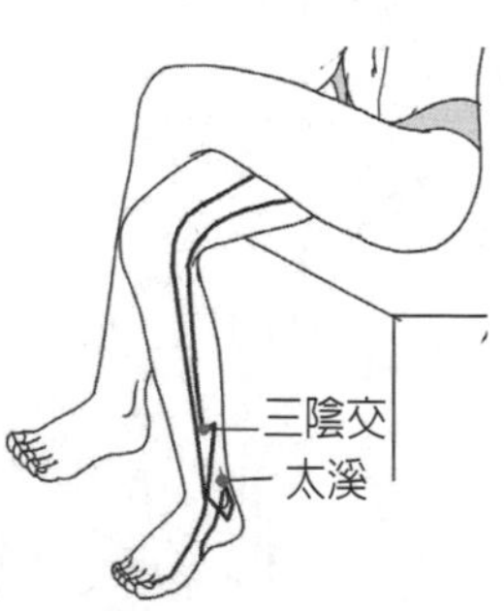

・針對日常疲勞造成的黑眼圈

過度疲勞、日曬、經期、孕期等都可以促使黑眼圈的形成，或使情況更加惡化。對於這些因素帶來的黑眼圈，我們可以採取下面的按摩方法：

（1）按揉睛明　將拇指、食指分別按住睛明穴處，用指端點按，一捏一鬆，連續7次，然後用兩手十指指腹端揉動睛明穴，順時針、逆時針各按揉1分鐘。

（2）按揉太陽　用兩手中指、食指指端分別點按太陽穴處，一按一鬆，連續7次，然後用兩手十指指腹端揉動睛明穴，順時針、逆時針方向各按揉1分鐘。

太陽
睛明

（3）刮眼眶　用兩手拇指按放在太陽穴，彎曲食指，並用食指側面刮抹眼眶1分鐘，然後抹下眼眶1分鐘。突發性黑眼圈的處理，可以將陳茶葉包在棉布內，敷於眼睛上，躺下休息10~15分鐘，然後用清水洗淨，塗上眼霜，就可以得到減輕或消除。

（4）按揉眼眶　將兩手中指和無名指併攏，沿眼眶的四周做點按摩運動，一按一鬆，將眼眶按扁；接著用指腹端按揉眼眶，順時針、逆時針各按

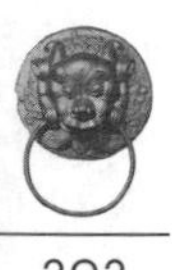

揉1分鐘。

✚針灸療法

針灸法去黑眼圈是一種既安全、又穩定的方法。操作方法：針灸相應穴位如太陽、魚腰及阿是穴。每兩天做一次，每次5~10分鐘。如果黑眼圈嚴重的話，可以延長做的時間。中醫還認爲黑眼圈與脾胃功能的好壞有直接關係，因此患者還可以針灸一下胃經上的穴位。

✚生活調理TIPS

☑一定要保證充足的睡眠，避免熬夜。

☑增加膳食中維生素A和維生素E的攝入量。

☑外出時要注意塗好防曬霜，以免陽光的刺激引發黑眼圈。

☑養成良好的生活習慣，飲食要豐富，並多多運動，增加血液循環。

☒不要過度吸煙、飲酒，這些都會促進黑眼圈的生成。

留住烏黑秀髮的奧祕

擁有一頭烏黑亮麗的秀髮幾乎是每個女孩的心願，長長的秀髮在風中飛揚，姿態萬千；或者可以將美麗的秀髮梳理成各種形狀，都會讓女孩們心花怒放。但是，有些人卻難以如願，不但頭髮乾枯沒有光澤，每到梳頭洗頭時，頭髮還總是大把大把地掉，床上、地上、身上，到處都是，很是惱人。這個罪過當然不在頭髮，而是腎氣不固了。

・針對腎氣不固造成的掉髮

腎爲先天之本，腎氣不固，就好比一座大樓的根基不穩，那麼處於上面的樓層，也就是我們的頭髮、牙齒等就自然變得不結實了。

我們知道，腎屬水，腎氣虛，就是體內的水分少了，要想從根本上解決煩惱，那就要補腎，我們首選的兩個穴位就是太溪和湧泉兩穴。操作方法如下——

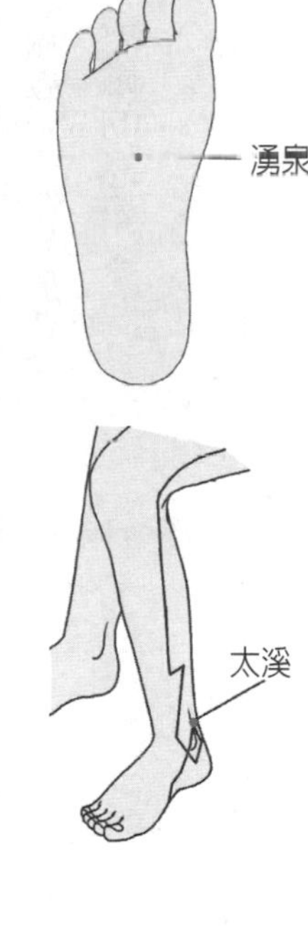

(1)太溪　太溪穴是腎經的原穴，因此按摩此穴也算是補腎的「捷徑」。每天堅持用手指按揉太溪穴，除了要有酸脹感外，還要有竄向腳底的麻麻感覺。太溪穴也可以用艾灸，臨睡前用半根艾條就可以了。

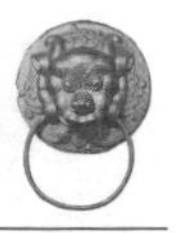

（2）湧泉　湧泉穴是人體最「忍辱負重」的穴位，位於腳底第二和第三趾縫與腳跟的連線大約正中線上，該線的三分之一處便是湧泉穴。這是腎經的井穴，按摩此穴，腎經的經氣就會像泉水一樣湧出來。每天睡前用手指按壓3分鐘，或者用艾灸。如果你實在太懶，還可以用大腳趾頂另一隻腳的穴位，輪換進行。

當然，如果每天可以將這兩個穴位結合起來一起按摩，效果會更好，具體步驟為：

①睡前先用熱水泡腳5～10分鐘左右，讓雙腳充分放鬆。

②按揉兩側太溪穴2分鐘至產生酸脹或麻的感覺。

③刺激兩側湧泉穴3分鐘。

・針對日常的美髮按摩

中醫認為，頭為諸陽之會，對頭部的按摩可以疏通經氣，調節臟腑功能，使頭髮得以滋養。具體的方法是——

1・扣擊髮際　兩手指彎曲，用指端由內而外點按頭部近髮際處，每點按數次向外移動一些，直至兩鬢髮處為止。

2・梳抓頭皮　十指自然分開，將指端彎曲作梳，向頭頂方向推，兩手滑向頭後至頭後部，重複36次。

3・按壓頭皮　兩手十指指腹附著在髮際邊緣，然後將一手的五指彎曲，用指尖用力向下按壓至有酸脹感後，再向後移動一指，重複前面的動作直至頭頂。

4．加壓頭部兩側　用兩手掌心夾住頭部，按壓頭部兩側。

5．抓拿頭皮　用手五指抓捏頭皮，一抓一鬆，刺激頭皮。

✚針灸療法

如果你的頭髮稀疏乾枯脫落，可選取風池、後項、百會等爲主穴針灸；如果你前額及兩鬢脫髮非常嚴重可配合頭維穴針灸；如果有頭部瘙癢則配大椎穴，油脂過多者加上星穴等。操作方法：以上各穴應用毫針針刺，留針20分鐘，每日一次，10天爲一療程。針刺後可用梅花針叩刺，虛者輕叩，實者重叩，這樣可以加速頭部血液循環，促進毛髮生長，還可讓你擁有烏黑靚麗的秀髮。

✚生活調理TIPS

☑時刻保持頭髮的清潔，及時洗頭，以免污垢堵塞或污染毛囊，影響髮質。

☑多吃含蛋白質的食物。

☑經常按摩頭皮，增進頭皮的血液供應，促進頭髮良好生長。

☑洗頭時水溫以37攝氏度至38攝氏度爲宜。

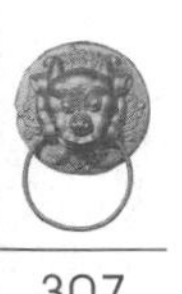

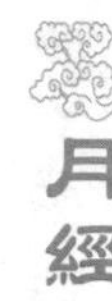

☒洗頭時不要用鹼性太強的皂，也不要用洗衣粉，以免使頭髮變質發脆。

☒在洗頭梳理時，不要用吹風機長時間吹頭髮，否則頭髮會失去光澤。

月經異常怎麼辦？

一般說來，月經會伴隨女人30年，這個無法選擇的生理現象，給女人也帶來了很多的煩惱與困惑，月經失調、痛經、月經量太多或太少，平時腰腿酸軟，走路沒力氣，而且月經前心煩意亂，乳房脹痛，連睡覺也不踏實。這些其實都代表著身體的某一個部位出現了問題。

・針對肝鬱腎虛造成的月經紊亂

肝爲腎之子，「兒子」鬱鬱寡歡，「母親」自然免不了耽誤工作，而「經水出於腎」，腎不能正常工作，月經的週期就亂了，經血的量也就不規律了。這時，我們取太沖

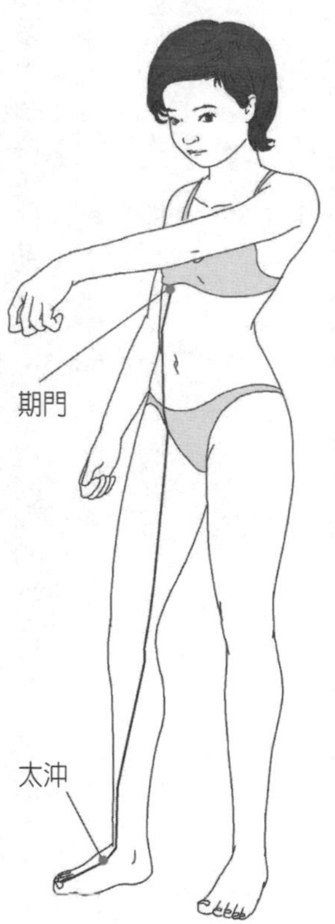

和期門二穴。

（1）太沖　太沖穴是肝經的原穴，位於腳背大母趾和第二趾結合處向後，腳背最高點前的凹陷處，可「消氣解鬱」。

（2）期門　期門穴是肝經的募穴，位於乳頭正下方，第六肋骨下的縫隙裏，與胸骨最下端平齊。但此處的皮膚較薄，按的時候不要太用力。

除了這兩個穴位，還要用到關元和三陰交兩穴，把「沖任」給調過來。刺激方法：在月經來前的5～7天時，每天下午3～5點鐘先按兩側太沖穴3分鐘，再按揉兩側期門穴2分鐘，三陰交穴2分鐘，接著平躺，用手指點按關元穴1分鐘，然後把手掌心放在關元穴上，做20次腹式呼吸，吸氣時突起，呼氣時凹陷。

・針對氣血虛引起的痛經

這種情況主要表現為月經剛完的幾天小肚子總是隱隱作痛，手按著就會舒服點，睡眠不好，經量較少，顏色偏淡，舌苔也偏淡。這時我們要補上氣血，可選用氣海穴和足三里穴。

（1）氣海　氣海穴是任脈上的穴位，也叫丹田，是任、督、沖三脈所起之處，更是全身氣血匯聚之所。位於肚臍下1.5

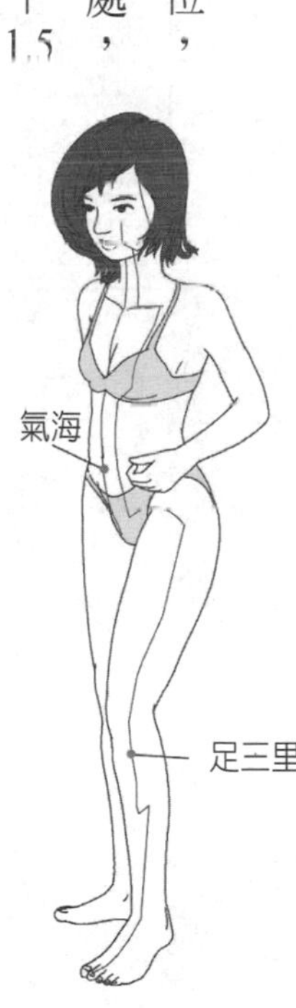

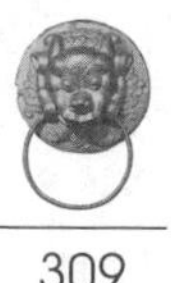

寸。用氣海穴補氣時，手要抵住氣海，用鼻深吸一口氣，此時肚皮突起，然後手慢慢下按，肚皮收回，最後將氣慢慢吐出，每天10～20次。

（2）足三里　足三里穴是胃經的合穴，刺激此穴可增強脾胃功能，使食物充分轉化成氣血。刺激方法是將艾條點燃，至皮膚上2釐米處，使足三里有溫暖的感覺，但不要太熱，以免燙傷。每天飯後灸5～7分鐘，灸完後喝一小杯水。

・針對經期提前

有些女性的月經總是提前好多天，而且血很稀，顏色淡，總是感覺疲憊，飯後還胃脹。這是脾氣虛造成的，我們可以求助血海、三陰交、足三里等三個穴位。

（1）血海　按摩血海穴可以健脾益氣，而脾統血，脾的功能好了，血氣就理順了，月經自然就規律了。它位於膝關節內側上方，可用大拇指加以按揉，力量也可稍大些，以產生酸脹感為宜。

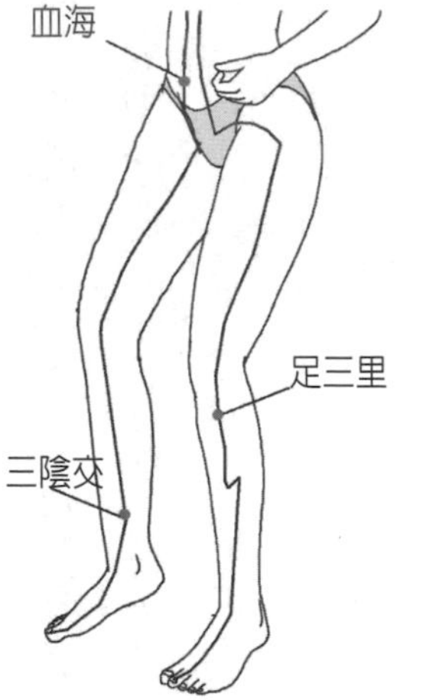

（2）三陰交　三陰交是脾經的穴位，既可健脾又可調理肝腎，而這三個臟腑恰好都和月經密切相關。按摩三陰交時要用大拇指按揉，這兒的肌肉少，因此力量不能太大，

有酸疼的感覺即可。

（3）足三里　足三里穴是胃經的合穴。按摩時用大拇指，力量可稍大些，須有酸脹、發熱的感覺才行。操作方法：從月經前7天開始直至月經結束，每天睡前按揉上述三個穴2分鐘。

・針對經期過長

有些女性的月經一來就是十多天一次，下一次又得十多天，而且經量少，色淡，有時還頭暈耳鳴，腰腿無力，這是腎虛造成的，我們可以選擇按摩關元、腎俞、太溪三個穴位來調節。

（1）關元　在按摩時，用左手掌大魚際按住穴位處，右手重疊放在上面，逆時針旋轉按揉，力量要適中。

（2）腎俞　腎俞穴是腎的背俞穴，位於背部第二腰椎下旁開1.5寸處，左右各一，有很好的補腎作用。按摩時用雙手手掌在腎俞穴的部位搓揉，使其產生熱感。

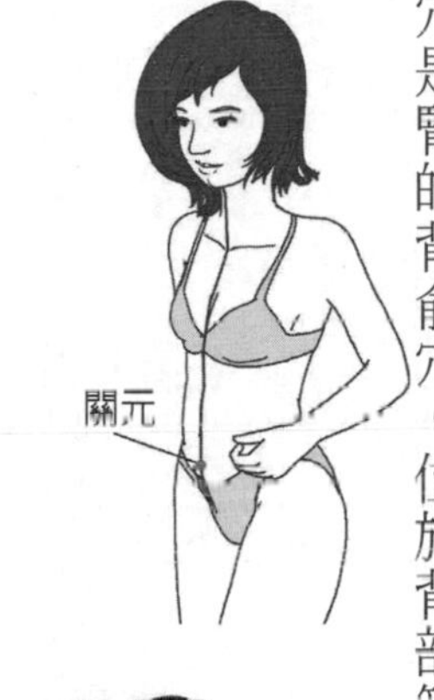

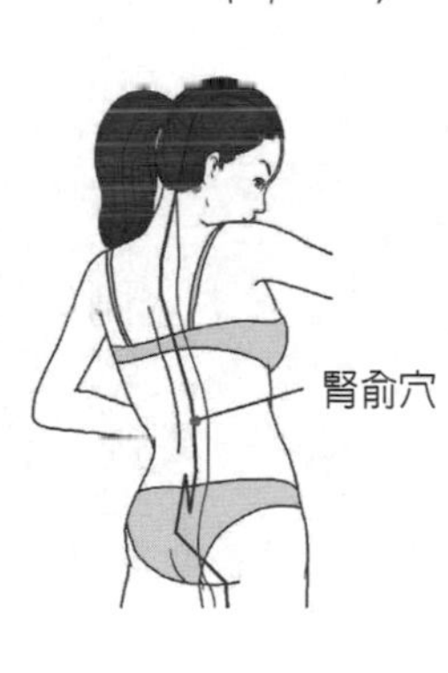

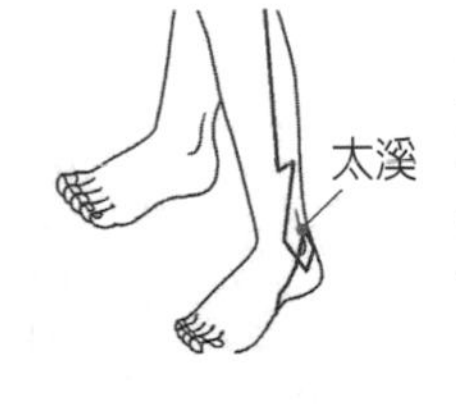

（3）太溪　太溪穴是腎經的原穴，按摩此穴可調理腎臟的虛實，按摩時要用大拇指點按，要用力。在月經期間，每天臨睡前按揉關元穴、兩側太溪穴各2分鐘，搓揉兩側腎俞穴部位1分鐘。

✚針灸療法

（1）月經週期連續兩個月經週期提前7天以上，屬氣不攝血者，選按脾俞、氣海、足三里等穴；屬虛熱內擾者，選關元、然谷；屬實熱內擾者，選地機、行間等穴。

（2）延後7日以上，屬寒凝血滯者，選氣海、歸來、天樞；屬陽虛血滯者，選氣海、命門、太溪；屬陰血虧虛者，選氣海、脾俞、膈俞、足三里；屬肝氣鬱滯者，選太沖、蠡溝、子宮。

（3）月經不能按週期來潮，或提前，或錯後，並連續兩個月經週期以上，屬肝氣鬱滯者，可選按太沖、肝俞、期門等穴；屬腎氣不足者，選按關元、腎俞、太溪等穴。

✚生活調理TIPS

☑應以清淡且富有營養的食物為主。

☑注意多補充鐵劑，以免發生缺鐵性貧血。

☑注意補充維生素C，促進生血機能。

☒忌食辛辣、油膩含量食物。

☒經期避免接觸冷水。

☒經期不要做劇烈運動。

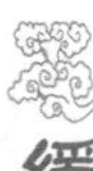

緩解孕期不適的要穴

懷孕幾乎是女性一生中最重要的事情，從最初受孕到寶寶出生，幾乎每一天都在喜悅之中，同時也在經受著各種不適。比如，大多數孕婦在懷孕6週後都會出現嘔吐，有的還會有食欲下降、喜食酸辣食物、頭暈、疲憊等，到了12週時，這些症狀可自然消失。但是如果在12週之後還有反應，那就要治療了。

・針對嘔吐，吃不下飯的治療

嘔吐是因爲孕婦的陰虛下行到沖任養胎，導致沖氣偏盛，而脾胃氣血偏虛，胃氣虛，則吃不進東西。這時，可以選用足三里、內關和公孫三穴。

(1)足三里　足三里穴有補脾胃的作用，它還可以把胃氣向下引，將向上的胃氣拉下來。用手指按摩或者艾灸都可以，艾灸時放一片生薑，點上艾絨，5分鐘就可以了。

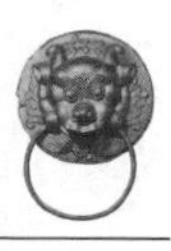

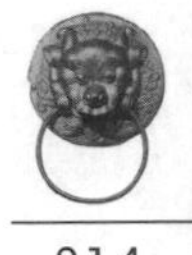

（2）內關　內關穴是手厥陰心包經的絡穴，可調理心包和三焦，讓身體上下通暢。

（3）公孫　公孫穴是足太陰脾經的絡穴，位於腳內緣，第一蹠骨基底的前下方，順著大腳趾網上捋，凹進去的地方即是，可調理脾胃，疏通腸道。

同用公孫穴與內關穴，是八脈交會穴的經典配伍，而與它相通的沖脈正是妊娠嘔吐的主謀。

【操作方法】早晨7～9點鐘艾灸兩側足三里穴5分鐘，晚上5～7點鐘用之按壓兩側內關穴2分鐘，然後按壓兩側公孫穴2分鐘，力量不要太大，但要堅持。

足三里

內關

公孫

・針對孕期鬱鬱寡歡的治療

在懷孕期間，不少孕婦在孕期都會有不同程度的情緒問題，如總是愁眉苦臉，想歎氣，胸悶頭暈，性子急，大便乾、小便黃等。懷孕後，氣血到沖任以養胎，肝血就更虛，水液變少，火就會更旺，並隨著沖脈上行，久而久之，肝氣不暢，就會影響情緒，鬱鬱寡歡。爲此，我們要清肝熱，降胃氣。

（1）清肝熱　清肝熱須按摩太沖穴，一直按揉到行間。太沖穴是肝經的原穴，可疏理肝氣；行間穴是肝經的滎穴，專瀉肝熱。每晚7點~9點鐘按摩，從大腳趾和二腳趾之間的縫隙往下推按。

(2) 降胃氣　降胃氣要從足三里穴著手，若加上按揉內關穴和公孫穴效果會更好。但刺激不要太大，有酸脹感即可。

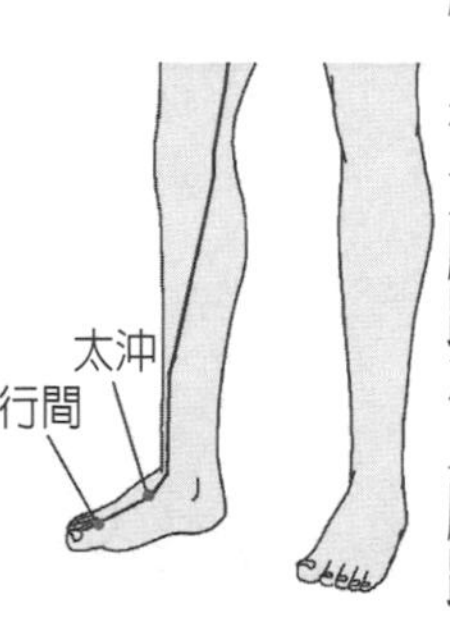

✚針灸療法

孕期嘔吐主要是因爲雌性激素分泌過高，然而調低其含量，卻可能導致流產或畸胎，針灸治療則安全得多。一般可選公穴孫配內關穴，不但能止孕吐，還有一定的安胎效果。

✚生活調理TIPS

☑孕吐較重時，飲食應富於營養，清淡可口，易於消化。

☑盡可能照顧孕婦的飲食喜好，如酸、甜、鹹、辣任其選用。

☑孕吐緩解，食欲增加後，可適當吃些富含優質蛋白質的食物。

☑儘量供給充足的糖類、維生素和礦物質，保證孕婦和胎兒的需要。

☑進食以少量多餐爲好。

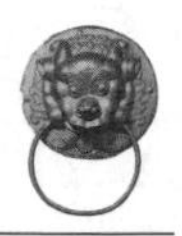

☑清晨空腹時嘔吐較重，可吃些體積小、含水分少的食物。

☑嘔吐後不要緊張，可做做深呼吸動作，或聽聽音樂，或散散步。

☑進食後，最好臥床休息半個小時，可使嘔吐症狀減輕。

☑晚上反應較輕時，食物要多樣化，必要時睡前可適量加餐，以滿足孕婦和胎兒的營養需要。

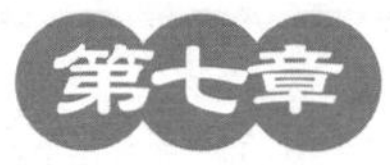

萬病不求人

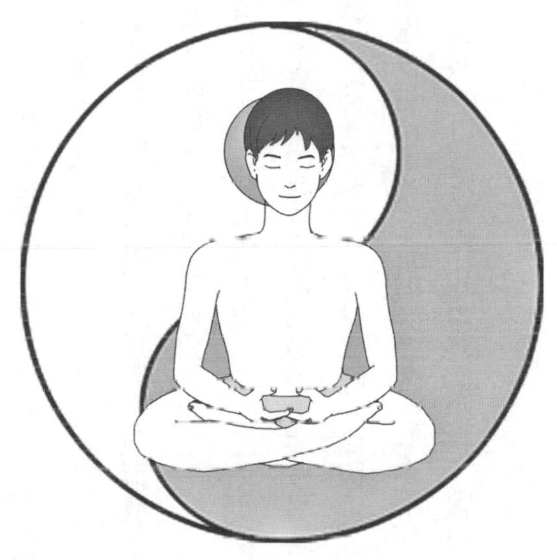

疾病的發生就好像身體裏的某個不良程式在搞怪，疾病的痊癒就在於這個程式能否正常運轉。然而，我們身體內就運行著這樣一套自救程式——經絡系統。它就像一幅暢通無阻的交通圖，控制著全身的五臟六腑、四肢百骸。只要經絡啟動了，自然可以讓氣血更順暢、陰陽更平衡，從而實現祛病強身、頤養天年的願望。

感冒

感冒是一種最爲常見的疾病，西醫稱之爲上呼吸道感染，分爲普通感冒和流行性感冒。中醫稱傷風、冒風，爲風邪侵襲人體所致。由於發病時間與致病病毒等因素的差異，感冒的症狀與類型也有所不同，主要可分爲：

一、風寒型　是由寒氣入侵體表引起，通常在氣溫突然降低或氣溫多變時發生。症狀爲怕風、怕冷，鼻塞、流清涕，痰多呈白色。

二、風熱型　是由熱邪或火邪入侵人體肌表引起，便秘也會引發。症狀爲發燒、咽喉腫痛、口渴，鼻塞、不流鼻涕或者流濃稠鼻涕，痰多呈黃色且黏。

三、暑濕型　多發生於夏季或夏秋交界之時，病因爲夏季暑濕之氣過盛，加之在空調房間待得太久，或過食生冷，感受暑濕夜寒，致寒邪直中胃腸。症狀爲畏寒、發熱、口淡無味、頭痛、頭脹、腹痛、腹瀉等。

經穴按摩

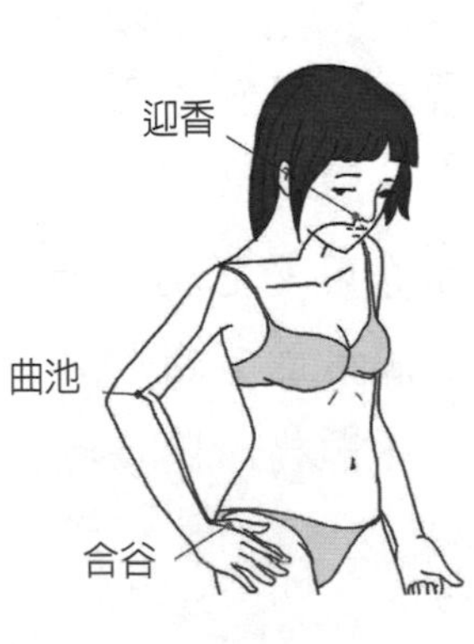

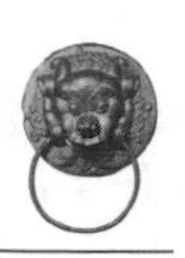

按摩手陽明大腸經

【經穴】迎香穴、曲池穴、合谷穴。

【方法】用雙手手指指腹端，揉搓鼻旁的迎香穴約3分鐘，揉搓肘部的曲池穴約3分鐘；將拇指指尖，按於對側合谷穴，其他四指放在掌心處，用力重掐壓約1分鐘。

【功效】疏風通竅、解痙止痛、清熱瀉火、平肝熄風、宣通氣血、活絡鎮痛。

按摩經外奇穴

【經穴】印堂穴、太陽穴。

【方法】用雙手手指指腹端，揉搓額頭處的印堂穴約3分鐘，按壓太陽穴約3分鐘。

【功效】祛風開竅、安神寧志、提神解乏。

按摩足少陽膽經

【經穴】風池穴。

【方法】將雙手拇指指尖分別放在同側風池穴，其他四指附在頭部兩側，用力按揉約1分鐘。

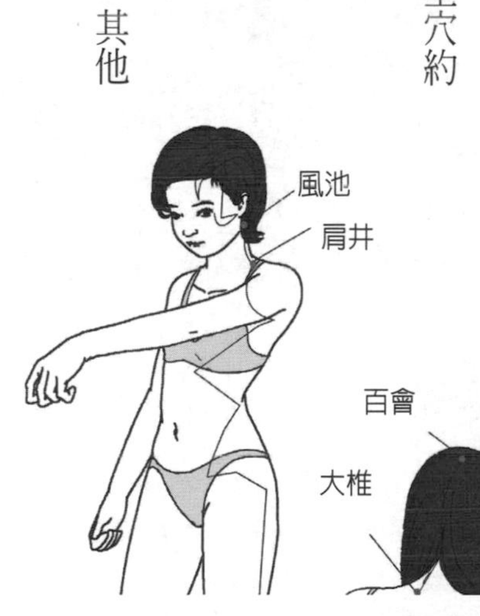

百會
大椎

太陽
印堂

【功效】疏風清熱、開竅鎮痛。

按摩足太陽膀胱經

【經穴】腎俞穴、肺俞穴、大杼穴。

【方法】雙手握拳按壓腰部的腎俞穴5～10分鐘。然後用雙手手指指腹端，揉搓胸腹處的大杼穴約3分鐘；點揉肺俞穴1～2分鐘。

【功效】疏經祛風、理氣止咳、益腎強身、強健腦髓、清熱散風、強筋壯骨、宣肺定喘。

按摩督脈

【經穴】大椎穴。

【方法】點揉大椎穴1～2分鐘。

【功效】祛風通絡、清熱解表。

按摩手太陰肺經

【經穴】中府穴、列缺穴。

【方法】用雙手手指指腹端，揉搓胸腹處的中府穴約3分鐘；然後點揉列缺穴1～2分鐘，以有酸脹感

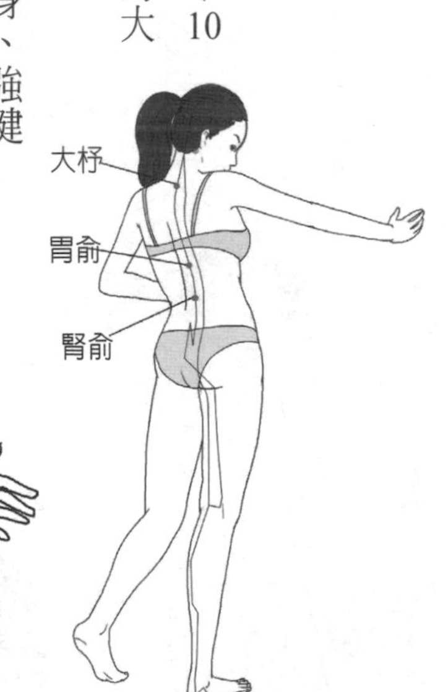

列缺
中府

爲宜。

【功效】補氣益肺、宣肺止咳、祛風通絡、利氣止痛。

✚經穴組合按摩

由於發病時間與致病病毒等因素的差異，感冒的症狀與類型也有所不同，每個類型的感冒都可因症加減穴位按摩，以求達到最好的療效。

・風寒型感冒：拿風池穴、拿肩井穴，力量應偏重，使受術者微有汗出。
・風熱型感冒：點按曲池穴、百會穴、大椎穴，以局部酸脹爲度。
・暑濕型感冒：按揉風池穴、合谷穴。

✚生活調理TIPS

☑多喝白開水，以利於病毒的排出，喝不下去時也可以加果汁或茶調口味。
☑每日早晚、餐後用淡鹽水漱口，以清除口腔病菌。
☑經常仰頭含漱使鹽水充分沖洗咽部。
☑每天早晚堅持用冷開水洗臉，提高抗病、耐寒能力。
☑加強體育鍛鍊，從而提高身體的免疫力。

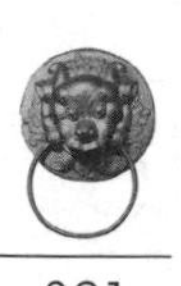

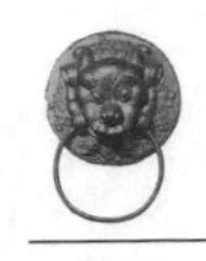

☑天氣變化時注意添減衣物，防止溫度驟變引發感冒。

☑多吃生薑、乾辣椒、大蒜有助於人體驅逐感冒病毒，增強人體的免疫功能。

☒少吃食鹽，一般每日吃鹽量應控制在5克以內。

高血壓

高血壓是一種嚴重影響人體健康和生活品質的常見病和多發病，中醫認為高血壓的發生，以五臟虧虛為本；淤血、痰濁互結，阻於脈道，氣機不暢，氣血逆亂為標，屬「眩暈」、「頭痛」等範疇。根據致病原因，可以分為以下三種類型：

一、陰虛陽亢型　頭暈目眩，頭脹如蒙，噁心嘔吐，胸悶脘痞，納食不佳，舌苔薄白，或白膩垢濁，脈弦滑或濡滑。

二、肝陽上亢型　頭脹頭痛，或見眩暈，急躁易怒，面紅目赤，口乾口苦，尿黃便結，舌紅苔少黃，脈數有力。

三、陰陽兩虛型　頭暈目眩，五心煩熱，烘熱出汗等陰虛內熱現象，又有汗後背部畏冷等陽虛證候，舌紅少苔或白苔，脈沉細。

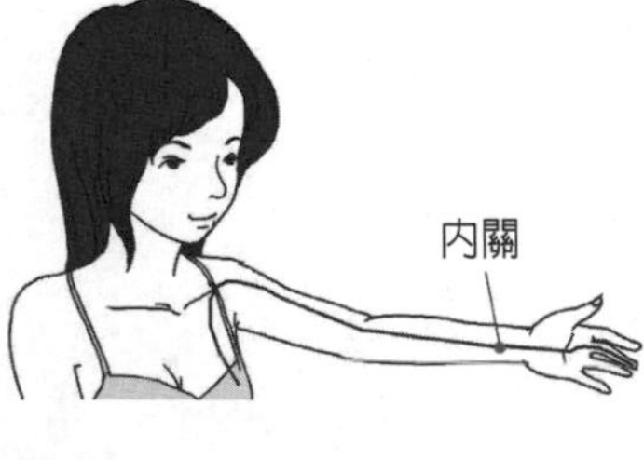

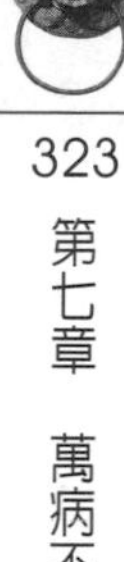

✚經穴按摩

按摩手厥陰心包經

【經穴】內關穴。

【方法】用雙手手指指腹端，揉搓手部的內關穴約3分鐘。

【功效】疏經通絡、寧心安神、調和氣血。

按摩手陽明大腸經

【經穴】曲池穴、合谷穴。

【方法】用雙手手指指腹端，掐壓肘部的曲池穴約3分鐘；將拇指指尖，按於對側合谷穴，其他四指放在掌心處。以用適度力掐壓約2分鐘。

【功效】疏經通絡、清熱瀉火、宣通氣血、活絡鎮痛。

按摩經外奇穴

【經穴】印堂穴。

【方法】用雙手手指指腹端，揉搓額頭處的印堂穴約3分鐘。

【功效】舒筋清熱、醒腦止痛、祛風開竅、安神寧志。

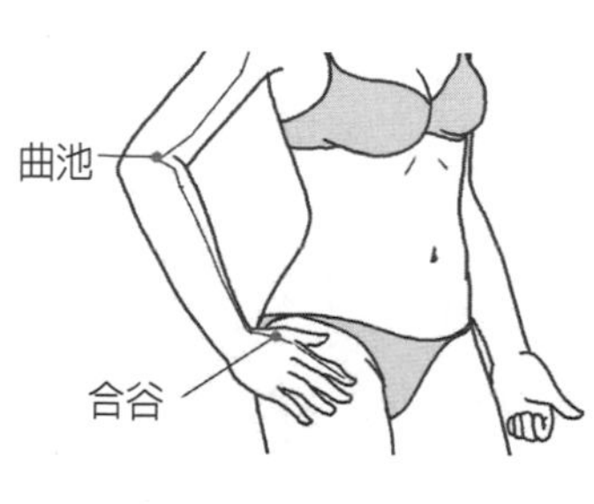

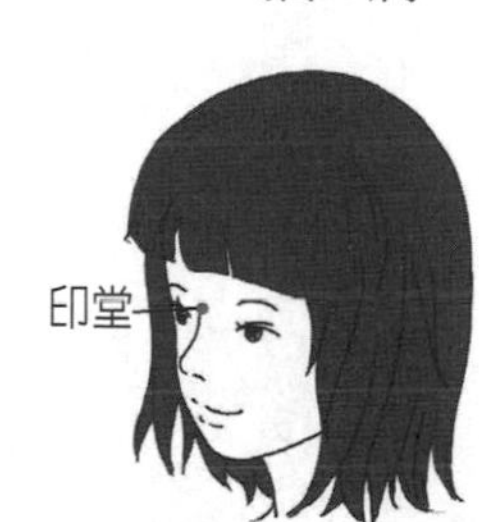

太陽

按摩頭面部的奇穴

【經穴】太陽穴。

【方法】用雙手手指指腹端，揉搓太陽穴約3分鐘。

【功效】醒腦開竅、提神解乏。

按摩足少陽膽經

【經穴】風池穴。

【方法】將雙手拇指指尖分別放在同側風池穴，以適當的力度按壓，直至感覺酸脹爲宜。

【功效】調和氣血、疏風清熱、開竅鎮痛。

按摩足太陽膀胱經

【經穴】攢竹穴、肝俞穴。

【方法】用雙手手指指腹端，按壓額頭處的攢竹穴約2分鐘；然後將拇指指尖，按揉對側肝俞穴約2分鐘。

【功效】疏肝利膽、清熱明目、祛風通絡。

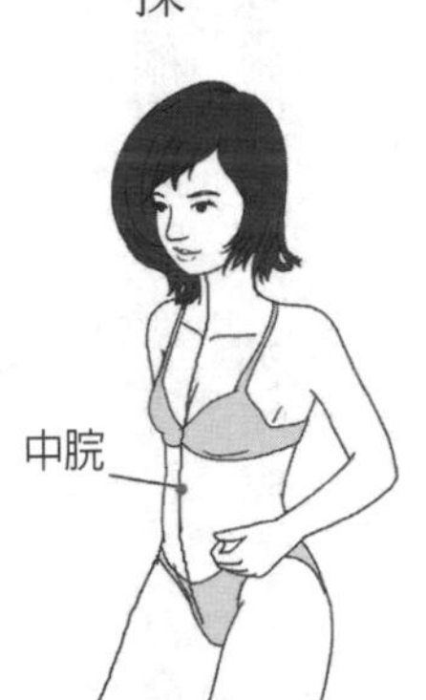

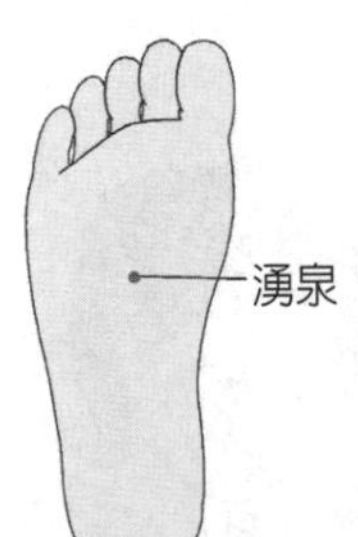

按摩任脈

【經穴】中脘穴、氣海穴。

【方法】用雙手手指指腹端，揉搓腹部的中脘穴約2分鐘；然後用拇指指腹端，揉捏腹部的氣海穴約2分鐘，以感到酸脹感爲宜。

【功效】疏風清熱、緩解症狀。

按摩足少陰腎經

【經穴】湧泉穴、太溪穴。

【方法】用雙手手指指腹端，揉搓腳底的湧泉穴，直至感覺溫熱爲宜，然後按揉足部的太溪穴約1分鐘。

【功效】疏風清熱、滋陰益腎、調和氣血。

按摩足陽明胃經

【經穴】足三里穴。

【方法】用雙手手指指腹端，揉搓腿部的足三里穴約3分鐘。

【功效】通絡止痛、調和氣血。

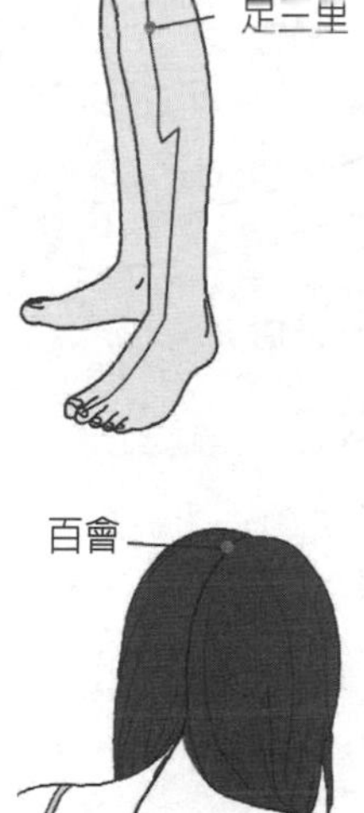

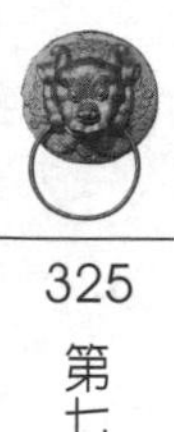

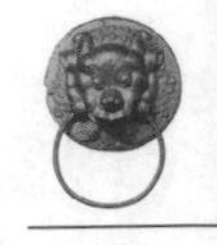

按摩督脈

【經穴】百會穴。

【方法】用手指指腹端，揉搓頭部的百會穴環狀按摩約2分鐘。

【功效】疏風清熱、解痙止痛。

按摩足厥陰肝經

【經穴】太沖穴。

【方法】用雙手手指指腹端，揉捏足部的太沖穴，以有酸脹感爲宜。

【功效】疏肝理氣、泄熱調血。

按摩足太陰脾經

【經穴】三陰交穴。

【方法】用雙手手指指腹揉捏

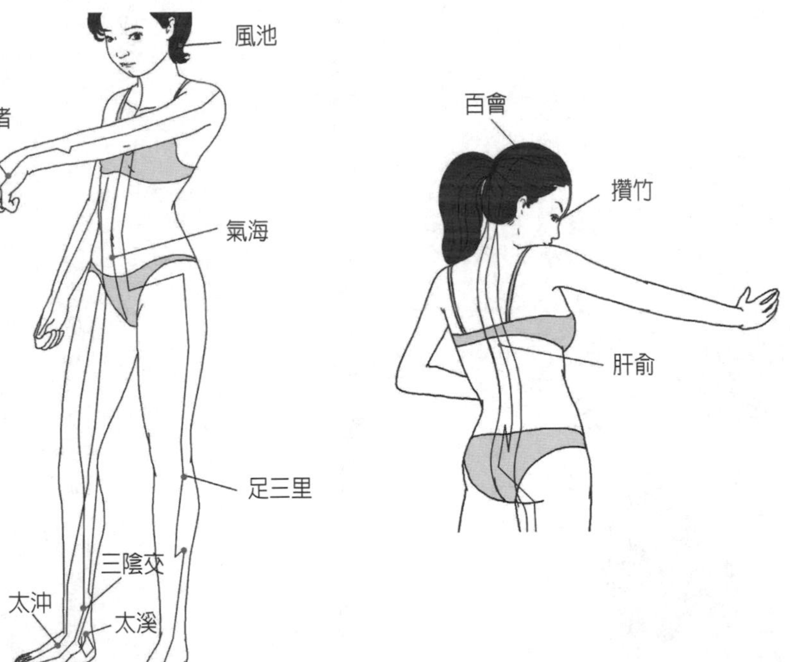

腿部的三陰交穴約3分鐘。

【功效】健脾益血、調肝補腎、安神助眠。

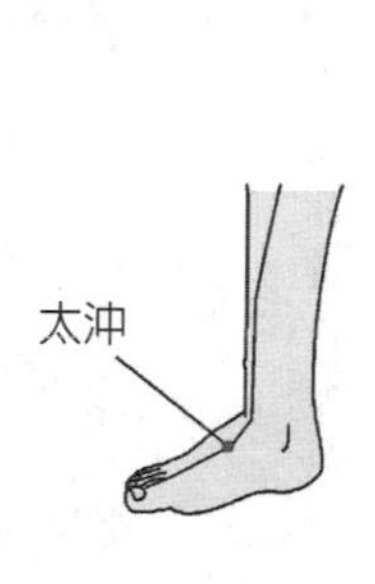

✚經穴組合按摩

• 陰陽兩虛型：點揉太溪、百會、肝俞、氣海、足三里等穴。

• 肝陽上亢型：點揉風池、太沖穴。

• 陰虛陽亢型：點揉三陰交、太溪等穴。

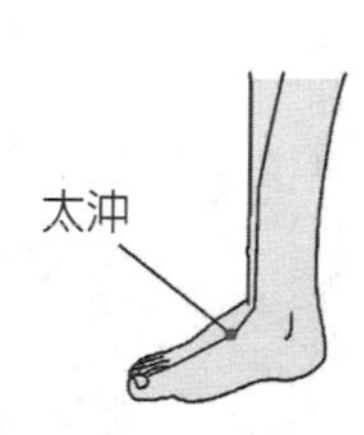

✚生活調理TIPS

☑每天吃6克以下的鹽。

☑低脂飲食，參加體育鍛鍊，控制體重。

☑作息規律，保證良好的睡眠和休息。

☒不要過度興奮、憂鬱、生氣，減少精神負擔與刺激。

☒戒煙、戒酒、戒茶、戒咖啡。低鹽、高鉀、高鈣飲食。

☒對女性而言，尤其是35歲以上的女性要儘量不服用避孕藥。

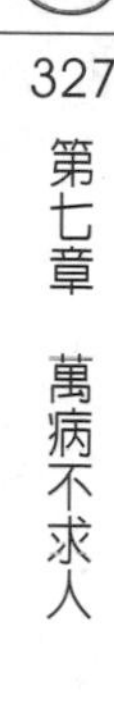

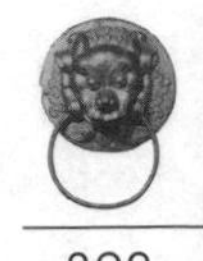

高脂血症

高脂血症，也稱高血脂，是指由於脂肪代謝或運轉異常而使血漿一種或多種脂質高於正常，通常是高脂蛋白血症表現爲高膽固醇血症、高甘油三酯血症或兩者兼有，是動脈粥樣硬化產生的原因之一，也會引起膽石症，危害很大。中醫認爲高脂血症隱於「胸痹」、「眩暈」、「心悸」、「腎痹」、「風痱」之中，病雖在血脈，但屬全身性疾病，是一種常見病、多發病。根據致病原因，可分爲以下三種類型：

一、氣血雙虛：氣短懶言，面色蒼白，食少乏力，心悸怔忡，偶有心前區悶痛感，舌淡苔薄白，脈細弱或虛大無力。

二、痰淤阻絡：嗜食肥甘，體型肥胖者。證見頭昏重脹，時吐痰涎，口苦口黏，胸悶或刺痛，肢麻沉重，舌隱紫或有淤斑，苔厚膩，脈滑。

三、肝腎虧虛：頭昏暈痛，目糊耳鳴，心悸失眠，腰酸肢麻，舌紅苔薄白，脈細弦滑。

✚經穴按摩

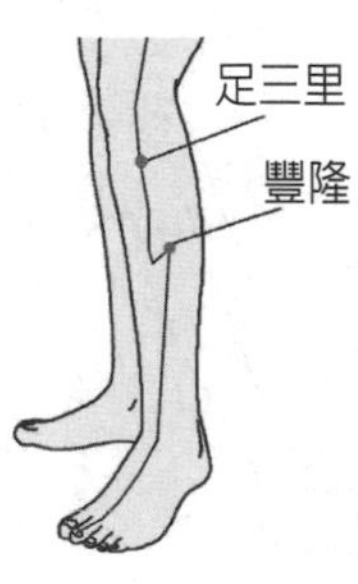

按摩足陽明胃經

【經穴】足三里穴、豐隆穴。

【方法】用雙手手指指腹端，按壓腿部的足三里穴，每側3～5次，以出現酸脹感爲佳；然後將拇指指尖，按於腿部的豐隆穴，其他四指放在掌心處。用力壓揉，以有酸脹感爲宜。

【功效】化痰祛淤、清熱利濕、行氣解鬱、調理氣血。

按摩足太陰脾經

【經穴】三陰交穴。

【方法】用雙手手指指腹揉捏腿部的三陰交穴約3分鐘。

【功效】健脾益血、調肝補腎、安神助睡。

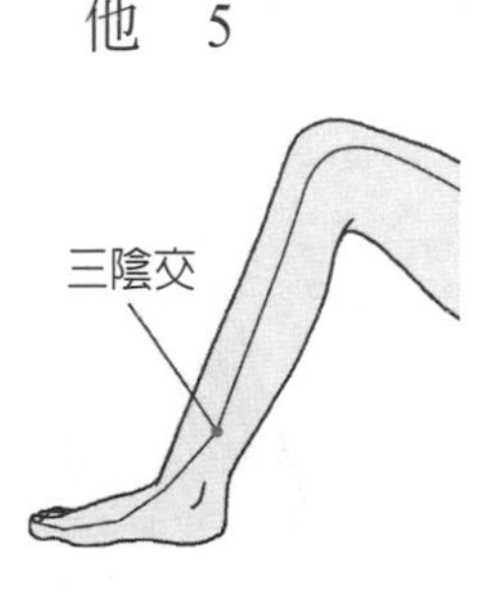

按摩手厥陰心包經

【經穴】內關穴。

【方法】用雙手手指指腹端，揉搓手部的內關穴約3分鐘。

【功效】疏經通絡、

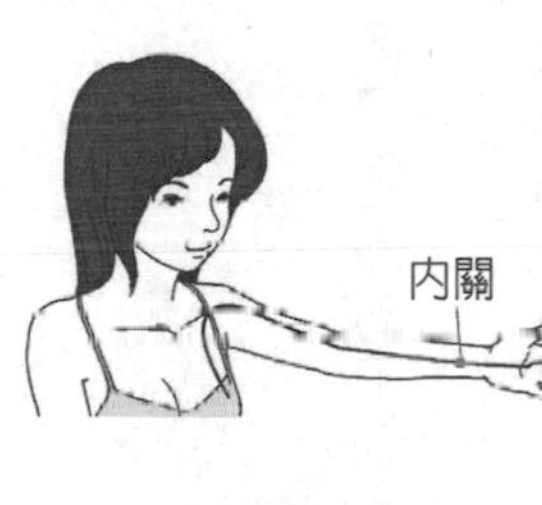

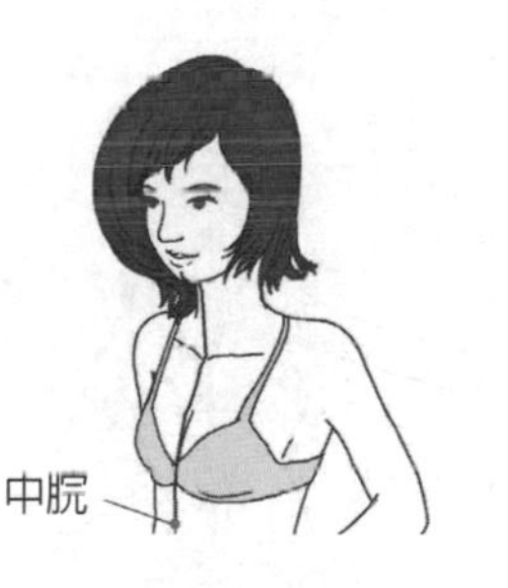

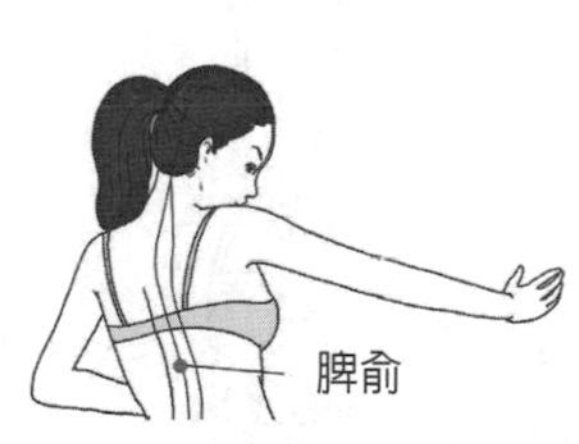

調和氣血、寧心安神。

按摩任脈

【經穴】中脘穴。

【方法】用拇指指腹端，揉捏腹部的中脘穴約1分鐘，以感到酸脹感爲宜。

【功效】祛濕散寒、和胃健脾、降逆利水。

按摩足太陽膀胱經

【經穴】脾俞穴。

【方法】用手指指腹端，揉搓背部的脾俞穴約2分鐘，直至感到酸脹爲宜。

【功效】健脾益胃、化痰除濕。

✚經穴組合按摩

- 氣血雙虛：揉搓內關穴。
- 痰淤阻絡：按壓豐隆穴、脾俞穴。
- 肝腎虧虛：揉捏三陰交。

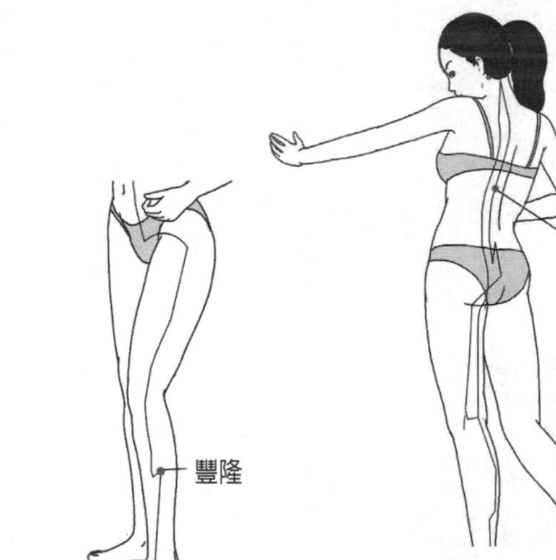

高血脂患者每天晚飯後按揉雙下肢小腿外側處的豐隆穴。每天按一次，每次按5～10分鐘爲宜。此外，每天堅持按揉足三里、內關、曲池等穴也同樣能有效的降血脂。

✚生活調理TIPS

☑飲食宜清淡，但不宜長期吃素，飲食不完善，反而可引起內生性膽固醇增高。

☑宜多吃蔬菜和水果，以減少腸內膽固醇的吸收。

☑適量飲茶以消除油膩飲食，但濃茶不宜多飲，否則會刺激心臟。

☑適當運動減肥，慢跑、練五禽戲、打太極拳、練氣功、打乒乓球等體育運動。

☑應用平和的心態面對一切事物，避免過度緊張或興奮。

☒限制高脂肪、高膽固醇食物以及高糖、高鹽飲食。

☒絕對戒煙、忌酒。

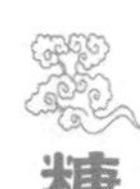

糖尿病

糖尿病是由於胰島功能減退而引起的碳水化合物代謝紊亂的一種代謝障礙性疾病，是最常見的慢性疾病之一。其主要特點表現爲血糖過高，多出現「三多一少」症狀，即

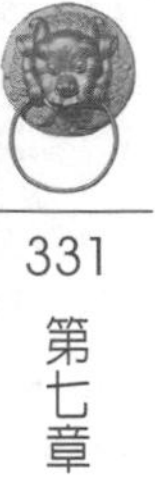

「多尿、多飲、多食、消瘦」。若得不到有效的治療，由於胰島素絕對或相對分泌不足，以及靶組織細胞對胰島素敏感性降低，可引起蛋白質、脂肪、水和電解質等一系列代謝紊亂綜合症。因此，糖尿病要早發現，早治療。

中醫認為主要是由於素體陰虛，五臟柔弱，復因飲食不節，過食肥甘，情志失調，勞欲過度，而導致腎陰虧虛，肺胃燥熱。以陰虛為本，燥熱為標；病延日久，陰損及陽，陰陽俱虛；陰虛燥熱，耗津灼液使血液黏滯，血行澀滯而成淤；陰損及陽，陽虛寒凝，亦可導致淤血內阻。

一、陰虛燥熱：煩渴多飲，隨飲隨喝，咽乾舌燥，多食善饑，溲赤便秘，舌紅少津、苔黃，脈滑數或弦數。

二、氣陰兩虛：乏力、氣短、自汗，動則加重，口乾舌燥，多飲多尿，五心煩熱，大便秘結，腰膝酸軟，舌淡或舌紅暗。

三、陰陽兩虛：乏力自汗，形寒肢冷，腰膝酸軟，耳輪焦乾，多飲多尿，混濁如膏，或浮腫少尿，或五更瀉，陽痿早洩，舌淡苔白，脈沉細無力。

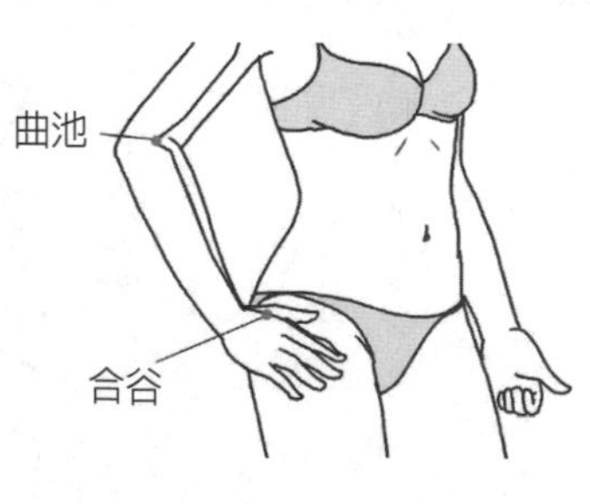

✚經穴按摩

按摩手陽明大腸經

【經穴】曲池穴、合谷穴。

【方法】用雙手手指指腹端，揉搓肘部的曲池穴約3分鐘；揉搓手部的合谷穴約3分鐘。

【功效】疏經通絡、清熱瀉火、宣通氣血、活絡鎮痛。

按摩手厥陰心包經

【經穴】勞宮穴。

【方法】用雙手手指指腹端，按壓手部的勞宮穴約1分鐘。

【功效】祛濕清熱、清心降火。

按摩手太陰肺經

【經穴】魚際穴。

【方法】用手指指腹端，按壓手部的魚際穴約2分鐘。

【功效】清熱止痛、疏肝理氣。

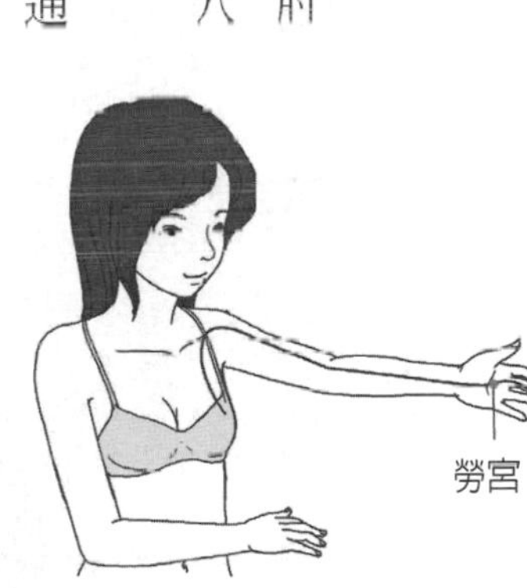
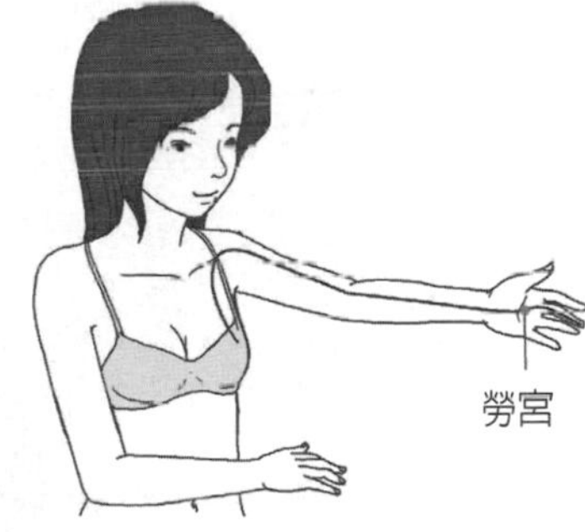

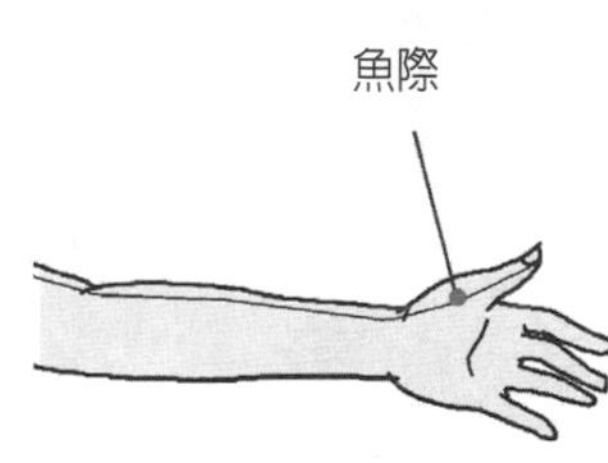

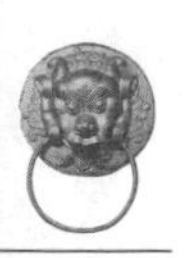

按摩足太陰脾經

【經穴】三陰交穴。

【方法】用雙手手指指腹端，揉搓腿部的三陰交穴約3分鐘。

【功效】通絡散寒、解痙止痛。

按摩足陽明胃經

【經穴】水道穴。

【方法】用雙手手指指腹端，揉搓下腹部的水道穴約3分鐘。

【功效】舒筋通絡、利尿止痛。

按摩經外奇穴

【經穴】胰俞穴。

【方法】用雙手手指指腹端，揉搓背部的胰俞穴，直至感到酸脹為宜。

【功效】調節血糖，解痙止痛。

三陰交

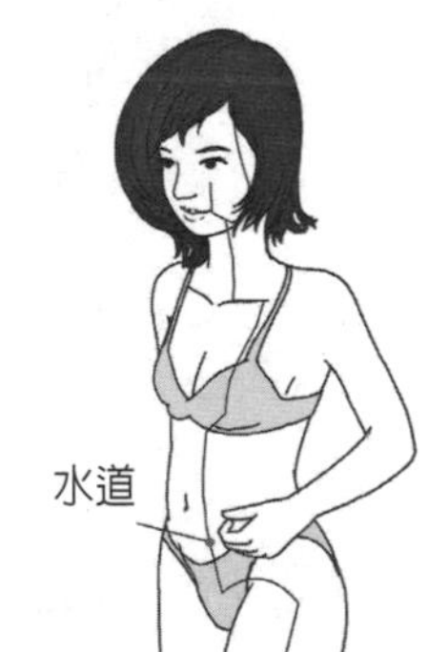

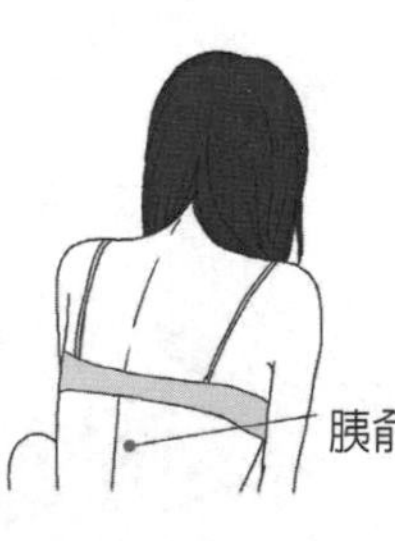

按摩足太陽膀胱經

【經穴】脾俞穴、胃俞穴、腎俞穴。

【方法】用雙手手指指腹端，揉搓背部的脾俞穴、胃俞穴、腎俞穴約2分鐘，直至感到酸脹爲宜。

【功效】調節血糖、通絡益脾、補腎益肺、健脾利濕、舒筋通絡、和胃理氣。

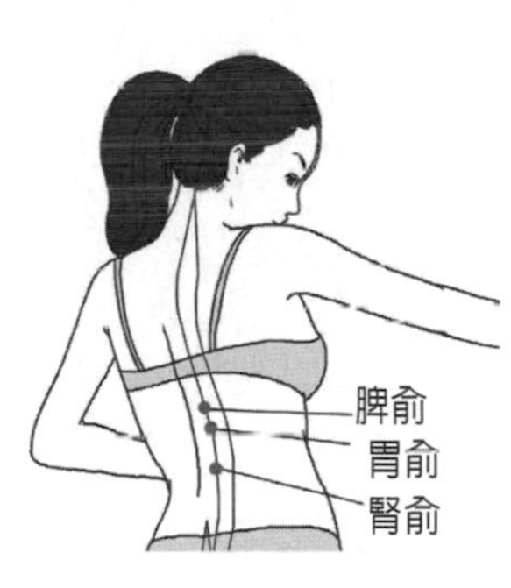
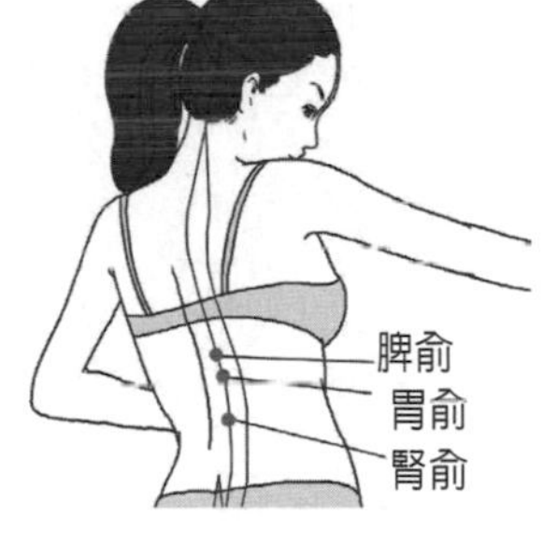

按摩任脈

【經穴】膻中穴、關元穴。

【方法】將雙手拇指指尖分別放在同側膻中穴，用適當的力度按壓，直至感覺酸脹爲宜；用拇指指腹端，推拿腹部的關元穴約2分鐘，以有酸脹感爲宜。

【功效】寧心安神、生津增液、培補元氣、舒筋導滯。

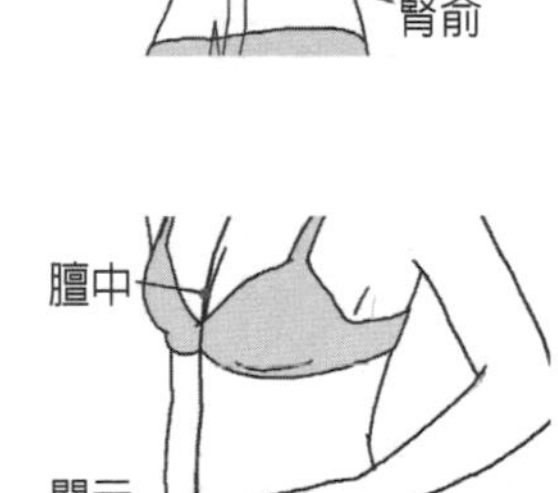

按摩四肢部的奇穴

【經穴】內庭穴。

【方法】用手指指端點壓足部的內庭穴約1分鐘。

【功效】清胃瀉火、理氣止痛。

按摩足少陰腎經

【經穴】復溜穴。

【方法】用拇指指腹端，按壓腿部的復溜穴約2分鐘。

【功效】補腎益陰、溫陽利水。

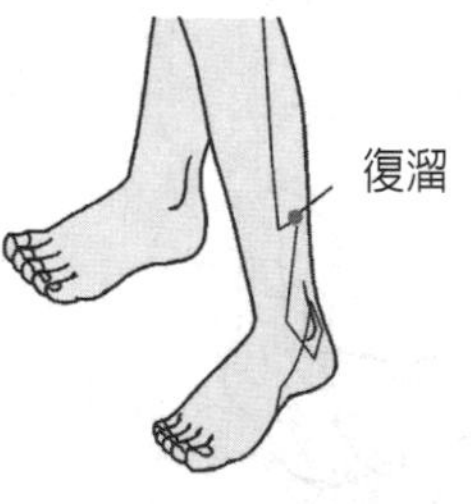

✚經穴組合按摩

・陰虛燥熱：點按勞宮穴、魚際穴、膻中穴。

・氣陰兩虛：點按內庭穴。

・陰陽兩虛：點按復溜穴、關元穴。

✚生活調理TIPS

☑養成良好的飲食習慣，細嚼慢嚥，多吃蔬菜。

☑有糖尿病家族史或糖耐量試驗異常者，要在醫生的指導下預防血糖升高。

☑避免在短時間內吃大量含有葡萄糖、蔗糖量的食品。

☒性生活要有規律，以防感染性病。

☒不要過量服用抗生素。

☒保持良好的作息時間和生活規律，增強自身免疫力。

☒應忌煙戒酒。

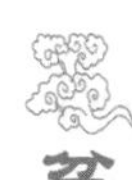

貧血

缺鐵性貧血是臨床上最常見的貧血，尤其多見於生育年齡的婦女和嬰幼兒。是體內鐵的儲存不能滿足正常紅細胞生成的需要而發生的貧血。由於鐵攝入量不足、吸收量減少、需要量增加、鐵利用障礙或丟失過多所至。一般表現爲面色萎黃、指甲蒼白、氣短、乏力、心悸、頭髮枯黃、頭暈目眩、月經量少色淡等。

中醫一般將貧血劃入「血虛」或「虛勞亡血」的範疇，認爲血的生成和調節與心、肝、脾、腎等臟腑功能均密切相關，心、肝、脾、腎功能衰弱，均可導致血虛。

一、脾氣虛弱：面色萎黃或蒼白、神疲乏力、納少便溏，舌質淡紅，苔薄膩，脈濡細。

二、氣血兩虛：面色蒼白、倦怠無力、頭暈心悸、少氣懶言，舌質淡胖，苔薄白，脈濡細。

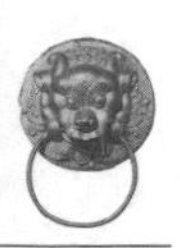

✚經穴按摩

按摩手少陰心經

【穴位】神門穴。

【方法】按壓神門穴進行點壓50～100次。

【功效】疏經止痛、寧心安神、益智健脾。

按摩手厥陰心包經

【穴位】內關穴。

【方法】將拇指或指面或指端輕按揉內關穴50～100次。

【功效】疏經理血、瀉熱止痛、凝神鎮靜。

按摩足少陰腎經

【穴位】湧泉穴、太溪穴、足三里穴。

【方法】按揉湧泉穴30次；按揉太溪穴30次；按揉足三里穴30次。

【功效】疏經止痛、平肝熄火、滋補腎陰、調理脾胃、補中益氣、通經活絡、疏風化濕、扶正祛邪。

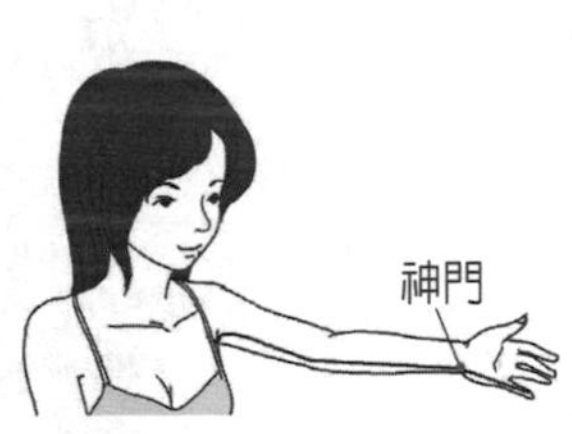

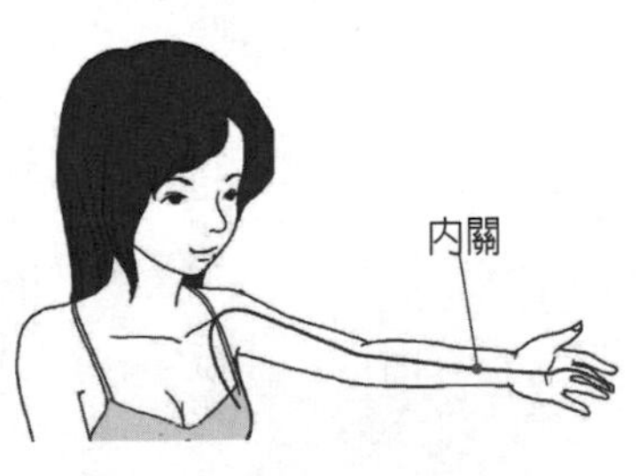

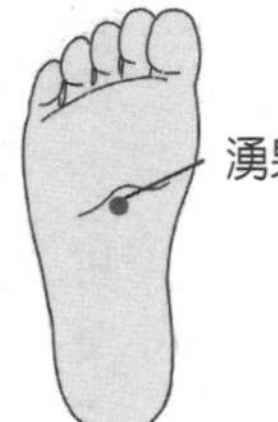

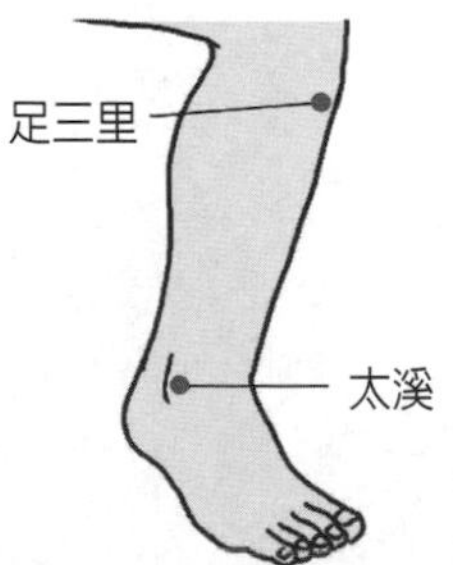

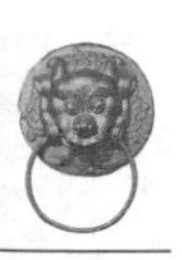

按摩足太陰脾經

【穴位】三陰交穴。

【方法】按揉三陰交穴30次。

【功效】健脾胃、益肝腎、調經帶。

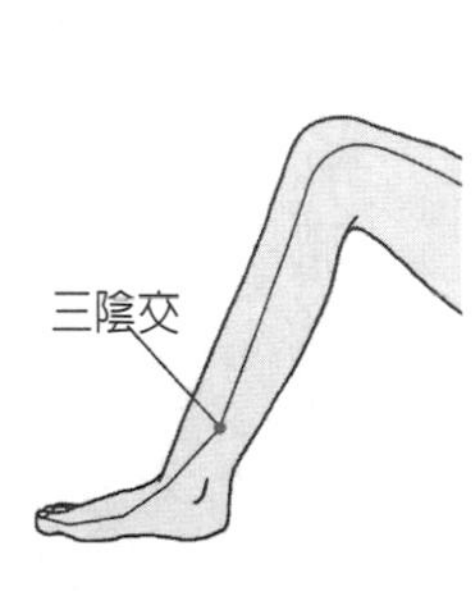

✚經穴組合按摩

【方法】從耳朵上方起，沿著眼睛上方的額頭一直按摩至太陽穴；同法，從眼睛上方，沿額頭按摩至太陽穴；從額頭至腦後；從額頭中心沿頭頂中心線一直按摩到腦巔頂，再到後頸脖。每節進行3分鐘。

✚生活調理TIPS

☑日常飲食中應注意多吃富含高蛋白、維生素C的食品。

☑多吃含鐵豐富的食物，如大棗、荔枝、瘦肉、肝臟等。

☑多食用黑木耳、香菇、黑豆、芝麻等食品，益於補養生血。

☒不要挑食偏食。

☒不要過度勞累。

肥胖是指一定程度的明顯超重與脂肪層過厚，是體內脂肪，尤其是甘油三酯積聚過多而導致的一種狀態。可分爲單純性肥胖和繼發性肥胖兩大類。表現爲畏熱、多汗，動則大汗淋漓，呼吸短促，容易疲乏，並常有頭暈、頭痛、心悸、腹脹等症狀，嚴重時甚至導致心肺功能衰竭。單純性肥胖患者的機體抗病能力較差，極容易罹患感冒、感染等病症，並容易發生冠心病、高血壓病、糖尿病等，女性可見月經減少、閉經、不育等等的現象。

中醫認爲肥胖病多爲本虛標實之症。本虛以氣虛爲主，若兼陰陽失調，可有陽虛或氣陰虛，病在脾、腎、肝、膽及心、肺，以脾腎氣虛爲主，肝膽疏泄失調亦可見。

一、脾虛濕阻：體肥臃腫，倦臥少動，胸悶氣短，吐納差，舌淡胖，苔白膩，脈濡緩。

二、肝鬱氣滯：形體肥胖，胸脅苦滿，胃脘痞滿，時有呃逆，月經失調或閉經，失眠多夢，舌質暗紅、苔白，脈弦細。

三、陰虛內熱：體型肥胖，頭痛眩暈，目脹耳鳴，面色如醉，血壓升高，肢體麻木，五心煩熱，舌尖紅少苔或薄，脈弦細。

四、胃熱濕阻：形肥體健，多食易饑，胃脘滯悶，口舌乾燥，口渴喜飲，大便秘結，舌紅苔黃，脈滑數。

✚經穴按摩

按摩任脈

【經穴】中脘穴、關元穴。

【方法】用拇指指腹端，揉捏腹部的中脘穴1分鐘，以感到酸脹感爲宜；用拇指指腹端，推拿腹部的關元穴約2分鐘，以有酸脹感爲宜。

【功效】和胃健脾、降逆利水、培補元氣、舒筋導滯。

按摩足厥陰肝經

【經穴】期門穴、太沖穴。

【方法】將拇指指尖，按壓胸部的期門穴約2分鐘；用雙手手指指腹端揉捏足部的太沖穴，以有酸脹感爲宜。

【功效】疏肝理氣、泄熱、清

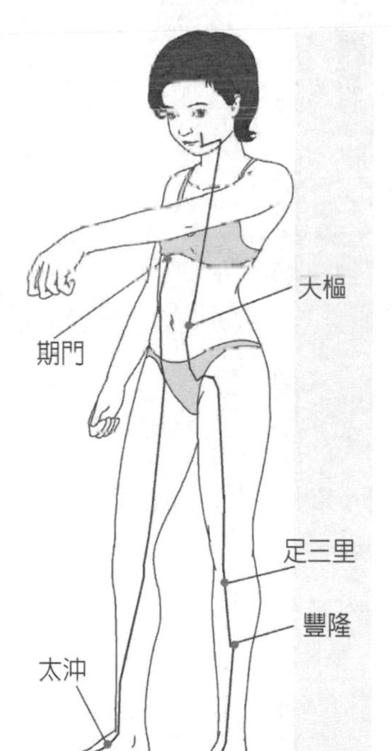

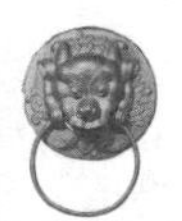

利下焦、益氣健脾。

按摩足陽明胃經

【經穴】天樞穴、足三里穴、豐隆穴。

【方法】用拇指指腹端，推拿腹部的天樞穴約2分鐘，以感到酸脹感爲宜；用雙手手指指腹端，按壓腿部的足三里穴約1分鐘；將拇指指尖，按於腿部的豐隆穴，其他四指放在掌心處。用力壓揉，以有酸脹感爲宜。

【功效】行氣解鬱、調理氣血、化痰祛淤、利濕化濁。

按摩足太陽膀胱經

【經穴】氣海穴、肝俞穴、脾俞穴、胃俞穴。

【方法】用拇指指腹端，揉捏腹部的氣海穴約2分鐘，以感到酸脹感爲宜；將拇指指尖，按揉對側肝俞穴約2分鐘；用手指指腹端，揉搓背部的脾俞穴約2分鐘，直至感到酸脹爲宜；用手指指腹端，揉搓背部的胃俞穴約2分鐘，直至感到酸脹爲宜。

【功效】化痰降濁、疏肝理氣、健脾益胃、化痰除濕、和胃止痛、益氣助陽、溫脾健胃、解痙止痛。

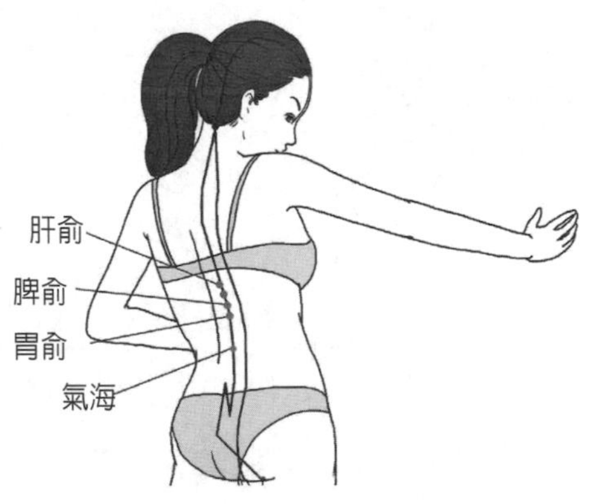

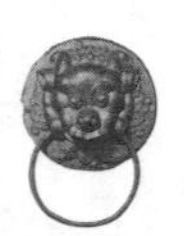

按摩足太陰脾經

【經穴】陰陵泉穴、三陰交穴。

【方法】用雙手手指指腹端，按揉腿部的陰陵泉穴約1分鐘；用雙手手指指腹揉捏腿部的三陰交穴約3分鐘。

【功效】清利濕熱、化痰降濁、健脾益血、通經活絡。

按摩四肢部的奇穴

【經穴】內庭穴。

【方法】用手指指端點壓足部的內庭穴約1分鐘。

【功效】清胃瀉火、理氣止痛。

按摩手陽明大腸經

【經穴】曲池穴。

【方法】用雙手手指指腹端，掐壓肘部的曲池穴，以有酸痛感爲宜。

【功效】清熱瀉火、疏風降逆。

陰陵泉
三陰交
內庭

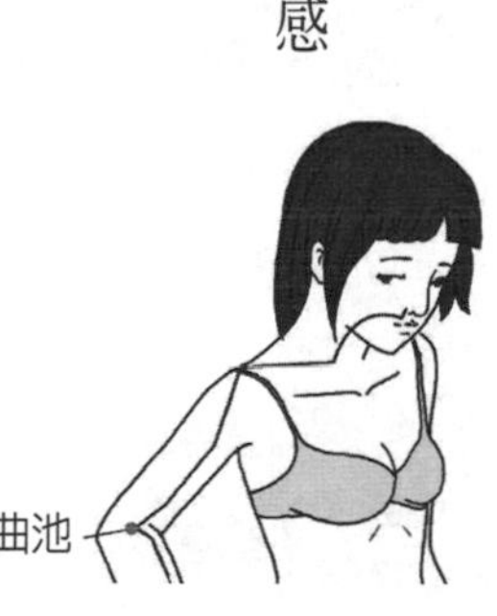

✚經穴組合按摩

- 脾虛濕阻：揉捏脾俞穴、中脘穴、足三里穴。
- 肝鬱氣滯：按揉肝俞穴、期門穴、太沖穴。
- 陰虛內熱：按壓胃俞穴、內庭穴、曲池穴、足三里穴。
- 胃熱濕阻：按壓豐隆穴、陰陵泉。

✚生活調理TIPS

☑控制攝食不要過多，要均衡飲食結構。
☑每日要進行適當的運動。
☑保持良好健康的心情。
☒減少過多能量的攝入，控制動物脂肪的攝入。
☒少吃零食甜食，戒煙戒酒，鹽分攝入

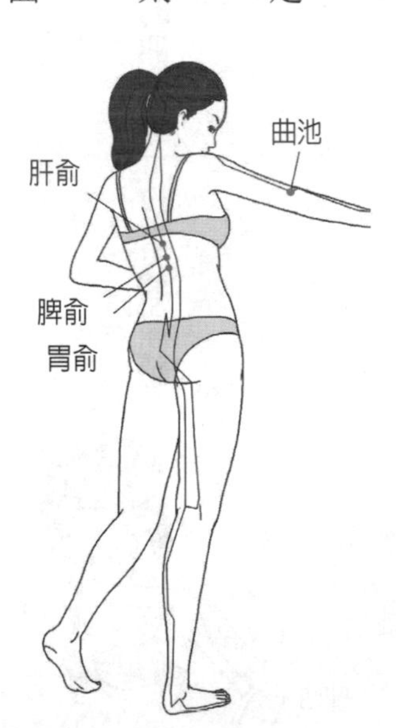

不宜過多。

☒避免暴飲暴食，尤其避免通過飲食來發洩煩惱和情緒上的不穩定。

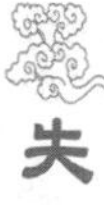

失眠

失眠通常表現爲入睡困難；不能熟睡，睡眠時間減少；早醒、醒後無法再入睡；對聲音敏感或對燈光敏感而容易被驚醒等，發病時間長短不一，短者數天，長者可長期難以恢復。而且失眠者由於睡眠嚴重不足，還常會引起疲勞感、身心不適、無精打采、反應遲緩、頭痛、記憶力減退等症狀，失眠嚴重的會導致精神分裂和抑鬱症。

中醫常將不寐分爲陰虛火旺、心脾兩虛、熱痰積聚等三種類型。根據不同類型，選用不同穴位治療，具有良好的效果。

一、陰虛火旺：肝腎陰血不足，心肝火旺，心神不寧，五心煩熱，心悸汗出，口乾咽乾，耳鳴健忘，失眠。

二、心脾兩虛：氣血不足，心神失養，心悸健忘，失眠多夢，精力疲乏。

三、熱痰積聚：熱痰積聚，上擾心腦，頭暈目眩，胸悶，痰

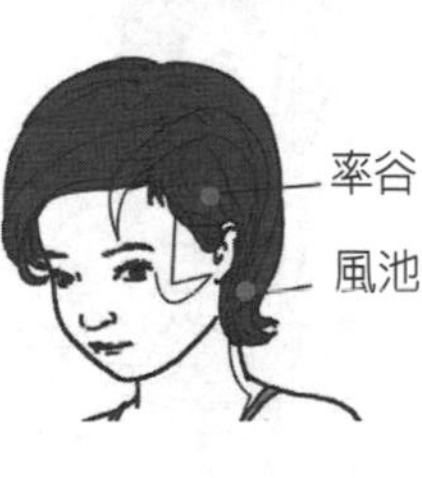

多，口苦。

✚經穴按摩

按摩足少陽膽經

【經穴】風池穴、率谷穴。

【方法】將雙手拇指指尖分別放在同側風池穴，以適當的力度按壓，直至感覺酸脹爲宜；將雙手食指、中指、無名指、小指指端分別放在兩側耳尖的率谷穴，來回推動約半分鐘。

【功效】祛風散寒、除煩鎮靜。

按摩任脈

【經穴】膻中穴。

【方法】將雙手拇指指尖分別放在同側風池穴，以適當的力度按壓，直至感覺酸脹爲宜。

【功效】疏風解痛、寧心安神。

按摩經外奇穴

【經穴】太陽穴、印堂穴。

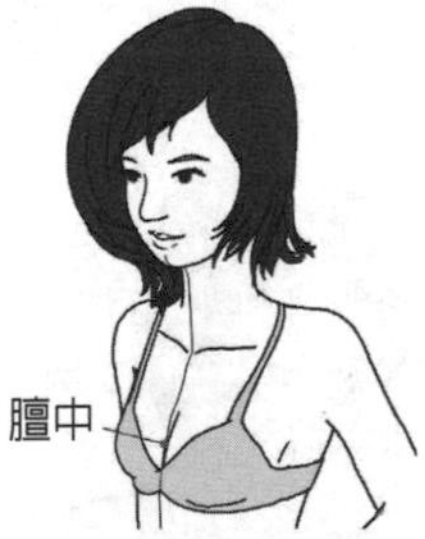

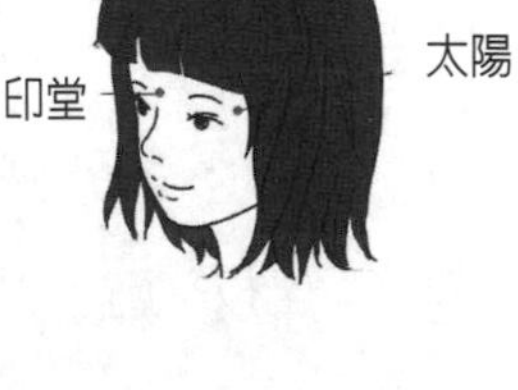

【方法】用雙手手指指腹端，揉搓太陽穴約3分鐘；用雙手手指指腹端，按揉額頭處的印堂穴約3分鐘。

【功效】鎮靜安神、清熱止痛、祛濕清熱。

按摩手少陰心經

【經穴】神門穴。

【方法】將拇指指端輕輕按揉神門穴約1分鐘，雙手交替。

【功效】舒筋解表、助睡安眠。

按摩手厥陰心包經

【經穴】內關穴。

【方法】用拇指指端羅紋面輕輕按揉內關穴約1分鐘。

【功效】通筋活絡、寧心安神。

按摩足太陽膀胱經

【經穴】攢竹穴、腎俞穴、肝俞穴。

【方法】用雙手手指指腹端，揉搓攢竹穴約1分鐘；用

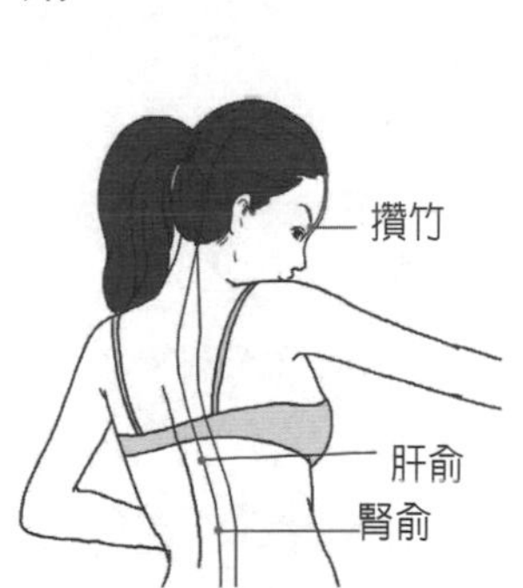

雙手手指指腹端，揉搓背部的腎俞穴2分鐘，直至感到酸脹爲宜；將拇指指尖，按揉對側肝俞穴約2分鐘。

【功效】疏風清熱、凝神靜心、補腎通血、通絡解痙、疏肝理氣、養血明目。

按摩手陽明大腸經

【經穴】合谷穴。

【方法】將拇指指尖，按於對側合谷穴，其他四指放在掌心處，適度地用力掐壓約2分鐘即可。

【功效】疏風解表、活絡鎮痛。

經穴組合按摩

・陰虛火旺：按揉肝俞穴、揉搓腎俞穴、按揉神門穴、按壓風池穴、三陰交穴、照海穴。

・肝脾兩虛：按揉印堂穴、揉搓攢

合谷

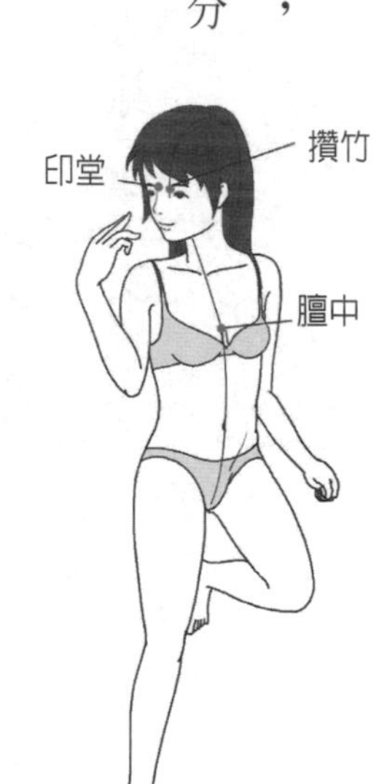

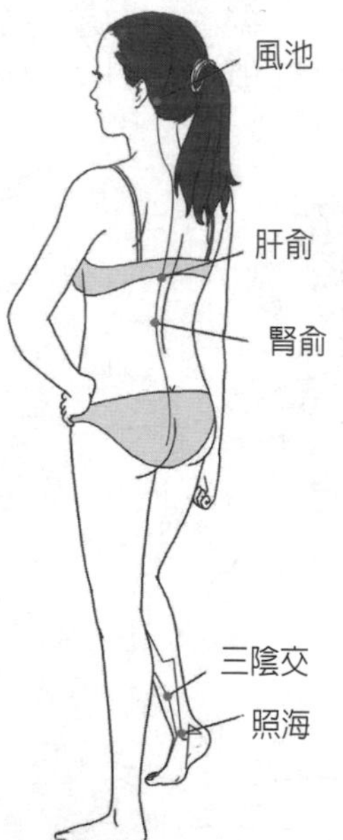

竹穴。

・熱痰積聚：掐壓合谷穴、按壓膻中穴。

✚生活調理TIPS

☑以清淡而富含蛋白質、維生素的飲食爲宜，如牛奶、核桃、桂圓、蓮子等。

☑參加練習氣功、太極拳等強調精神力鍛鍊的運動，提高神經的調節能力。

☑生活要有規律，定時起床。

☑可適當吃些緩解症狀的食品，以助於改善睡眠。

☒晚餐不宜過飽，睡前不飲茶和咖啡等刺激性飲料。

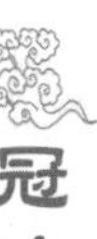

冠心病

冠心病全稱爲冠狀動脈硬化性心臟病，是一種最常見的心臟病，是因冠狀動脈狹窄、供血不足而引起的心肌機能障礙或器質性病變，故又稱缺血性心肌病。

病症發作時，胸腔中央會有一種壓榨性的疼痛，並可遷延至頸、頷、手臂及胃部，可能會伴有眩暈、氣促、出汗、寒顫、噁心及昏厥，嚴重患者可能因爲心力衰竭而死

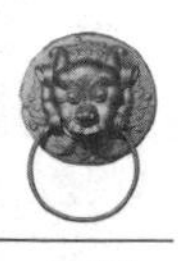

亡。致病原因至今尚未完全清楚，但認為與高血壓、高脂血症、高黏血症、糖尿病、內分泌功能低下及年齡大等因素有關。

中醫認為冠心病主要是胸陽不振，陰寒之邪內侵與痰濁上擾所致。年齡大，腎氣漸衰，脾失健運，痰濁內生；陰寒與痰濁不化，痹阻心脈，進一步導致氣滯血淤，出現以淤血為特徵的胸痹證，嚴重者可發展為眞心痛，甚至心陽暴脫。

一、痰濁內阻證：因肥甘厚味、痰濁內停、脾虛痰生所致。症狀為心胸窒悶或如物壓，氣短喘促，多形體肥胖，肢體沉重，脘腹痞滿，痰多口黏，陰雨天容易發作或加重，納呆便溏，泛噁欲嘔，舌淡苔膩，脈滑。

二、淤血內停證：因情志失調、寒邪內侵而久病入絡。症狀為心胸疼痛，痛如錐刺，固定不移，入夜為甚，伴有面色晦暗、舌質紫暗有淤斑，苔潤，或見舌下絡脈青紫，脈沉澀或結代。

三、寒凝心脈證：因素體陽氣虛弱、陰寒之邪內侵或過服寒涼藥品所致。症狀為心胸疼痛，遇寒而作，形寒肢冷，胸悶心悸，甚則喘息不得臥，冷汗自出，心悸氣短或心痛徹背，背痛徹心，舌質淡，苔白滑，脈弦緊。

四、心氣虛弱證：因久病不癒、年老體弱所致。症狀為心胸隱痛，反覆發作，面色淡白，胸悶氣短，動則喘息，心悸出汗，倦怠懶言，舌淡或有齒痕，苔薄白，脈弱或結代等等。

五、心腎陰虛證：因體質虛弱而久病傷陰。症狀爲心胸隱痛，憋悶不舒，心悸怔忡，潮熱盜汗，心煩少寐，腰酸膝軟，耳鳴如蟬，口乾不欲飲，舌紅，苔少脈細數。

✚經穴按摩

按摩手少陰心經

【方法】極泉穴。

【經穴】用右手食指按壓腋窩下極泉穴，直至感到有酸脹麻木感爲宜。

【功效】疏經利筋、活血散結、寬胸利膈。

按摩足太陽膀胱經

【經穴】至陽穴、心俞穴、厥陰俞、膏肓俞、神堂穴。

【方法】用手掌側緣摩、擦背部足太陽膀胱經，直至感到溫熱爲宜；然後用拇指指端用力按壓至陽穴；用拇指指端按揉患者背部的心俞穴、膏肓俞穴、神闕穴、陰俞穴和神堂穴各40~50次，直至感到酸脹爲宜。

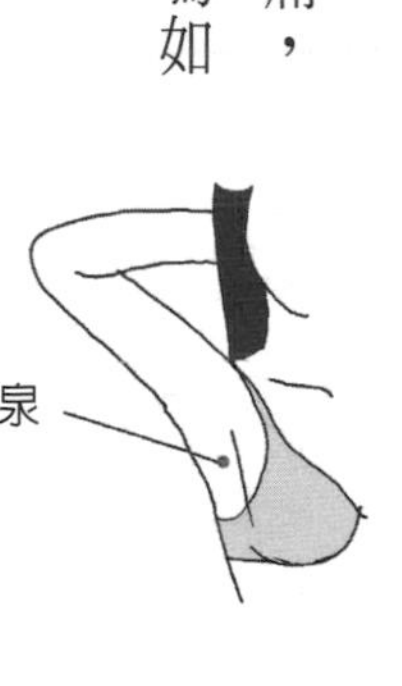

內關

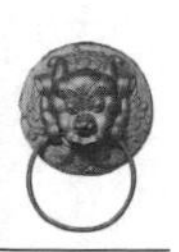

【功效】利膽退黃、寬胸利膈、通絡、理氣、安神。

按摩督脈

【經穴】至陽穴。

【方法】用拇指指端用力按壓至陽穴40～50次，直至感到酸脹爲宜。

【功效】利膽退黃、寬胸利膈、通絡安神、理氣安神。

按摩手厥陰心包經

【經穴】內關穴。

【方法】用拇指指腹端按壓位於上肢的內關穴約50次，直至感到酸脹爲宜。

【功效】調和陰陽氣血、疏通經脈。

按摩手少陰心經

【經穴】神門穴。

【方法】用拇指指腹端按壓位於上肢的神門穴50次，直至感到酸脹爲宜。

【功效】疏經止痛、寧心安神、益智健脾。

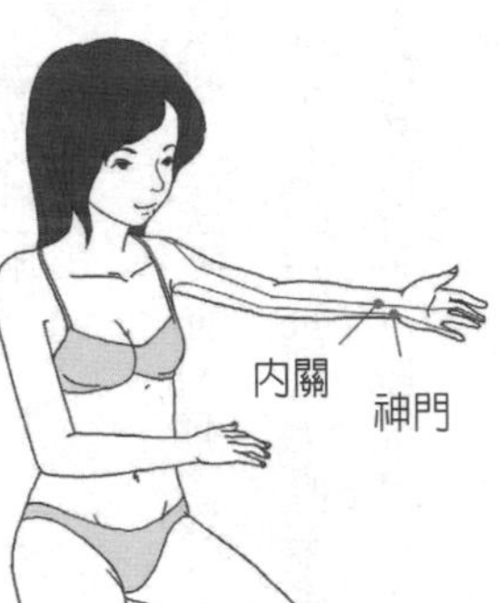

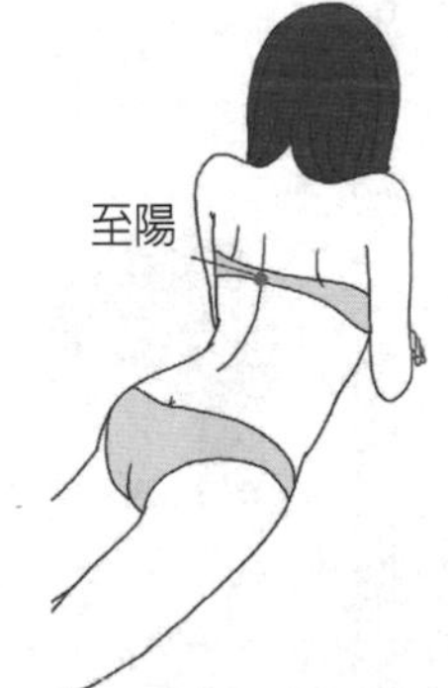

經穴組合按摩

冠心病患者可以通過自我按摩來預防冠心病的發作，緩解病情，方法是：

（1）將雙手搓熱，然後摩擦胸部50次，力度要大。

（2）用拇指指端用力按壓背部中線以及至陽穴。

（3）用右手食指按壓腋窩下的極泉穴，直至有麻木感爲宜。

（4）用拇指指腹端用力按壓內關穴、神門穴各30次。

（5）睡前輕拍心前區40次，可預防冠心病的發作。

生活調理TIPS

☑保持適當的體育鍛鍊活動，增強體質。

☑積極防治高血壓、高血脂、糖尿病等與冠心病關係密切的老年慢性疾病。

☑保持足夠的睡眠時間，培養多種情趣。

☑要控制高膽固醇、高脂肪食物的攝入，多吃新鮮蔬果。

☑同時要控制總熱量的攝入，限制體重增加。

☒勿急躁、激動或悶悶不樂，避免過度緊張。

☒飲食不宜過量，也不要偏食。

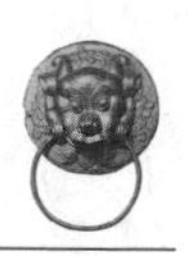

㈧不吸煙、酗酒。

膽石症

膽結石是臨床最常見的消化系統疾病之一，它是膽管內（包括膽囊）形成的凝結物。主要表現爲發作性腹痛、急性炎症，如果結石已經進入膽總管，還可出現黃疸、膽管炎和胰腺炎等併發症，但大多數患者可無任何症狀。造成膽石症的原因很多，日常生活中不注意都可以造成膽石症，比如喜靜少動、體質肥胖、不吃早餐、多次妊娠、肝硬化等。中醫將膽石症分爲以下幾種類型：

一、氣滯型：主要表現爲右上腹有短暫或輕度的隱鈍痛，不痛時如常人，常伴有口苦，噁心、食欲不佳，或食後心窩不適；無黃疸或輕度發黃，膽區壓痛輕微，大便如常，小便不利；苔白薄或淨，脈弦滑。

二、鬱熱型：主要表現爲起病急遽，右上腹呈劇痛，噁心嘔吐，厭食，口渴，高熱，惡寒，發黃；右上腹部硬滿拒按，尿少色黃，大便秘結或呈陶土色；苔黃燥或黃膩，脈弦數或洪數。

三、化膿潰瘍型：症狀表現除有「氣滯型」見症外，還有寒熱往來，譫妄神昏，持續腹痛，肌肉緊張，拒按或有反跳痛、休克等症狀。

四、正虛邪陷型：主要表現爲持續的隱鈍痛，神志不清或昏迷，神色枯萎，皮膚黃晦或青紫，甚至有出血傾向；腹呈氣臌，輕度壓痛，肝腫大並有觸痛；小便黃短，大便秘結，舌苔厚膩，脈弦數或沉。

✚經穴按摩

按摩足太陽膀胱經

【經穴】肝俞穴、膽俞穴、腎俞穴。

【方法】虎口向下，用雙手四指以中指爲主按壓肝俞穴，以穴位處發熱爲佳；虎口向下，用雙手四指以中指爲主按壓膽俞穴，以穴位處發熱爲佳；虎口向下，用雙手四指以中指爲主按壓腎俞穴，以穴位處發熱爲佳。

【功效】疏肝利膽、清肝明目、清熱化濕、益腎助陽、強腰利水。

按摩足厥陰肝經

【經穴】期門穴。

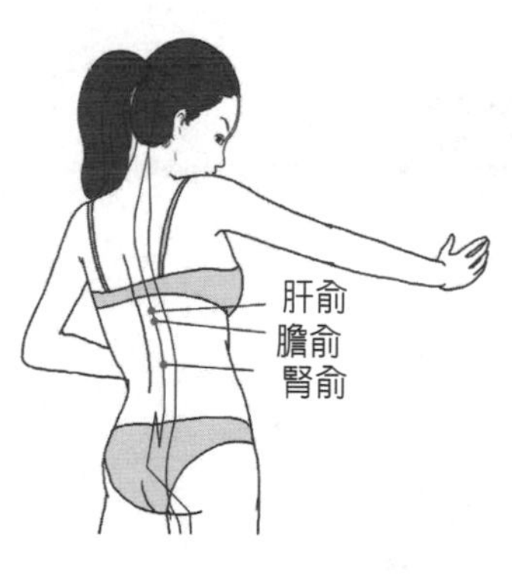

【方法】用四指按壓期門穴10秒鐘，以皮膚脂肪向內凹陷爲度。

【功效】健脾疏肝、理氣活血。

按摩足少陽膽經

【經穴】日月穴、陽陵泉穴。

【方法】用四指按壓日月穴10秒鐘，以皮膚脂肪向內凹陷爲度；用雙手對穴位進行按壓、推拿、揉搓按摩1分鐘，力度要適中。

【功效】疏肝利膽、降逆和胃、強健腰膝。

按摩手厥陰心包經

【經穴】內關穴。

【方法】用雙手對內關穴進行揉捏，力度要適中，每次2分鐘。

【功效】疏經理血，瀉熱止痛，凝神鎮靜。

按摩任脈

【經穴】巨闕穴。

【方法】以中指爲中心，用四指按壓巨闕穴10秒鐘，以

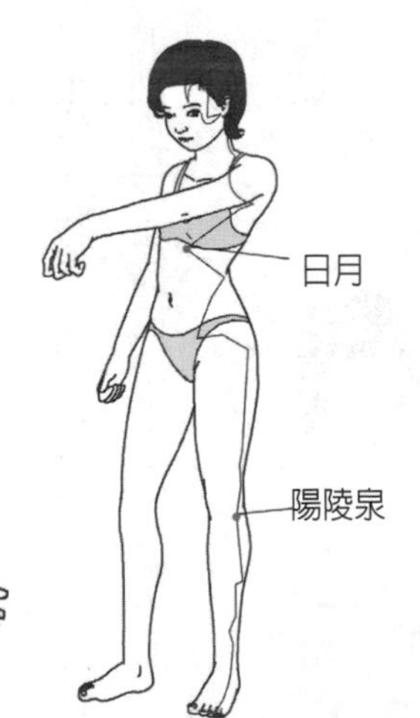

內關

巨闕

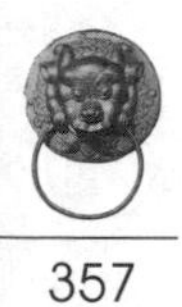

皮膚脂肪向內凹陷爲度。

【功效】安神寧心、寬胸止痛。

按摩足陽明胃經

【經穴】天樞穴、大巨穴、足三里穴。

【方法】以四指按壓天樞穴10秒鐘，以皮膚脂肪向內凹陷爲度；以四指按壓大巨穴10秒鐘，以皮膚脂肪向內凹陷爲度。用兩手拇指點壓或按揉足三里穴1分鐘，以有酸脹感爲佳。

【功效】調中和胃，理氣健脾，緩和腹脹，活絡鎮痛。

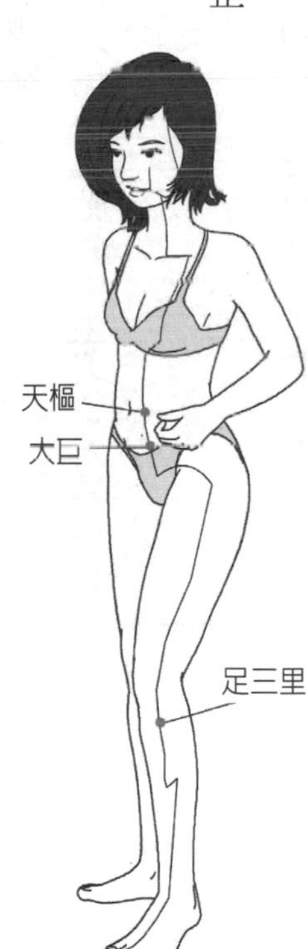

按摩足太陰脾經

【經穴】三陰交穴。

【方法】用兩手拇指點壓或按揉三陰交穴1分鐘，以有酸脹感爲佳。

【功效】疏經利濕、調理肝腎、緩解疼痛。

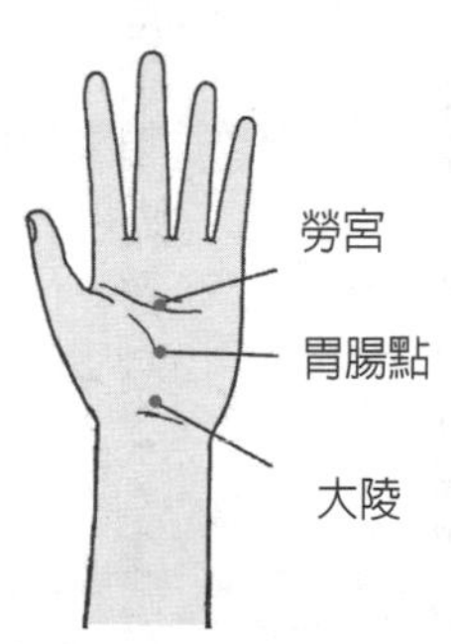

✚經穴組合按摩

（1）用點法或按法重刺激第七至第九胸椎背部的壓痛點，及兩側膽囊穴2～3分鐘。

（2）在左背部壓痛點平面的脊柱棘突做旋轉復位。

（3）推背部兩側膀胱經約6分鐘，再按膽俞、肝俞、膈俞各1分鐘，最後擦背部膀胱經，以透熱爲度。

（4）擦兩側脅肋部，以微微透熱爲度，然後按、揉兩側章門、期門各1分鐘，以酸脹感爲度。

✚生活調理TIPS

☑保持良好的飲食規律，三餐均匀進食。

☑多飲水，保證膽汁不會過分濃縮。

☑控制高蛋白、高脂肪食物，以免身體肥胖，生成膽固醇結石。

☑少飲酒，多運動。

☑保持良好的情緒。

☑防止膽道感染，以免蛔蟲卵和蛔蟲殘體逆行到膽道形成結石。

☑膽囊炎患者要積極治療，避免膽汁淤積，形成膽結石。

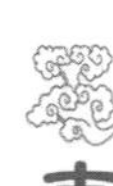

支氣管哮喘

支氣管哮喘簡稱哮喘，目前已成爲嚴重威脅人們健康的過敏性慢性疾病。多在幼年、青年時發病，春秋季節或遇寒時發作，表現爲屢次反覆的陣發性胸悶，伴哮鳴音並以呼氣爲主的呼吸困難或兼有咳嗽者。發作時來去較快，停止後如同正常人一樣。但如反覆發作、不能緩解，可發展爲慢性支氣管炎、支氣管擴張、肺氣腫、肺心病。

中醫認爲，本病病理變化主要以肺爲主，涉及脾、腎，後期累及心臟。因此，哮喘大多病在肺，以邪實爲主，久病及腎，正氣不足。又因本病反覆發作、病程較長，常常出現肺、脾、腎三臟俱虛的現象，患者再感受新的誘因，新邪引動伏飲，痰氣交阻，上壅於肺，以致哮喘發作時表現爲邪實正虛的錯雜現象。

一、實證：寒飲伏肺，發作初期多表現爲面色蒼白，畏寒無汗，鼻涕，咳逆倚息不得臥，喉中痰鳴，舌苔薄白，脈浮緊；痰熱阻肺，哮喘發作，咳逆倚息得臥，面色紅發熱，咳黏稠白痰或黃痰，尿黃便乾，舌質紅，脈弦數或滑數，舌苔白膩或黃膩。

二、虛證：肺氣虛者，面色蒼白，形體無力，氣短易感外邪，舌質淡，脈細數；腎

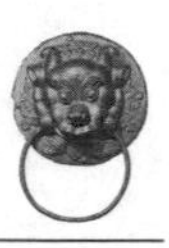

虛不能納氣者，神疲乏力，氣短肢冷畏寒，伴有浮腫、尿頻、小便淋漓、腰腿酸軟、五心煩熱乾、咽盜汗、脈沉細或細數。

✚經穴按摩

按摩任脈

【經穴】膻中穴、天突穴、神闕穴。

【方法】用食指或中指的指腹端按揉膻中穴3～5分鐘；用食指或中指指腹端慢慢地點按天突穴1～2分鐘；指腹置於神闕穴上，先做順時針方向旋轉摩動1分鐘，後做逆時針方向旋轉摩動1分鐘。

【功效】調氣降逆、清肺化痰、宣肺化痰、利咽開音、寬胸利膈、溫陽救逆、利水固脫。

按摩手太陰肺經

【經穴】少商穴、魚際穴、天府穴、列缺穴。

【方法】用拇指指腹端點按兩側少商穴各1～2分鐘；按揉兩側魚際穴各1～2分鐘；用食指按揉兩側列缺穴各1～2分鐘；點按天府穴半分鐘左右。

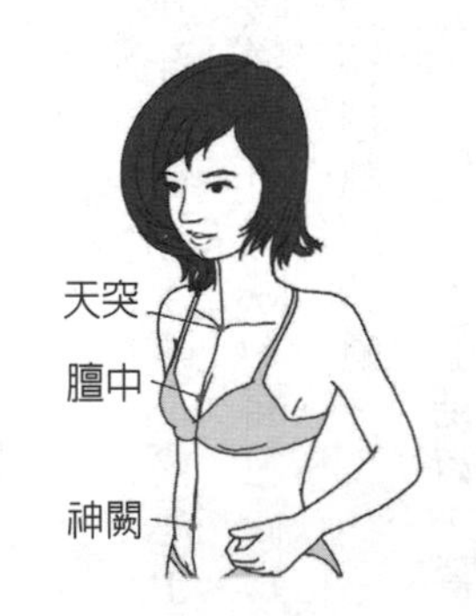

【功效】通經氣、蘇厥逆、清肺逆、利咽喉、疏經清熱、調理肺氣、散風涼血。

按摩足陽明胃經

【經穴】豐隆穴。

【方法】用食指或中指的指腹端按揉豐隆穴，

【功效】和胃氣、化痰濕、清神志。

按摩手太陽小腸經

【經穴】天宗穴。

【方法】點按天宗穴半分鐘左右。

【功效】疏經祛風、利節止痛、舒筋宣肺。

按摩督脈

【經穴】大椎穴、長強穴。

【方法】點按大椎穴半分鐘左右；捏長強穴1~2分鐘。

【功效】清熱解表、截瘧止癇、解痙止痛、調暢通淋等等。

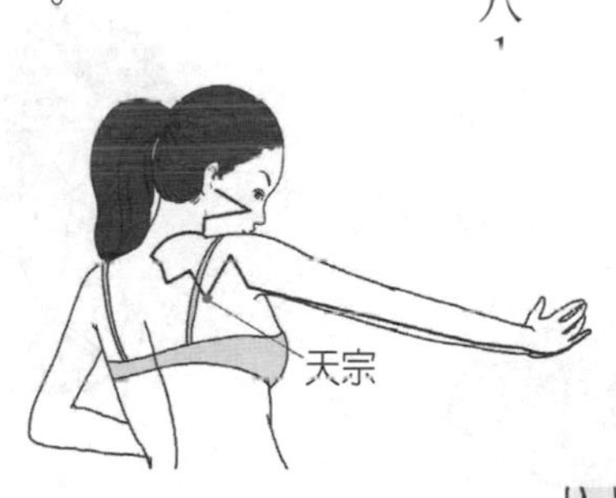

豐隆

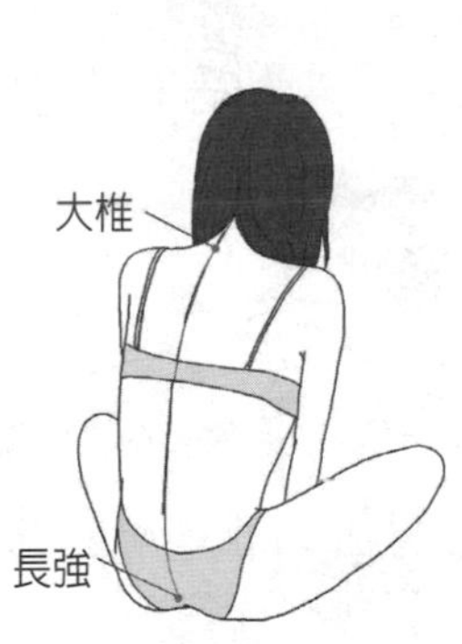

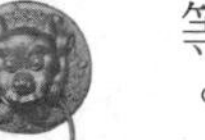

按摩足太陽膀胱經

【經穴】肺俞穴、膏肓俞穴、八髎穴。

【方法】點按肺俞穴、膏肓俞穴各半分鐘左右；然後反覆擦摩八髎穴至皮膚微紅有熱感爲宜。

【功效】疏經祛風、理氣止咳、補虛益損、調理肺氣。

按摩足陽明胃經

【經穴】缺盆穴。

【方法】推按缺盆穴20~30次。

【功效】疏經理氣、散結止痛、止咳平喘。

按摩手少陽三焦經

【經穴】翳風穴

【方法】推按翳風穴20~30次。

【功效】可疏經祛風、止痛利竅。

按摩足少陽膽經

【經穴】風池穴、肩井穴。

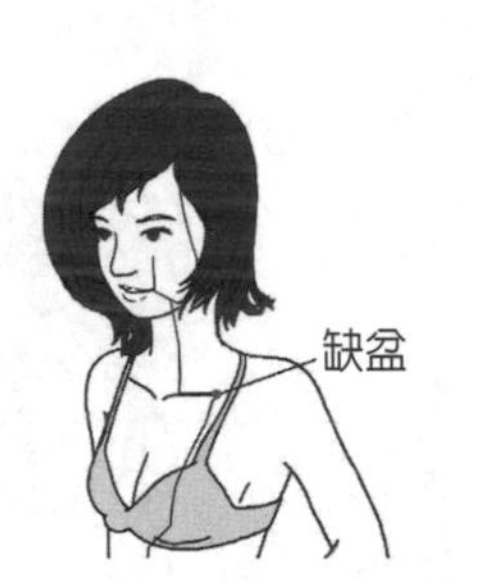

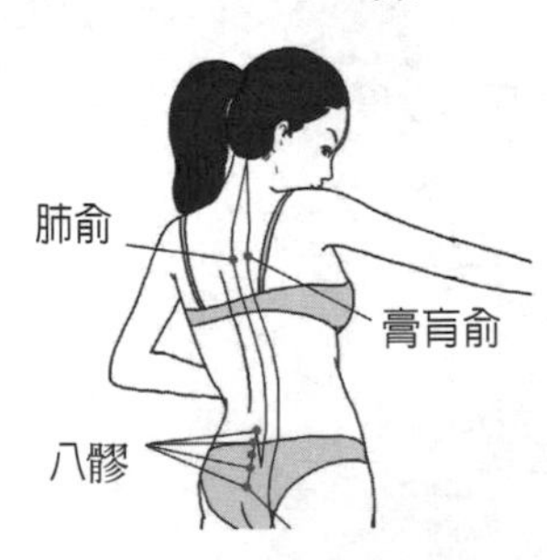

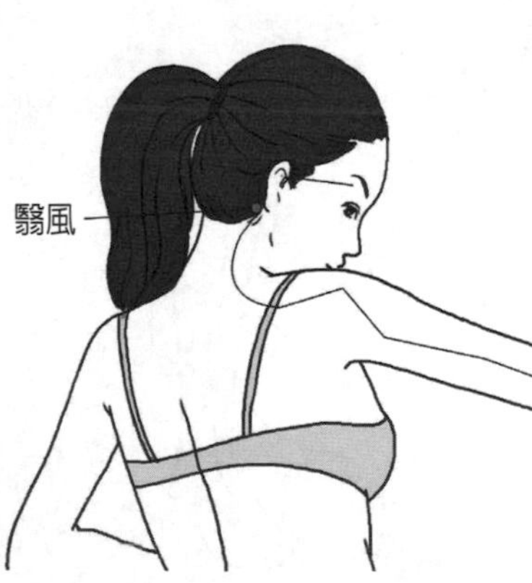

【方法】用手指指端揉捏對側風池穴1～3分鐘；按壓肩部肩井穴5～10次。

【功效】祛風解毒、通利宮竅。

風池

肩井

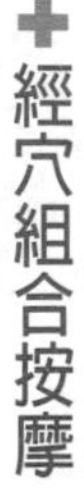

✚經穴組合按摩

常用穴位及手法：推肺經3分鐘，推四橫紋3分鐘，揉板門2分鐘，揉天突1分鐘，揉膻中1分鐘，擦胸脅1分鐘，揉肺俞2分鐘，擦脊背1分鐘，逆運內八卦3分鐘。

另外，根據症狀不同可辨證加減：

・寒喘：配用翳風2分鐘，揉外勞宮2分鐘，推上三關2分鐘。面青肢冷汗多，端坐呼吸，加揉二馬2分鐘，推補腎2分鐘，推補脾2分鐘。

・熱喘：配清肺5分鐘，清大腸3分鐘，推下六腑3分鐘，分推膻中2分鐘，推脊1分鐘，清補脾2分鐘，清天河水2分鐘，揉小橫紋2分鐘。

・虛喘：配清補脾5分鐘，補腎3分鐘，揉二馬2分鐘，推上三關2分鐘，揉神闕1分鐘，揉足三里1分鐘。摩肋上，摩上腹，摩髂內，分背法，寬胸法，揉大椎法。

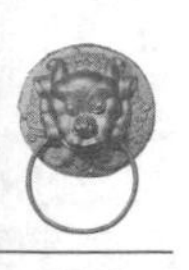

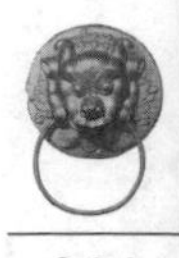

✚生活調理TIPS

☑室內要通風，空氣要新鮮。
☑花粉飄揚的春秋季節宜關閉門窗。
☑注意保暖，環境要安靜。
☑飲食宜清淡，宜多食植物性大豆蛋白，如豆類及豆製品。
☒室內儘量不要種植開花的植物。
☒儘量不要餵養寵物，以免造成過敏。
☒室內不要放置有異味的物品，如煤油、油漆等刺激性氣體。
☒要避免室內潮濕、陰暗，以減少黴菌的孳生。
☒不宜過飽、過鹹、過甜，忌生冷、酒、辛辣等刺激性食物。

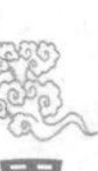

胃及十二指腸潰瘍

胃、十二指腸潰瘍是一種常見的消化道疾病，具有併發症多、容易復發、週期性、節律性上腹痛的特點，與飲食密切相關。常因情緒波動、過度勞累、飲食失調、吸煙、酗酒、某些藥物的不良作用誘發。其典型表現爲饑餓不適、飽脹噯氣、泛酸或餐後定時的慢性中上腹疼痛，嚴重時可有黑便與嘔血。

中醫認為，消化性潰瘍一般來說新病多實證熱證，久病多虛證寒證，更久則應有血淤或虛實夾雜證。應根據疼痛的部位、性質及飲食關係，結合其他見症辨別虛、實、寒、熱、氣、血的不同來治療。

一、肝氣犯胃：胃脘脹滿，攻撐作痛，脘痛連脅，噯氣則舒，情志不舒時加重，泛吐酸水，胸悶喜太息，食少，舌苔薄白，脈弦。

二、肝胃鬱熱：胃脘灼痛，痛勢急迫，食入即痛，泛酸嘈雜，口乾口渴，煩躁易怒，大便秘結，舌紅苔黃，脈弦數。

三、胃陰不足：胃痛隱隱，饑餓時加重，口燥咽乾，渴不欲飲，五心煩熱，似饑而不欲食，或納呆，時作乾嘔，大便乾燥，舌紅少津有裂紋，苔少或花剝，脈細數。

四、胃絡淤血：胃脘疼痛，痛有定處而拒按，痛如針刺或刀割，甚者嘔血、便血。舌紫黯，有淤斑、淤點，脈澀。

五、中焦虛寒：胃痛隱隱，喜按喜暖，納食減少，嘔吐清涎，大便稀薄，倦怠乏力，神疲懶言，畏寒肢冷。舌淡胖，脈沉細或遲。

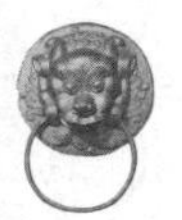

✚經穴按摩

按摩足陽明胃經

【經穴】足三里、天樞穴。

【方法】用手指指腹端，點按腿部的足三里穴約3分鐘；揉搓腹部的天樞穴約2　分鐘。

【功效】補脾和胃、調理氣血、和胃化淤。

按摩任脈

【經穴】巨闕穴、中脘穴。

【方法】用手指指腹端，指壓腹部的巨闕穴約2分鐘；按壓腹部的中脘穴約2分鐘。

【功效】疏風清熱、解痙止痛、和胃健脾。

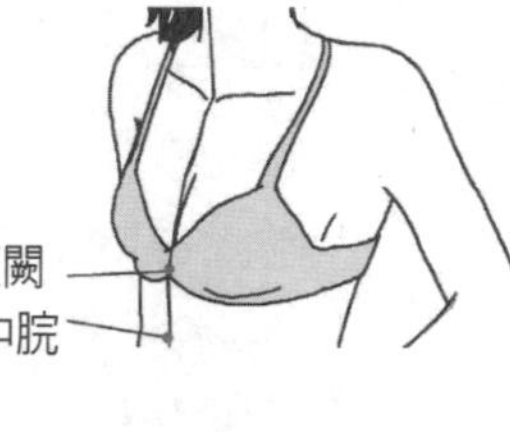

按摩足太陽膀胱經

【經穴】胃俞穴、肝俞穴、脾俞穴。

【方法】用手指指腹端，按壓背部的胃俞穴1分鐘；然後按壓對側肝俞穴約1分鐘；用手指指端，點壓背部的脾俞穴1分鐘。

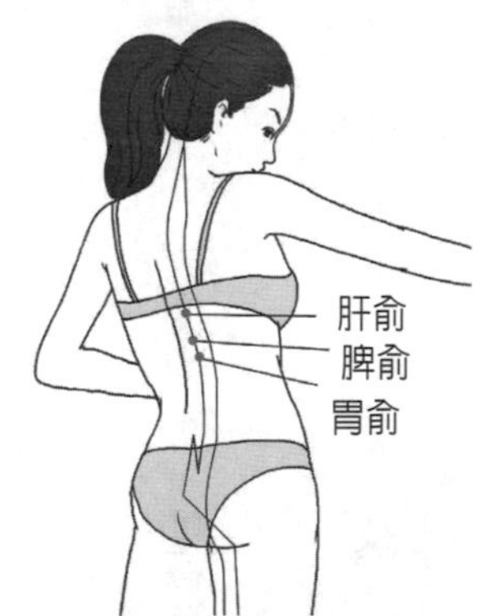

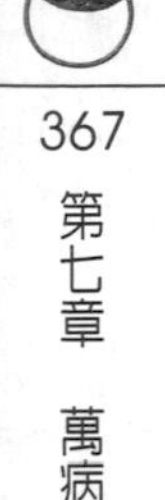

【功效】健脾利濕、溫中散寒、和胃止痛、疏肝利膽、清肝明目。

按摩手部的胃腸點

【經穴】位於手掌生命線的正中央，或勞宮穴與大陵穴連線的中點處。

【方法】用手指指腹端，點按手掌的胃腸點約2分鐘。

【功效】溫中散寒、和胃止痛。

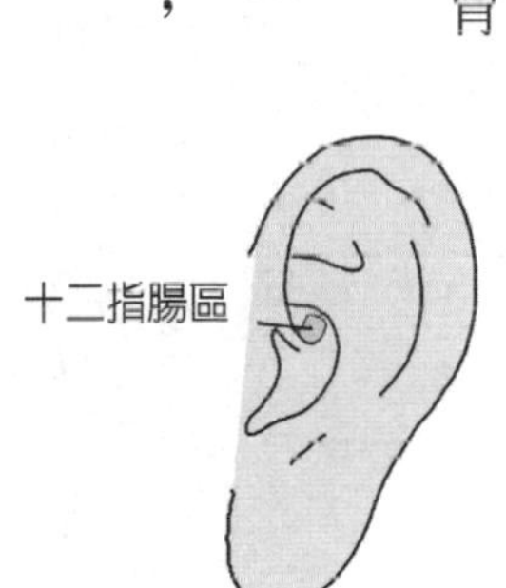

按摩耳部的十二指腸區

【經穴】位於耳輪腳上方外1/3處。

【方法】用雙手手指指腹端，揉搓耳部的十二指腸點約2分鐘。

【功效】活血化淤、祛腐生肌。

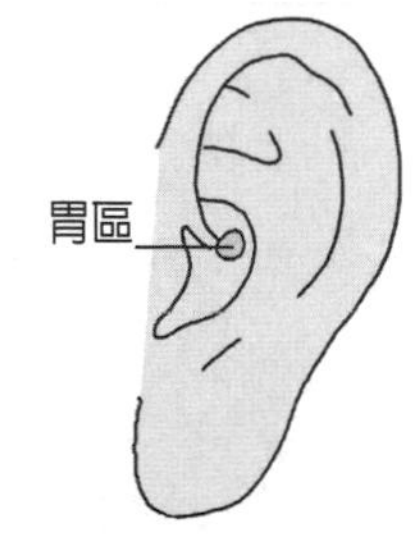

按摩耳部的胃區

【經穴】位於耳輪腳消失處。

【方法】用雙手手指指腹端，揉搓耳部的胃點約2分鐘。

【功效】疏肝理氣、養陰益胃。

✚經穴組合按摩

- 肝氣犯胃：按壓肝俞穴。
- 肝胃鬱熱：按壓中脘穴。
- 胃陰不足：按壓胃俞穴。
- 胃絡淤血：點按足三里穴。
- 中焦虛寒：指壓巨闕穴。

✚生活調理TIPS

☑飲食要定時定量，忌饑飽無常或食無定時。
☑飲食注意營養，並注意休息，保持情緒穩定，心情愉悅。
☑飲食時宜細嚼慢嚥。
☒避免食用對胃有刺激的食品，如油煎、辛辣食品及濃茶咖啡等。
☒飲食忌過冷過熱。
☒不宜過多飲用豆乳等，因此類食品較易引起脹氣。
☒避免攝入堅硬、粗糙及不易消化的食物。
☒禁飲高濃度酒及長期大量飲酒。

慢性胃炎

慢性胃炎是最常見的胃病，是指不同病因引起的各種慢性胃黏膜炎性病變，患者由於胃部積食而感覺胃部疼痛，常有噁心、便秘、食欲不振等症狀，個別患者以上腹部疼痛爲主要症狀。長期發展下去，會出現睏倦無力、體力衰退、貧血等症狀。

中醫認爲，慢性胃炎屬於「胃脘痛」、「痞滿」、「呑酸」、「嘈雜」、「納呆」等病範疇。多因長期情志不遂，飲食不節，勞逸失常，導致肝氣鬱結，脾失健運，胃脘失和，日久中氣虧虛，而引發症狀。根據患者的致病原因需要辨證分型治療。

一、食滯傷胃型：飲食不節致使脾胃受損，食積胃脘，脹滿痞痛，噁心嘔吐，噯腐呑酸，大便秘結有腐敗異臭味，舌質紅，苔厚黃膩，脈象弦滑。

二、脾胃虛寒型：胃脘墜脹不舒，食欲不振，嘔吐酸水，隱隱作痛，遇寒加重，得暖則輕，餓時疼甚，進食稍減，大便稀溏，神疲乏力，舌質淡、胖大、邊有齒印，苔薄白，脈象沉細弱或浮大無力。

三、胃陰虧虛型：胃脘灼熱疼痛，嘈雜不適，雖饑而納差，口乾口渴，大便艱澀，舌質紅，有裂紋，舌苔光剝或少苔，脈象弦細數。

四、熱邪犯胃型：胃脘灼熱疼痛，嘈雜易饑，口苦咽乾，泛吐酸苦水，便秘，舌質

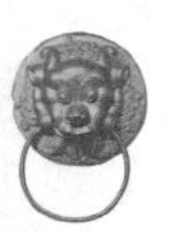

紅苔薄黃，脈象弦細。

五、肝鬱犯胃型：胃脘痞滿隱痛，兩脅撐脹疼痛，噯氣頻頻，時有泛酸，食欲減退，舌質紅、苔薄白微黃，脈象弦細。

六、淤滯傷胃型：胃脘刺痛或銳痛，痛處拒按，時感胃部灼熱嘈雜，納差，舌質暗紫有淤斑，苔薄黃，脈象澀滯。

七、肝火犯胃型：因久病脾胃氣虛，情志不舒，鬱而化火，致使胃脘痞滿隱痛，食後疼痛加重，經常燒心泛酸，口苦發黏，便溏，舌質淡紅，苔黃膩，脈細數。

八、濕困脾胃型：胃脘痞悶，納呆，少食即感脹，口淡無味，渴而少飲，腸鳴轆轆，大便稀溏，身重乏力，睏倦懶動，舌質淡胖，苔白膩，脈象濡細。

✚經穴按摩

按摩足太陽膀胱經

【經穴】膈俞穴、肝俞穴、脾俞穴、胃俞穴。

【方法】用手指指腹端用力按壓膈俞穴、肝俞穴、脾俞穴、胃

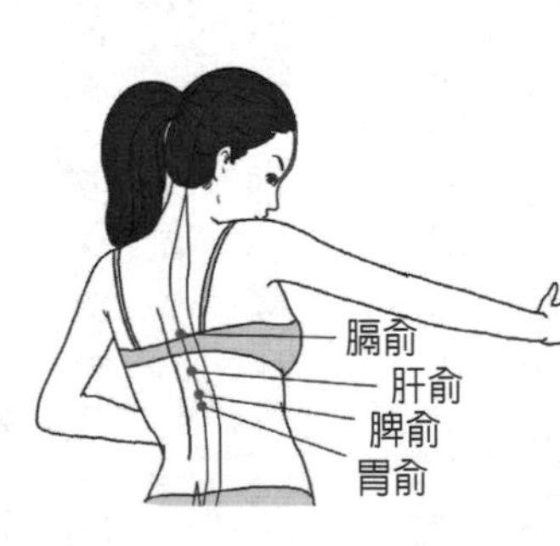

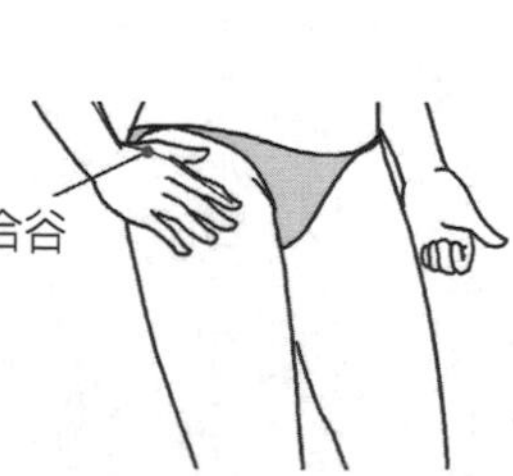

俞穴，上下反覆按壓，直至酸麻爲佳。

【功效】理氣寬胸、活血通脈、疏肝利膽、理氣明目、健脾和胃、利濕升清、理中降逆。

按摩手陽明大腸經

【經穴】合谷穴。

【方法】點按合谷穴1～3分鐘。

【功效】鎮靜止痛、通經活絡、清熱解表。

按摩任脈

【經穴】巨闕穴、中脘穴、神闕穴、曲骨穴。

【方法】用拇指指腹端按壓巨闕穴、中脘穴、曲骨穴各3分鐘，直至有酸脹感爲宜。

【功效】安神寧心、寬胸止痛、和胃健脾、降逆利水。

按摩足陽明胃經

【經穴】天樞穴、足三里穴。

【方法】按揉天樞穴1～2分鐘；拇指用力

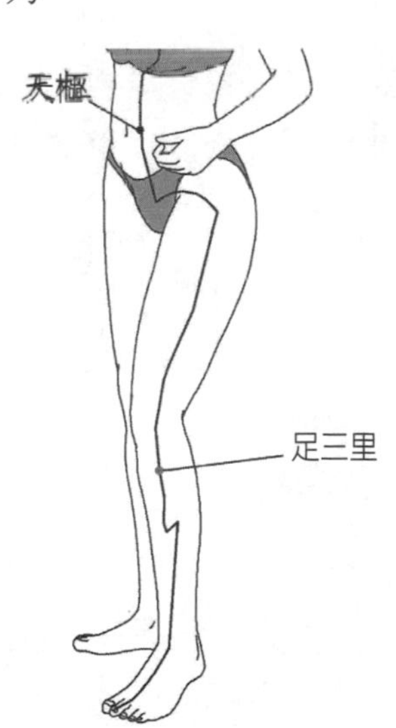

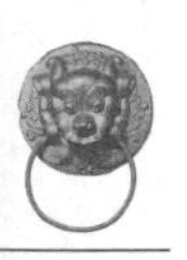

按壓左右足三里穴各3分鐘。

【功效】調中和胃、理氣健脾、扶正培元、通經活絡、升降氣機。

按摩手厥陰心包經

【經穴】內關穴。

【方法】將拇指指端垂直按壓在內關穴上，緩解疼痛。

【功效】寧心安神、和胃降逆、理氣鎮痛。

內關

按摩足太陰脾經

【經穴】三陰交穴。

【方法】按揉三陰交穴1～3分鐘。

【功效】健脾胃、益肝腎、調經帶。

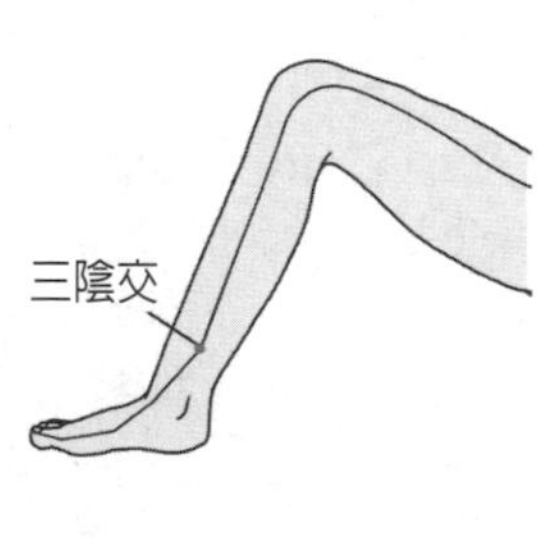

✚經穴組合按摩

（1）患者仰臥，施術者先用拇指掐揉內關穴，然後用中指反覆點揉中脘穴，再點揉天樞穴、掐按足三里穴，並點而揉之，至產生強烈酸脹感為宜，再用手按摩胃脘部。

（2）患者俯臥，施術者用雙手拇指從大椎穴旁脊柱兩側自上而下直推至三焦俞穴，並推而按揉，反覆4～6遍，再用拇指點揉肝俞、胃俞、脾俞等穴，然後用手掌按摩背部3～5遍。

曲池

✚生活調理TIPS

☑要注意食用器具的衛生。

☑要吃適量的新鮮蔬菜、水果等，且飲食宜清淡。

☑細嚼慢嚥，食物要精工細作且富含營養，以減少對胃黏膜的刺激。

☒戒煙，少飲酒、濃茶、咖啡等，少吃辛辣及粗糙的食物。

☒不暴飲暴食，少服對胃腸有刺激性的藥物。

☒切忌暴飲暴食及食無定時。

☒不可過食冷瓜果，也不能吃熱燙飲食。

☒腐爛變質的食物不宜食用。

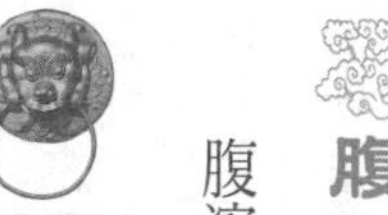

腹瀉

腹瀉，俗稱為「拉肚子」、「拉稀」、「鬧肚子」等，是一種常見的腸道疾病，該

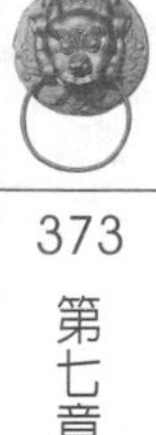

病最明顯的表現就是大便次數明顯超過平時的習慣次數，且大便中水分增加，以致變稀或不成形。造成腹瀉的原因很複雜，尤其以飲食不潔者居多。中醫認爲，導致腹瀉的原因中，脾的功能虛弱佔有很大成分，並據此分爲下面幾種類型：

一、寒濕困脾：主要表現爲腹瀉清稀，如水樣；腹痛腸鳴，脘悶納呆，有時伴有惡寒發熱、頭痛鼻塞、肢體酸痛；舌苔薄白或微膩，脈浮緩。

二、濕熱蘊脾：主要表現爲瀉下急迫，或瀉而不爽，腹瀉腹痛，糞便黃而臭，肛門灼熱，小便短赤，煩躁渴飲；舌苔黃膩，脈滑數或濡數。

三、食滯腸胃：主要表現爲腹痛腸鳴，瀉後痛減，糞便臭如敗卵，並伴有不消化之物；腹脹噯氣，打嗝酸臭；舌苔厚膩或垢濁，脈滑。

四、脾胃氣虛：主要表現爲食後脹悶不舒，大便時溏時瀉，水穀不化，稍進油膩食物則大便次數明顯增多，並伴有面色萎黃，神疲乏力；舌淡，苔白，脈細弱。

✚經穴按摩

按摩經外奇穴

【經穴】外勞宮穴。

【方法】用手指指端，點壓手部的外勞宮穴約1分鐘。

外勞宮

【功效】通絡調血、解痙止痛。

按摩足陽明胃經

【經穴】梁門穴、上巨虛穴、下巨虛穴。

【方法】用手指指端，揉搓腹部的下脘穴約1分鐘；用手指指端，按壓腿部的上巨虛穴約1分鐘；用手指指端，按壓腿部的下巨虛約1分鐘。

【功效】通筋泄熱、和胃止痛、溫中散寒、疏風解痙。

按摩足少陽膽經

【經穴】風池穴。

【方法】將雙手拇指指尖分別放在同側風池穴，用適當的力度按壓，直至感覺酸脹爲宜。

【功效】調和氣血、提神醒腦。

按摩手陽明大腸經

【經穴】合谷穴。

【方法】將拇指指尖，按於對側合谷穴，其他四指放在掌心處。適度用力掐壓約2分鐘。

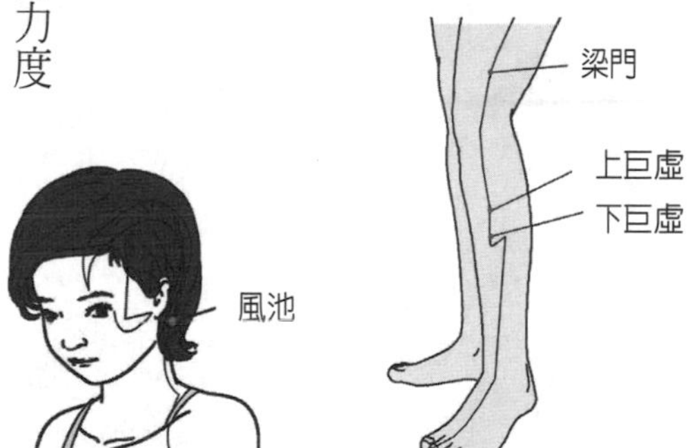

合谷

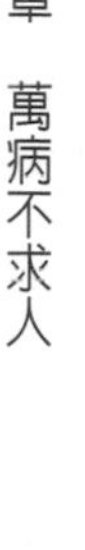

【功效】疏風解表、活絡鎮痛。

按摩任脈

【經穴】上脘穴、中脘穴、下脘穴。

【方法】用手指指端，點壓腹部的下脘穴1分鐘；用手指指腹端，按壓腹部的中脘穴約2分鐘；用手指指端，點壓腹部的下脘穴1分鐘。

【功效】溫中散寒、和胃止痛、通筋泄熱、解痙去痛。

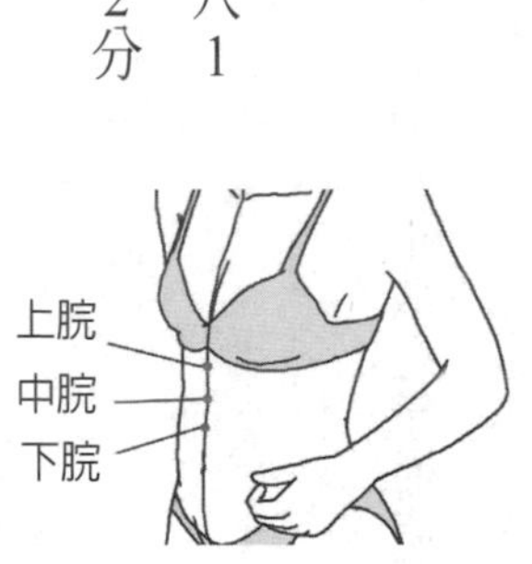
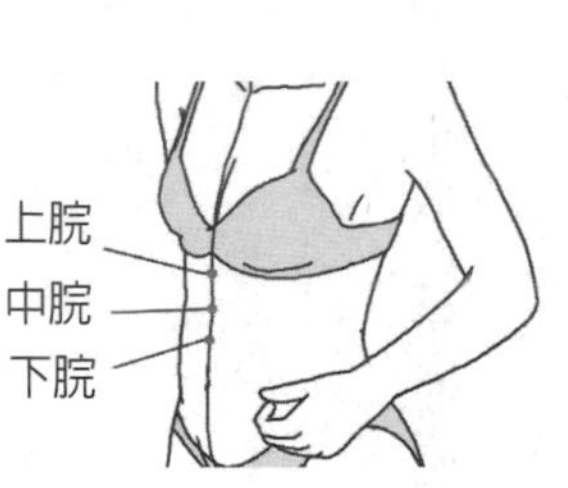

按摩足少陰腎經

【經穴】幽門穴。

【方法】用手指指端，揉搓腹部的幽門穴約1分鐘。

【功效】溫中散寒、解痙止痛。

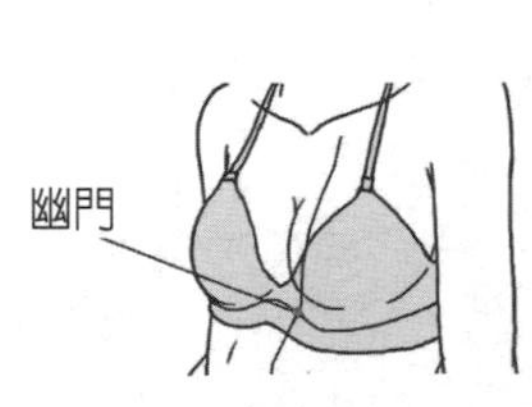

按摩足太陽膀胱經

【經穴】脾俞穴、腎俞穴。

【方法】用手指指端，點壓背部的脾俞穴約1分鐘；用雙手手指指腹端，點壓背部的腎俞穴約2分鐘，直至感到酸脹爲宜。

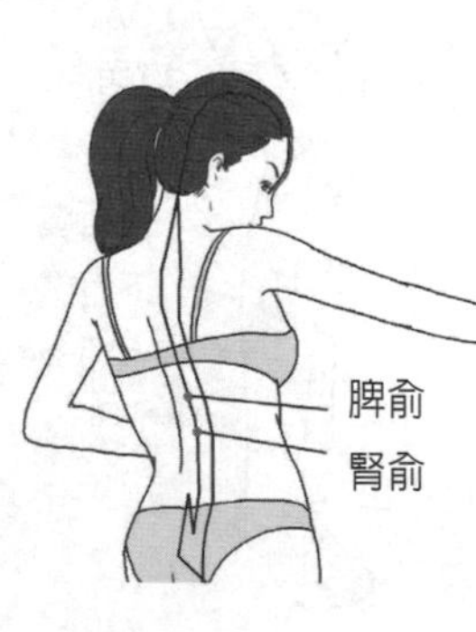

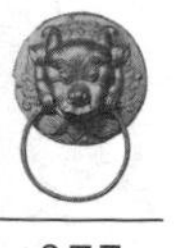

【功效】溫中散寒、補腎活血、疏風解痙。

按摩督脈

【經穴】命門穴。

【方法】用手指指腹端，按壓腰部的命門穴，以有酸脹感爲宜。

【功效】通絡止痛，緩解症狀。

經穴組合按摩

- 寒濕困脾：按壓上巨虛穴和下巨虛穴。
- 濕熱蘊脾：按壓風池穴、掐壓合谷穴。
- 食滯腸胃：揉搓梁門穴和幽門穴。
- 脾胃氣虛：按壓陰陵泉穴、點壓上脘穴。

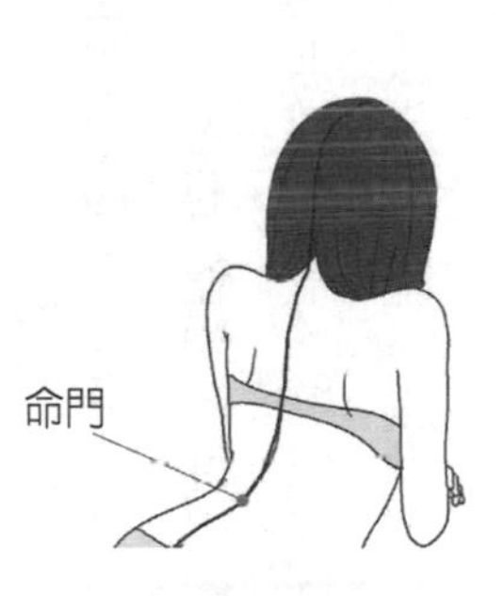

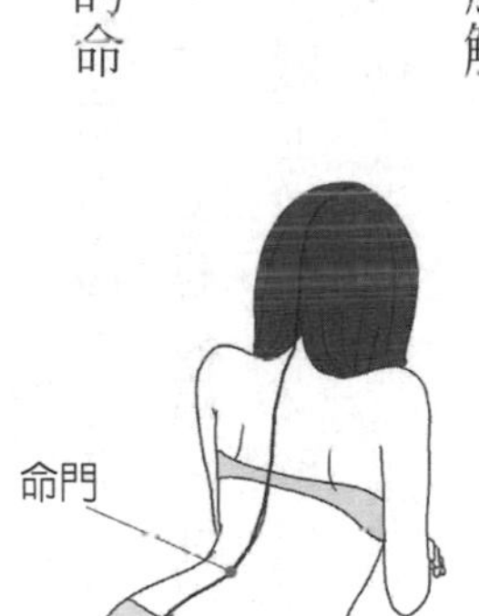

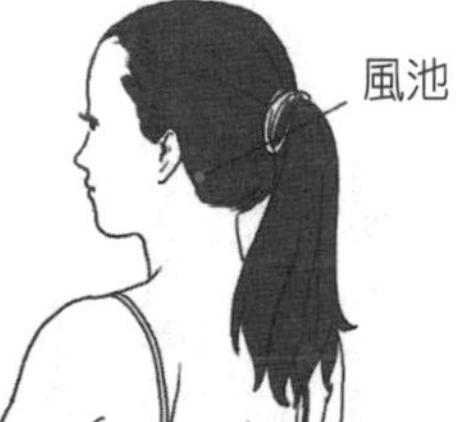

✚生活調理TIPS

☑加工生食和熟食的餐具應分開，避免交叉污染。
☑吃剩的食物及時儲存在冰箱內，再次食用前要熱透。
☑飯前、便後要洗手。
☒少食易帶病菌的食物，如螺絲、貝殼、螃蟹等水海產品。
☒及時殺滅蟑螂、老鼠，夏季及時殺蠅滅蚊。
☒注意飲用水衛生，不喝生水。
☒減少與腹瀉患者的接觸，不要共用餐具。

便秘

便秘是日常生活中常見的一種症狀，以老年人、婦女及兒童則最爲多見。主要症狀表現是大便次數減少，間隔時間延長，或正常，但糞質乾燥，排出困難，或糞質不乾，排出不暢。可伴見腹脹，腹痛，食欲減退，噯氣反胃等症。發生原因可能與腸蠕動功能失調有關，也可能與精神因素有關，急性便秘多由腸梗阻、腸麻痹、急性腹膜炎、腦血管意外、急性心肌梗死、肛周疼痛等急性疾病引起。

中醫認爲便秘多由體內大腸積熱、氣滯、寒凝或陰陽氣血虧虛，使大腸的傳導功能失調所致。

一、燥熱內結：過食辛辣厚味、過服溫補之品等可致陽盛灼陰；熱病之後，餘熱留戀腸胃，耗傷津液；或濕熱下注大腸，使腸道燥熱，傷津而致。又稱爲熱秘。大便乾結，腹部脹滿，面紅身熱，心煩口乾以及口舌生瘡，小便短赤。舌質紅，苔黃或燥，脈滑實。

二、氣機鬱滯：情志不舒、憂愁思慮、久坐少動、久病臥床等引起氣機鬱滯，致使大腸傳導失職、糟粕內停，而成秘結，即所謂「氣內滯而物不行」。糞便不結燥，但排出困難是此型的特點，又稱爲氣秘。欲便不得，脅腹脹痛，噯氣頻作，便少。舌苔薄白，脈弦。

三、津液不足：久病、產後、老年體衰、氣血兩虛；脾胃內傷、飲水量少，化源不足，病中過於發汗、瀉下傷陰等。氣虛則大腸轉送無力，血虛津虧則大腸滋潤失養，使腸道乾槁，便行艱澀，又稱爲虛秘。大便不暢，臨廁無力努掙，掙則汗出氣短，便後疲乏，面色發白，頭暈，心悸舌淡，苔薄白，脈弱。

四、脾腎虛寒：年高久病、腎陽虛損、陽氣不運則陰邪凝結；或素有脾陽不足、又受寒，導致脾腎陽衰，寒凝氣滯，腸道傳送無力，大便艱難，又稱爲冷秘。大便秘結，

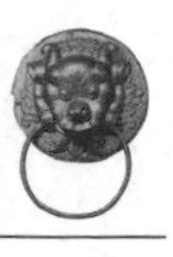

難以排出，腹中冷痛，四肢不溫。舌質淡，苔白，脈沉澀。

✚經穴按摩

按摩足陽明胃經

【經穴】天樞穴、足三里、大巨穴。

【方法】用中指指腹端，按揉腹部的天樞穴，順時針按揉1分鐘；用拇指指腹按在同側的足三里穴上，適當用力按揉1分鐘，感覺酸脹爲度；用手指指腹端，按揉腹部的大巨穴約2分鐘。

【功效】滋陰補腎、調和氣血、養血潤燥、瀉下通便。

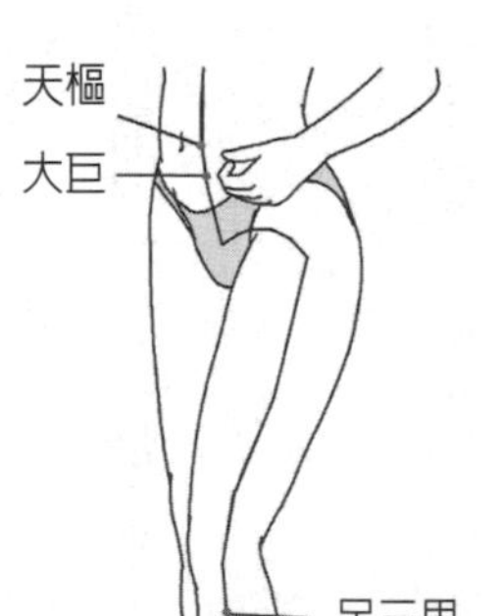

按摩任脈

【經穴】中脘穴、關元穴、巨闕穴、神闕穴。

【方法】用掌心緊貼腹部的中脘穴，適當用力揉按1分鐘；用一手中指指腹端放在關元穴上，適當用力按揉1分鐘；用手指指腹端，按揉腹部的巨闕穴約2分鐘；用手指指腹端，按揉腹部的神闕穴約2分鐘。

巨闕
中脘
神闕
關元

【功效】降逆利水、理氣通便、培補元氣、溫通開秘、清熱祛積、瀉下通便、補中健脾。

按摩手陽明大腸經

【經穴】合谷穴、手三里、陽溪穴、曲池穴。

【方法】以一側拇指指腹端按住合谷穴，輕輕揉動，以酸脹感爲宜，每側約1分鐘，共2分鐘；指關節按揉臂部的手三里穴約2分鐘；指關節點壓手部的陽溪穴約1分鐘；用雙手手指指腹端，掐壓肘部的曲池穴，以有酸痛感爲宜。

【功效】宣通氣血、清熱瀉火、平肝熄風、活絡鎮痛、通經活絡、調理腸胃、理氣通便、清熱散風。

按摩足太陽膀胱經

【經穴】腎俞穴、大腸俞、脾俞穴、胃俞穴、肝俞穴、承山穴。

【方法】用雙手手指指腹端，按揉背部的腎俞穴約1分鐘；用手指指腹端，按揉腰部的大腸俞穴約2分鐘；用手指指端，按揉背部的脾俞約穴約1分鐘；用手指指腹端，

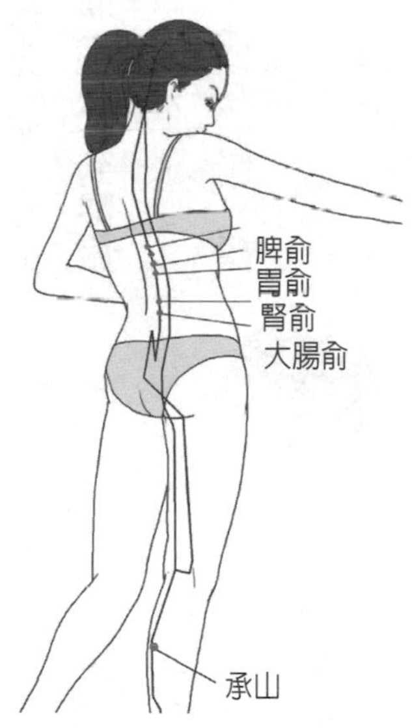

曲池
手三里
陽溪
合谷

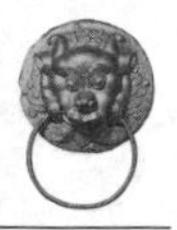

按揉背部的胃俞穴1分鐘；用手指指端，按揉對側肝俞穴約1分鐘；用拇指指端，點按腿部的承山穴約1分鐘，以感到酸脹爲宜。

【功效】健脾補腎、益氣潤腸、溫潤通便、清熱潤腸、順氣行滯、理氣止痛、舒筋活絡。

按摩手少陽三焦經

【經穴】支溝穴。

【方法】以一側拇指指腹端按住支溝穴，輕輕揉動，以酸脹感爲宜，每側約1分鐘，共2分鐘。

【功效】健脾補腎、溫潤通便。

按摩手少陰心經

【經穴】神門穴。

【方法】用手指指腹端，按揉手部的神門穴約2分鐘。

【功效】養血潤燥、溫通開秘。

按摩足厥陰肝經

【經穴】太沖穴、章門穴、期門穴。

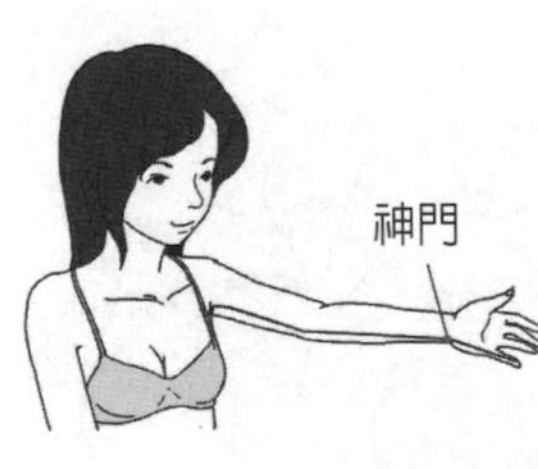

【方法】用雙手手指指腹端，揉捏足部的太沖穴1分鐘；用手指指端，按揉腹部的章門穴6秒鐘，同時緩緩的吐氣，重複10次；將拇指指尖，按壓胸部的期門穴約2分鐘。

【功效】舒筋通絡、補肝益腎、理氣散結、疏肝理氣、益氣健脾、清利濕熱。

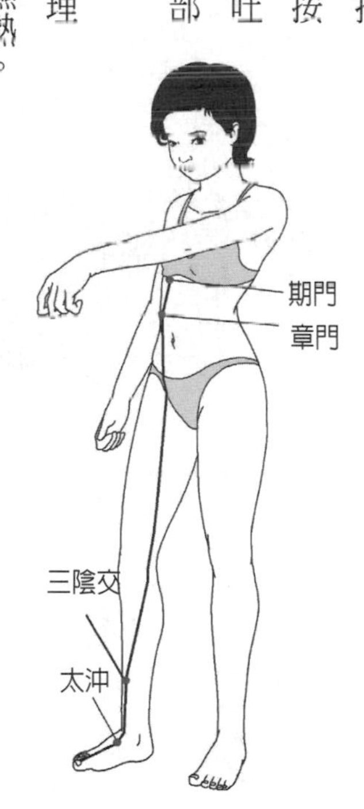

按摩足太陰脾經

【經穴】三陰交穴。

【方法】用拇指指腹端，按於同側的三陰交穴上，適當用力按揉1分鐘，感覺以酸脹爲度。

【功效】健脾益血、調肝補腎。

按摩足少陰腎經

【經穴】太溪穴、復溜穴。

【方法】用雙手手指指腹端，按揉足部的太溪穴約1分鐘；用拇指指腹端，按壓腿部的復溜穴2分鐘。

復溜
太溪

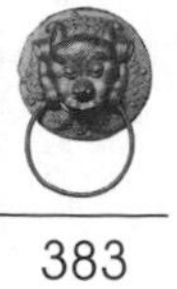

【功效】溫陽散寒、化淤通絡、補腎益陰、溫陽利水。

✚經穴組合按摩

・燥熱內結：拿合谷穴、曲池穴，點按承山、太沖3～5次。

・氣機鬱滯：揉章門穴、期門穴、上巨虛穴約各1分鐘，搓脅肋。

・津液不足：振肚臍周圍3～5分鐘。

・脾腎虛寒：按揉太溪穴、復溜穴、足三里穴各1分鐘。

✚生活調理TIPS

☑要確定一個適合自己的排便時間，養成定時排便的習慣。

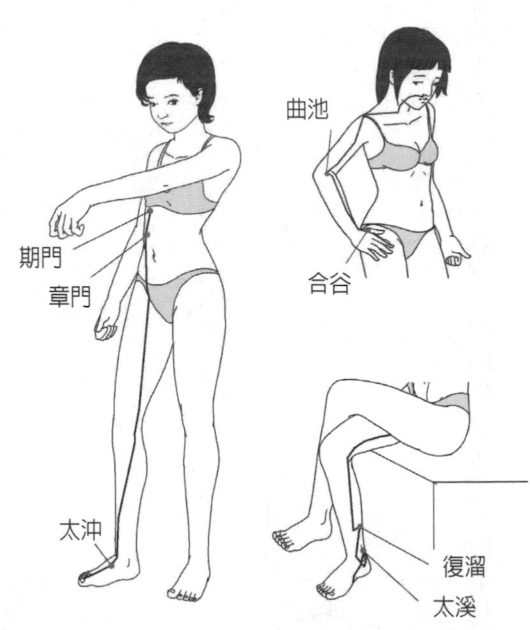

☑平時應多吃些含纖維素多的食物，以增加膳食纖維，刺激和促進腸道蠕動。

☑適當多飲水，以增加消化道水分，有利於排便。

☑每天早晨空腹時最好能飲一杯溫開水或蜂蜜水。

☑適當地參加體育運動，以增強腹部肌肉的力量和促進腸蠕動。

☑便秘嚴重者，可適量服用緩瀉劑如蜂蜜、大黃或使用、甘油灌腸等。

☒避免情緒過於波動，不要過分緊張或焦慮。

☒不要過食辛辣等刺激性食物。

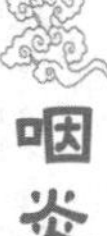

咽炎

咽炎是主要發生在咽黏膜的一種病症，分爲急性咽炎和慢性咽炎兩種，其中以慢性咽炎比較常見。

急性咽炎爲咽黏膜的急性症狀，起病比較急，初起時咽部乾燥、灼熱，繼之疼痛，吞咽時加重，並可放射至耳部，有時全身不適、關節酸痛、頭痛、食欲不振，並有不同程度的發熱。慢性咽炎是一種常見病、多發病，爲咽黏膜慢性炎症，症狀比較頑固，且反覆發作，以中年人多見。久治不癒可引發心臟病、胸膜炎、類風濕關節炎、肺結核、

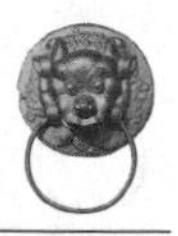

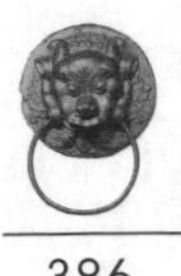

喉癌、食道癌等比較嚴重的病症。

咽炎在中醫屬於「喉痹」範疇。中醫認爲，咽受肺腎之陰滋養，若肺腑功能失調，津液不足，則虛火上沖，薰蒸咽喉所致咽炎。

一、風熱襲肺：咽部微紅腫，灼熱，微痛乾，呑咽不利，並時常伴有發熱惡風，咳嗽，頭身不適，舌紅苔薄、黃，脈浮數。

二、肺胃熱盛：咽部紅腫，咽痛加重，咽部黏膜深紅腫脹，痰涎多、黃，發熱，口渴，溺黃便秘，舌紅苔黃，脈滑數。

三、熱毒內蘊：咽喉部乾癢，灼熱，異物感等，並伴有發熱惡風，咳嗽痰多，頭身不適，納食不利，口乾多飲，小便黃，舌尖邊紅，舌苔微黃，脈浮數。

四、虛火上炎：咽乾或咽癢微咳，有異物感，時輕時重，反復發作，舌尖紅，舌苔薄，脈細弦。痰淤互阻：咽部有異物感，乾癢不適，輕微疼痛，少量黏痰附著，神疲眩暈，耳鳴，並伴有煩躁易怒，腰膝酸軟，口乾多飲，舌苔黏黃，舌質紅暗，脈弦滑或者是細數。

按摩足少陰腎經

【經穴】湧泉穴。

【方法】左（右）下肢平放在對側膝上，用右（左）手掌心按於湧泉搓擦1～3分鐘。

【功效】通絡開竅、滋陰益腎。

按摩足太陰脾經

【經穴】三陰交。

【方法】用雙手手指指腹端，揉搓腿部的三陰交穴約1分鐘。

【功效】清利咽喉、滋陰清熱。

按摩手陽明大腸經

【經穴】合谷穴。

【方法】將拇指指尖，按於對側合谷穴，其他四指放在掌心處。用力重掐壓約2分鐘。

【功效】疏風解表、宣通氣血、活絡鎮痛。

按摩任脈

【經穴】天突穴。

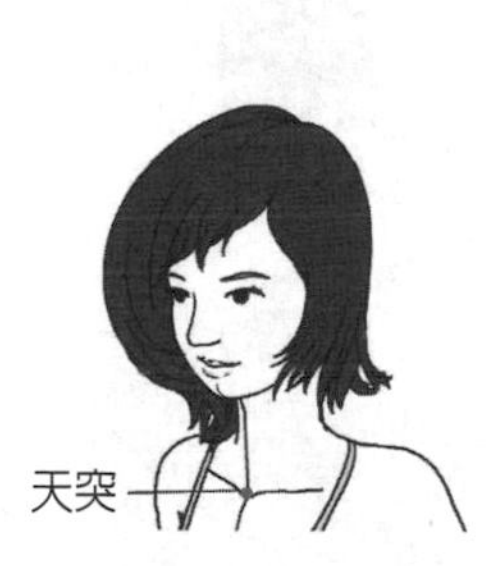

【方法】用手指指端，按壓頸部的天突穴，以有酸痛感爲宜。

【功效】清利咽竅、宣通肺氣。

按摩足太陽膀胱經

【經穴】腎俞穴、肝俞穴、腰俞穴。

【方法】用雙手手指指腹端，按揉背部的腎俞穴約1分鐘；用手指指端，按揉對側肝俞穴約1分鐘；點按腰俞穴。

【功效】養陰清肺、清利喉嚨、活血，調經、清熱化痰、散寒除濕、舒利咽竅。

按摩督脈

【經穴】命門穴。

【方法】用手指指腹端，點按腰部的命門穴。

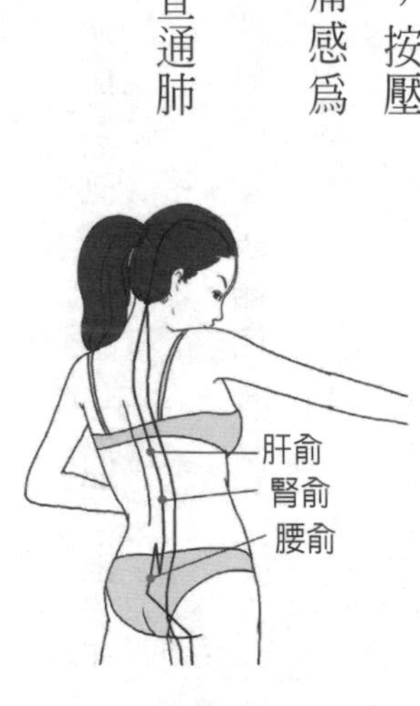

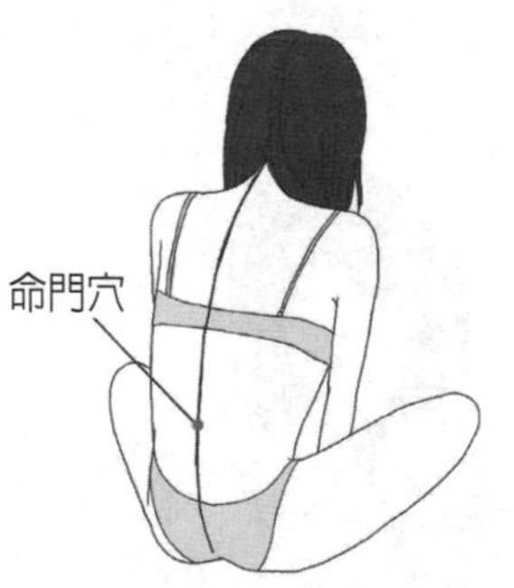

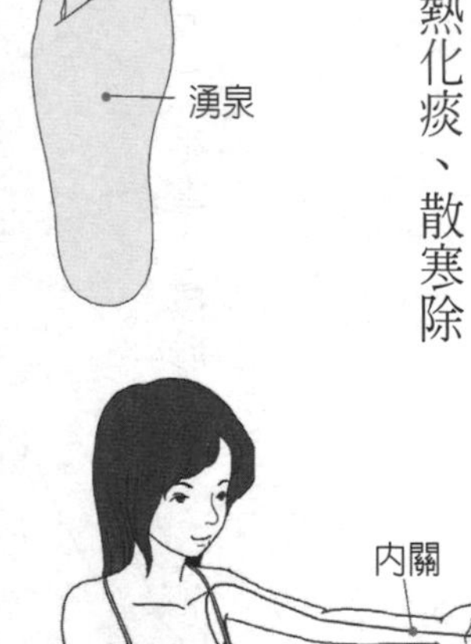

【功效】清熱化痰、舒利咽竅。

按摩手厥陰心包經

【經穴】內關穴。

【方法】用拇指指端羅紋面輕輕按揉手臂的內關穴約1分鐘。

【功效】補中益氣、寧心安神。

✚經穴組合按摩

- 風熱襲肺：掐壓合谷穴、湧泉穴。
- 肺胃熱盛：按壓天突穴。
- 熱毒內蘊：揉搓三陰交穴、腰俞穴。
- 虛火上炎：點按命門穴。
- 痰淤互阻：按揉肝俞穴、內關穴。

✚生活調理TIPS

☑積極治療鼻腔、口腔及下呼吸道疾病，以免感染咽部。

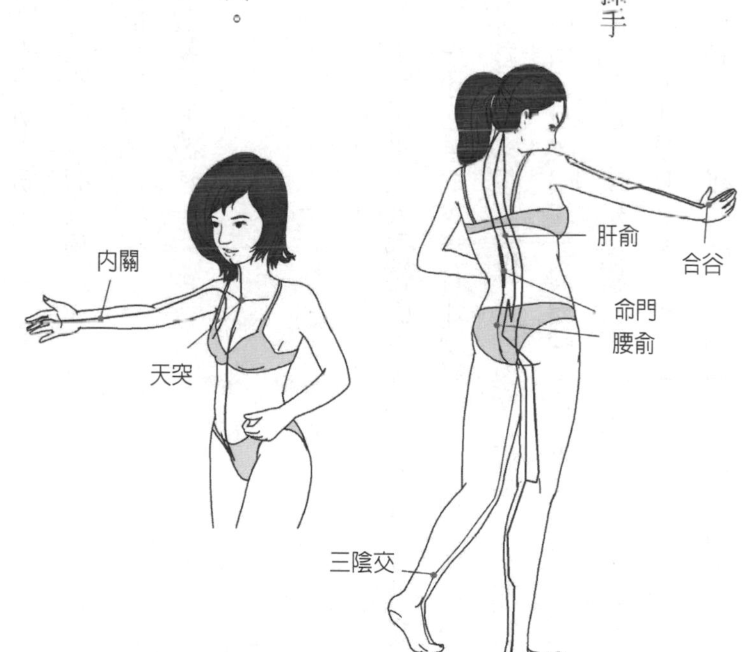

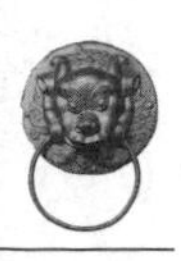

☑注意口腔衛生，養成飯後漱口的習慣，使病菌不易生長。
☑保持室內適合的濕度和溫度，保持室內空氣清新。
☑飲食宜清淡易消化，多吃清爽去火、柔嫩多汁的食物。
☑適量選食具有清熱退火，潤養肺腎陰液的食物。
☑避免煙、酒、辛辣、過冷或過燙等食物的刺激。

牙痛

俗話說：「牙疼不是病，痛起來要人命！」幾乎人人都經歷過牙痛。的確，牙痛是牙齒疾病中最常見的症狀之一。一般來說，在牙痛早期，常有牙齦發癢、不適、口臭等症狀；之後，便可伴有牙齦紅腫、鬆軟、出血、疼痛的感覺，且易反覆發作；時間長了，牙齦與牙根部的牙周膜容易被破壞，溢出膿液，出現牙周膿腫；病情加重時，局部還有疼痛、腫脹感；當膿液流出後，疼痛才可減輕，或是反覆發作。中醫認為，牙痛有虛實之分，並分為胃炎胃火上蒸、虛火上炎、風熱侵襲三大類型：

一、胃炎胃火上蒸型：主要表現為疼痛劇烈，牙齦紅腫、有膿血；冷則痛減，咀嚼困難，口臭口渴，舌紅苔黃。

二、虛火上炎型：主要表現爲疼痛隱隱，夜重日輕；牙齦暗紅萎縮，牙根鬆動，咀嚼無力；並可伴有腰膝酸軟，心氣煩躁，脈細數。

三、風熱侵襲型：主要表現爲疼痛突然，呈陣發性加重，冷則痛減，熱則加重，牙齦腫脹；口渴欲飲、身熱形寒；舌紅，苔白或薄黃，脈數細。

✚經穴按摩

按摩足陽明胃經

【經穴】下關穴、頰車穴。

【方法】用雙手食指或中指指腹端，放於同側面部下關穴，用力按揉約1分鐘；將雙手拇指指腹端，放在同側面部頰車穴，用力重壓約1分鐘。

【功效】疏風清熱、解痙止痛、活血消腫。

按摩手陽明大腸經

【經穴】合谷穴、陽溪穴。

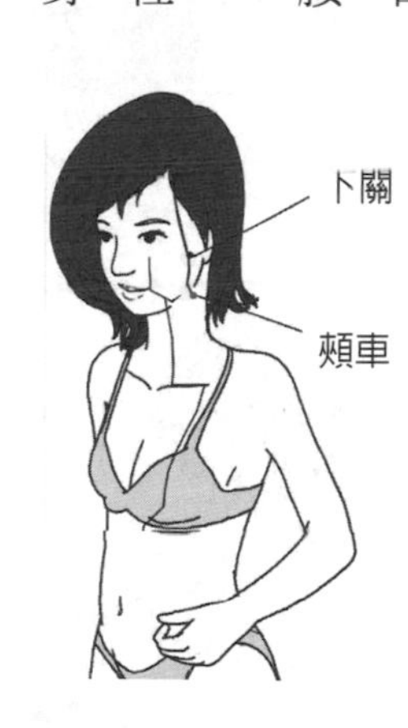

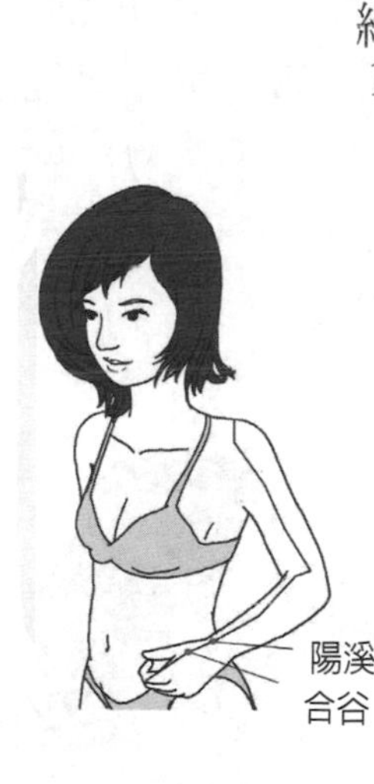

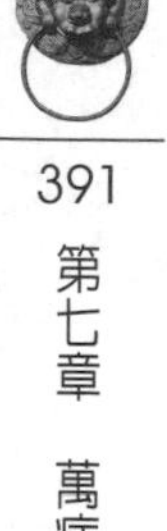

【方法】將拇指指尖，按於對側合谷穴，其他四指放在掌心處。用力重掐壓約1分鐘；將拇指指腹，放在對側陽溪穴，用力掐按約1分鐘。

【功效】疏風解表、活絡鎮痛。通腑瀉熱、清熱止痛。

按摩足少陽膽經

【經穴】風池穴。

【方法】將雙手拇指指尖分別放在同側風池穴，其他四指附在頭部兩側，用力按揉約1分鐘。

【功效】祛風散寒、提神醒腦。

按摩經外奇穴

【經穴】牙痛穴。

【方法】用拇指指尖放在對側牙痛穴，用力掐約1分鐘。

【功效】活血止痛、通絡解痙。

按摩手少陰心經

【經穴】少海穴。

【方法】用拇指指尖，放在對側少海穴，用力掐約1分鐘。

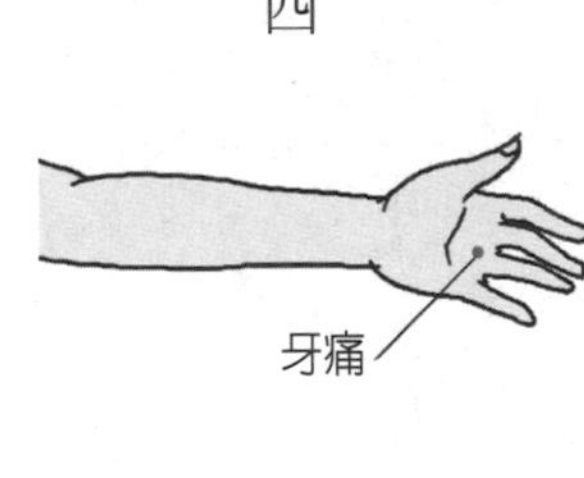

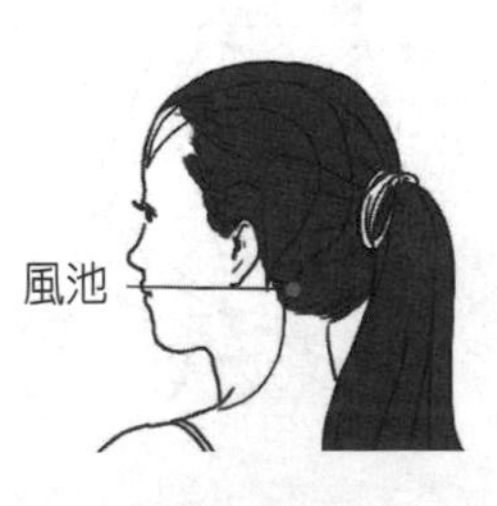

少海

【功效】祛風散寒、通絡止痛。

✚經穴組合按摩

- 胃炎胃火上蒸型：按壓內庭穴和二間穴。
- 虛火上炎型：按壓照海穴和懸鐘穴、按揉太溪穴。
- 風熱侵襲型：按壓頰車穴、掐壓合谷穴、按揉下關穴。

✚生活調理TIPS

☑多吃清胃火、清肝火的食物，如南瓜、西瓜、荸薺、芹菜、蘿蔔等。
☑注意口腔衛生，養成早晚刷牙、飯後漱口的習慣。
☑保持大便通暢。
☑發現蛀牙，及時治療。
☑心胸豁達，保持寧靜的情緒。
☒少吃過酸、過冷、過熱、過硬的食物。
☒睡前不宜吃糖、餅乾等澱粉類食物。
☒忌酒。

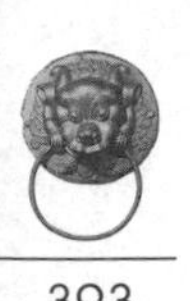

鼻炎

鼻炎是一種常見病，易反覆發作。鼻炎的致病因素較多，如長期呼吸不潔淨的空氣、感冒、內分泌失調、長期便秘、腎臟病、慢性鼻竇炎、鼻中隔偏曲、心臟病、肝病、結核病、重度貧血、維生素缺乏症、慢性扁桃體炎或腺樣體肥大等，都會引起鼻腔血管淤血或擴張，而導致慢性鼻炎的發生。中醫根據致病原因將鼻炎分為兩大類。

一、肺脾氣虛、邪滯鼻竅型：多表現為鼻塞日久，時輕時重，如涕色白而稀，遇寒則症狀加重，鼻黏膜及鼻甲出現腫脹，色淡或潮紅，並可伴有肺脾氣虛的症狀；且舌淡，苔白，脈緩弱。

二、邪毒久留、氣滯血淤型：多表現為鼻塞嚴重，呈持續性鼻塞，如涕多黏白或黃稠，且嗅覺多有減退；鼻黏膜腫脹硬實，呈暗紅色，桑椹樣；並可伴有語言不暢，咳嗽痰多，耳鳴耳閉等；舌暗紅或有淤點，脈弦細或澀。

經穴按摩

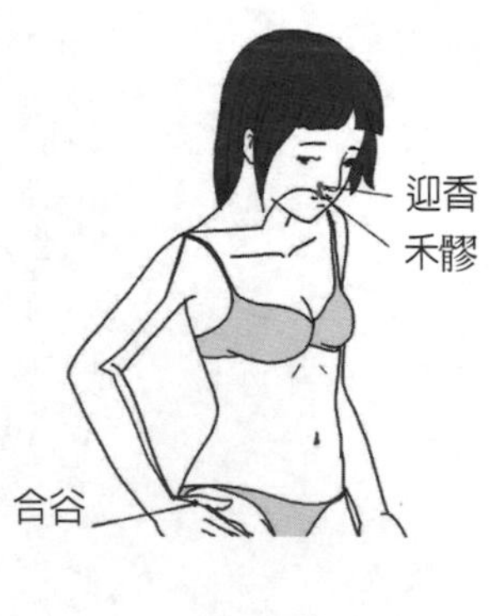

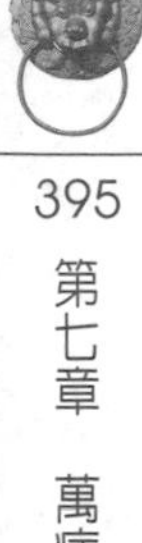

按摩手陽明大腸經

【經穴】迎香穴、合谷穴、禾髎穴。

【方法】用雙手手指指腹端，揉搓鼻旁的迎香穴約3分鐘；將拇指指尖，按於對側合谷穴，其他四指放在掌心處。用力重掐壓約1分鐘；用手指指腹端，按壓頭面部的禾髎穴約2分鐘。

【功效】疏風清熱、解痙止痛、清肺利濕、通竅消炎。

按摩經外奇穴

【經穴】印堂穴、太陽穴。

【方法】用雙手手指指腹端，揉搓額頭處的印堂穴約3分鐘；用雙手拇指指腹揉搓太陽穴約3分鐘。

【功效】調和氣血、解痙止痛、祛風散寒。

按摩任脈

【經穴】天突穴。

【方法】用手指指腹端，按揉頭部的天突穴約2分鐘。

【功效】祛風散寒、調和氣血。

顴髎

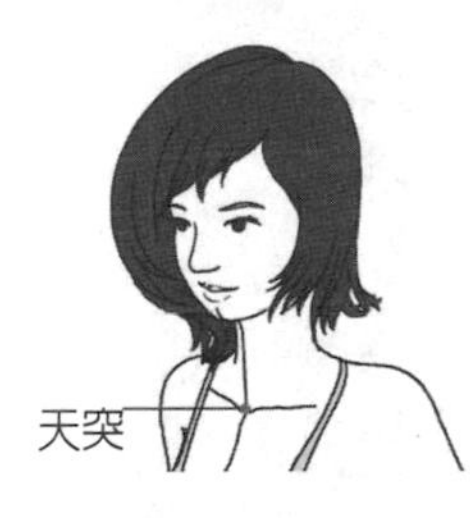

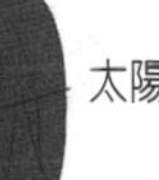

印堂

太陽

按摩手太陽小腸經

【經穴】顴髎穴。

【方法】用雙手手指指腹端，拿捏面部的顴髎穴約1分鐘。

【功效】調和氣血、化淤通竅。

按摩督脈

【經穴】百會穴。

【方法】用手指指腹端，揉搓頭部的百會穴約2分鐘。

【功效】通竅活絡、補養氣血。

按摩足太陽膀胱經

【經穴】肺俞穴、通天穴、天柱穴。

【方法】用手指指腹端，點按背部的肺俞穴約2分鐘；用手指指腹端，揉搓頭部的通天穴約2分鐘；用手指指腹端，點按頭部的天柱穴約2分鐘。

【功效】通竅活絡、補養氣血、補益肺脾、祛風散寒。

按摩足少陽膽經

【經穴】風池穴。

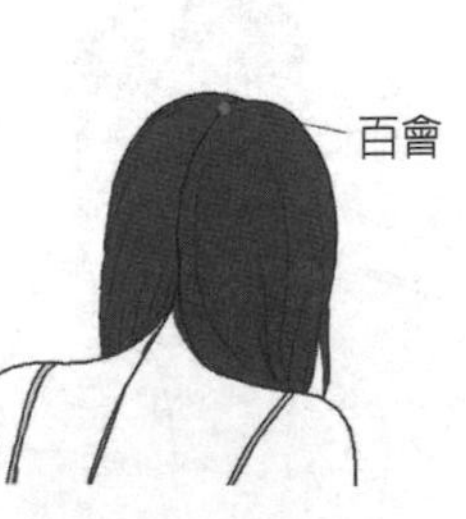

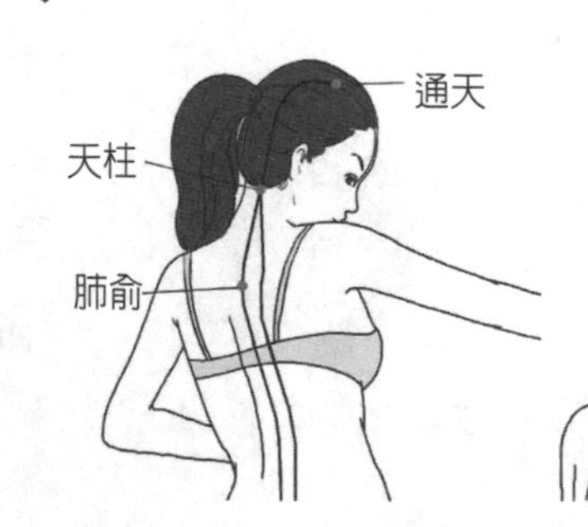

風池

【方法】用雙手拇指指尖分別放在同側風池穴上，其餘四指放在頭部兩側，適當用力揉按約1分鐘。

【功效】疏風清熱、補益肺脾。

✚經穴組合按摩

- 肺脾氣虛、邪滯鼻竅型：點按或按壓肺俞穴、揉搓迎香穴、按揉風池穴。
- 邪毒久留、氣滯血淤型：揉搓通天穴和印堂穴、掐壓合谷穴。

✚生活調理TIPS

☑經常做鼻保健操。

☑注意鍛鍊身體，提高機體抵抗力。

☑講究環境衛生，做好防塵工作。

☑注意休息，杜絕過度疲勞、睡眠不足、受涼等。

☒戒除煙酒。

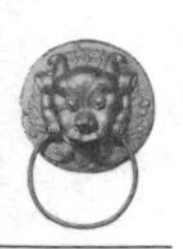

頭痛

頭痛是臨床上最為常見的病症之一，很多因素都可以導致頭痛，如感冒、發熱、高血壓等。頭痛的部位在一側額顳、前額、顛頂，或左右或呈全頭痛而輾轉發作。頭為「髓海」，又是諸陽之會、清陽之府，五臟六腑之氣血皆上會於頭部。若遇外邪侵襲或內傷諸疾皆可導致氣血逆亂，淤阻腦絡，致使腦失所養而引發頭痛。中醫將頭痛辨證分以下類型：

一、外感風寒型：多伴有全身肌肉、關節痛。
二、外感風熱型：多伴有咽痛。
三、暑濕型：多發於暑濕天氣。
四、肝陽上亢型：多伴有眩暈耳鳴、面紅目赤。
五、痰濁型：多表現為頭痛如裹，視物旋轉，並伴有噁心嘔吐。
六、淤血型：多表現為痛如針刺。
七、血虛型：多表現為隱痛，並伴有失眠。
八、腎虧型：多表現為空痛，並伴有腰膝酸軟。

✚經穴按摩

按摩督脈

【經穴】上星穴、百會穴、啞門穴。

【方法】用手指指腹端，按揉頭部的上星穴約2分鐘；用手指指腹端，揉搓頭部的百會穴約2分鐘；用手指指腹端，按揉頭部的啞門穴約2分鐘。

【功效】疏風清熱、解痙止痛、通竅活絡、補養氣血、健運脾胃。

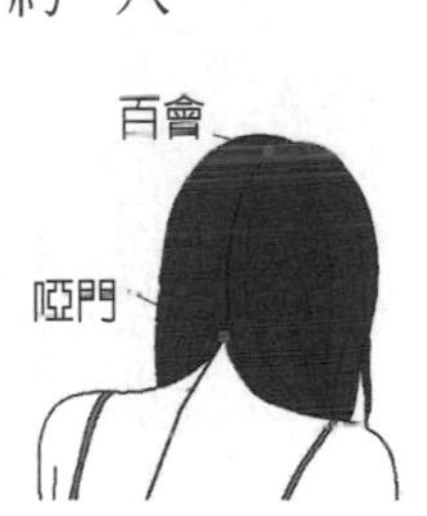

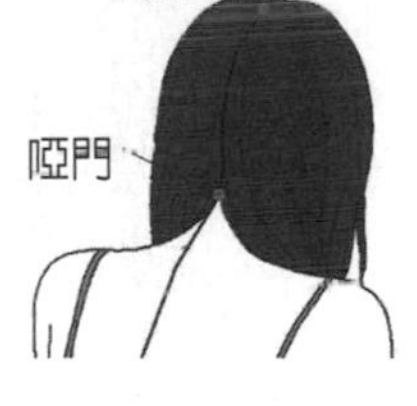

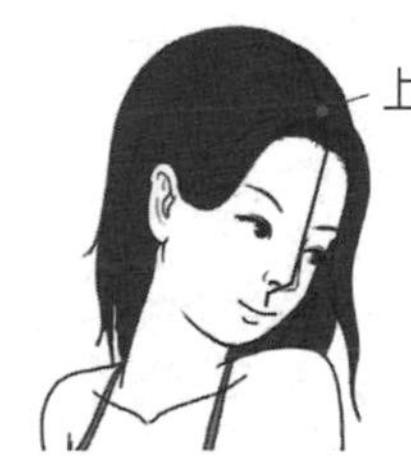

按摩足少陽膽經

【經穴】風池穴、率谷穴。

【方法】將雙手拇指指尖分別放在同側風池穴，其他四指附在頭部兩側，用力按揉約1分鐘。將雙手食指、中指、無名指、小指指端分別放在兩側耳尖的率谷穴，來回推動約半分鐘。

【功效】祛風散寒、提神醒腦。祛風散寒、除煩鎮靜。

按摩經外奇穴

【經穴】印堂穴、太陽穴。

【方法】用雙手手指指腹端，按揉額頭處的印堂穴約3分鐘。用雙

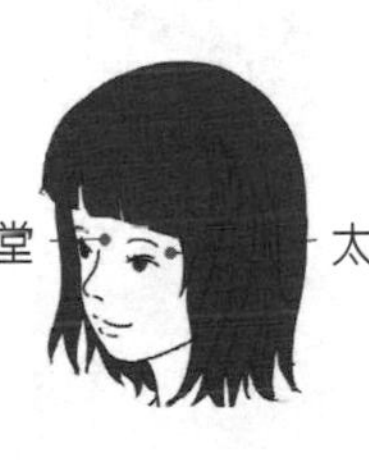

手手指指腹端，揉搓太陽穴約3分鐘。

【功效】滋養肝腎，養陰填精。疏風清熱、明目止痛。

按摩足太陽膀胱經

【經穴】天柱穴。

【方法】用手指指腹端，按壓頭部的天柱穴約2分鐘。

【功效】燥濕祛痰、健脾和胃。

按摩足陽明胃經

【經穴】頭維穴。

【方法】用手指指腹端，揉搓頭部的頭維穴約2分鐘。

【功效】平肝潛陽、滋養肝腎。

按摩手陽明大腸經

【經穴】合谷穴。

【方法】將拇指指尖，按於對側合谷穴，其他四指放在掌心處。用力重掐壓約1分鐘。

【功效】清肝瀉火、清利濕熱。

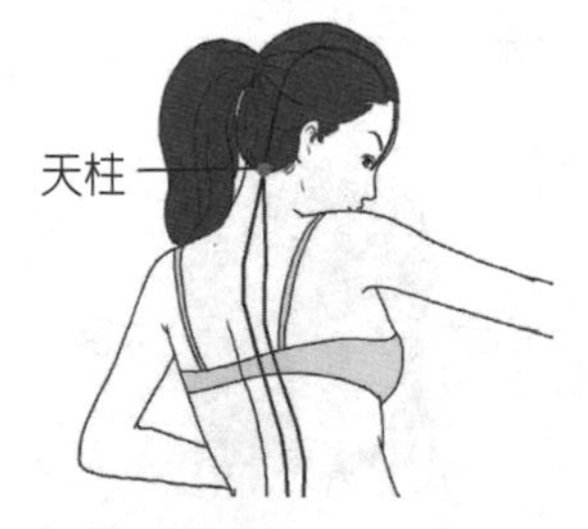

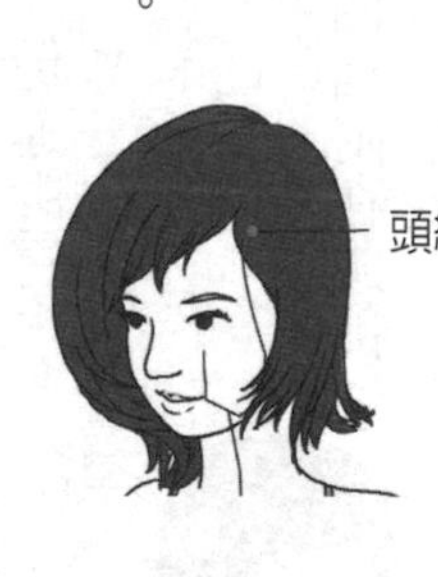

合谷

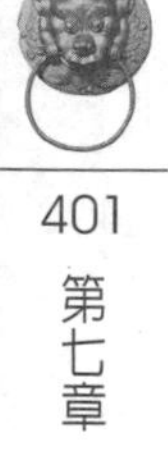

✚經穴組合按摩

・外感風寒型：拿風池穴、肩井穴。

・外感風熱型：點按兩側曲池穴、合谷穴。

・暑濕型：按揉大椎、曲池，提捏肩部及項部皮膚。

・肝陽上亢型：推橋弓（枕骨乳突至缺盆連線），在頭頸部沿足少陽膽經循行路線施掃散法，按揉太沖、擦湧泉等穴。

・痰濁型：以天樞、中脘爲重點揉腹、摩腹，並按揉脾俞、胃俞、大腸俞、按

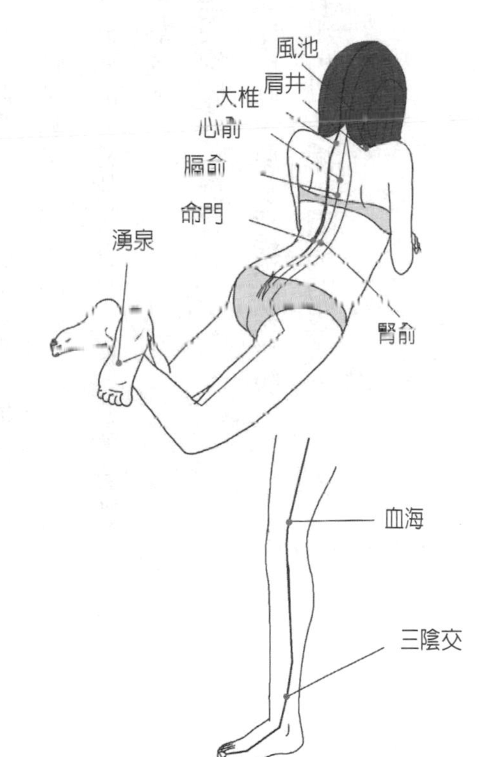

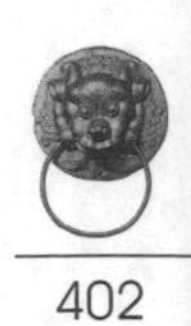

揉足三里穴、豐隆穴。

・淤血型：點按膈俞、血海、三陰交。血虛型：以中脘穴、氣海穴、關元穴爲中點摩腹，按揉心俞、膈俞、足三里、三陰交等穴。

・腎虧型：以氣海穴、關元穴爲中點摩腹，橫擦腎俞、命門及腰骶部。

✚生活調理TIPS

☑保持正確的睡眠姿勢，睡覺時要適合脊椎的生理彎曲。

☑科學飲食，忌食巧克力、咖啡和可可等食品。

☑多吃大豆、全穀食物、海產品、核桃等含鎂元素豐富的食物。

☑保證充足的睡眠，避免熬夜。

☑日常生活中，走路、坐姿均應仰首挺胸。

☒不要長時間看電視或操作電腦，要及時緩解視疲勞。

☒睡覺時不要用被子蒙著頭，以免減少氧氣的吸入。

耳聾耳鳴是指隨著年齡增長逐漸出現的進行性聽力減弱，重者甚至導致全聾的一種老年性疾病。通常情況下65～75歲的老年人中，發病率可高達60％左右。中醫認爲耳聾耳鳴有虛實之分，肝膽火旺屬實，多是突然發病；久治不癒，持續發作，時好時壞的耳鳴耳聾屬肝腎虧虛。同時，又按發病機理分爲五種類型：

一、風熱侵襲型：主要表現爲起病較急，症狀不重，耳鳴音低沉，耳內脹滿、有堵塞感、自語增強，常伴有鼻塞、流涕、咳嗽、鼓膜充血或內陷，舌淡紅，苔薄白，脈浮數。

二、肝火上擾型：主要表現爲發病急，症狀較重，耳鳴聲較大，鬱怒後發生或加重，常伴有口苦、心煩、頭昏頭痛，舌質紅，苔黃，脈弦數。

三、痰濁上壅型：主要表現爲病程較長，耳鳴、頭昏頭沉、頭悶，耳內脹悶、堵塞感，常伴有胸悶納呆，舌質較胖、邊有齒痕，苔厚膩，脈弦滑。

四、肝腎不足型：主要表現爲病程較長，耳如蟬鳴，鳴聲很響，常伴有腰膝酸軟、眼花、眼乾澀，舌質紅，少苔，脈細。

五、脾胃虛弱型：主要表現爲精神差，疲乏，頭昏，勞累後加重，納差，舌質淡，苔薄白或厚，脈弱。

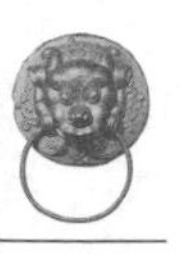

按摩經外奇穴

【經穴】印堂穴、翳明穴。

【方法】右手半握拳，大拇指伸直，將拇指指尖按在印堂穴上，適當用力由輕漸重，由重漸輕揉按約1分鐘；雙手拇指指尖分別放在同側翳明穴上，其餘四指附於頭部兩側，適當用力按揉約1分鐘。

【功效】疏風清熱、明目聰耳、通絡止痛、安神寧志。

按摩足少陽膽經

【經穴】風池穴。

【方法】雙手拇指指尖分別放在同側風池穴上，其餘四指放在頭部兩側，適當用力揉按約1分鐘。

【功效】疏風清熱、開竅鎮痛。

按摩手太陽小腸經

【經穴】聽宮穴。

【方法】雙手半握拳，食指伸直，將食指指腹分別放在同側聽宮穴上，適當用力按揉約1分鐘。

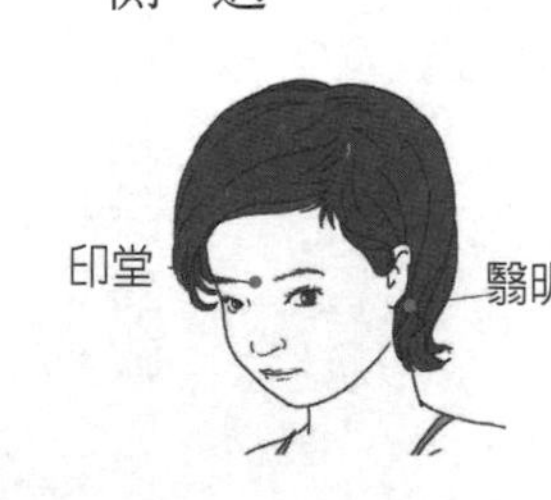

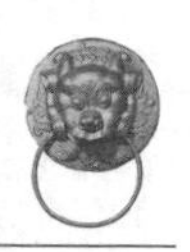

【功效】開竅聰耳、通絡鎮痛。

按摩手少陽三焦經

【經穴】外關穴。

【方法】一手的中指和拇指置於另一手的外關穴和內關穴，兩指對合，用力按壓約1分鐘，雙手交替進行。

【功效】安神鎮靜、通絡止痛。

按摩手陽明大腸經

【經穴】合谷穴。

【方法】手拇指指尖放於另一手的合谷穴，其餘四指放在掌心，適當用力掐揉約1分鐘，以有酸脹感爲度，雙手交替進行。

【功效】明目聰耳、通絡止痛。

按摩手少陰心經

【經穴】少海穴。

【方法】左（右）手拇指指腹放在右（左）肘關節少海穴

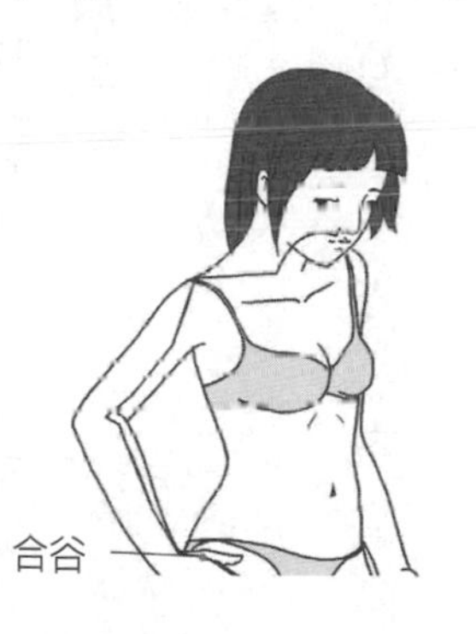

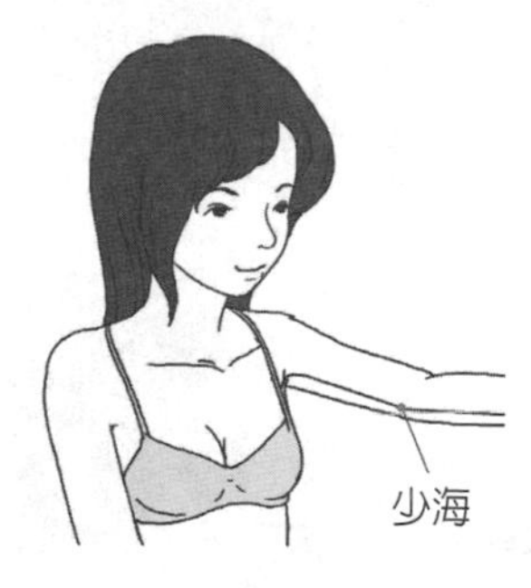

外關

上，其餘指握住手臂，適當用力，按揉約1分鐘，雙手交替進行。

【功效】通經活絡、聰耳開竅。

按摩督脈

【經穴】百會穴。

【方法】右手掌心放在頭頂百會穴上，從輕到重，順時針、逆時針方向各摩揉約1分鐘。

【功效】醒腦安神、鎮痛除煩。

按摩足太陽膀胱經

【經穴】腎俞。

【方法】雙手握拳，將拳頭放在同側腎俞穴上，適當用力按揉約1分鐘。

【功效】補腎益氣、聰耳明目。

手厥陰心包經

【經穴】內關穴。

【方法】一手的中指和拇指置於另一手的內關穴，兩指對合用力按壓約1分鐘，雙手交替進行。

【功效】安神鎮靜、通絡止痛。

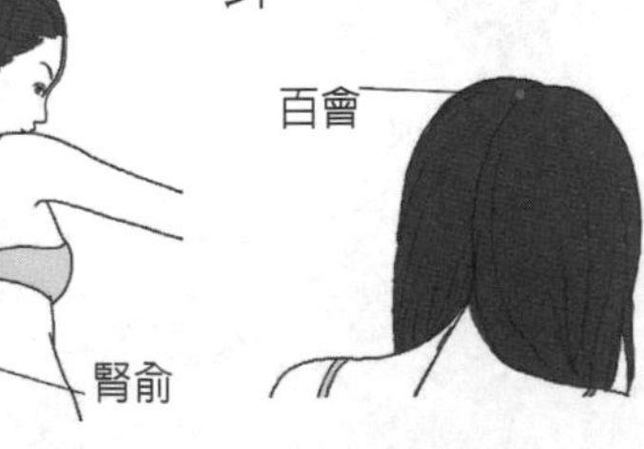

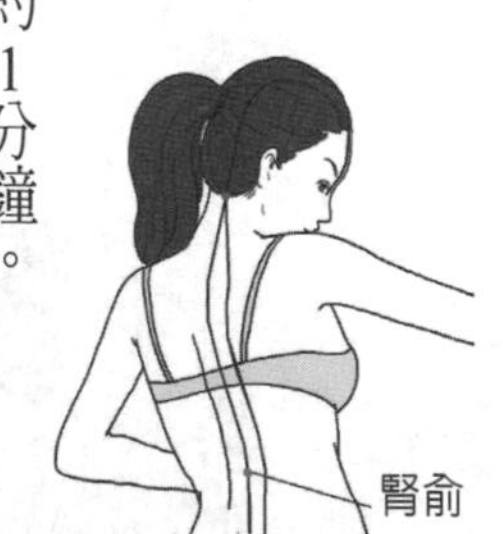

內關

按摩足少陰腎經

【經穴】湧泉穴。

【方法】左（右）下肢平放在對側膝上，用右（左）手掌心按於湧泉穴上，反覆搓擦約1分鐘。

【功效】醒腦開竅、補腎聰耳。

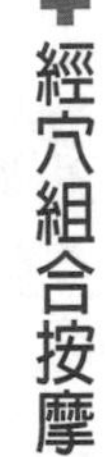

✚經穴組合按摩

・風熱侵襲：按揉印堂穴。
・肝火上擾：按揉聽宮穴。
・痰濁上壅：按揉風池穴、掐揉合谷穴。
・肝腎不足：按揉腎俞穴。
・脾胃虛弱：搓擦湧泉穴。

✚生活調理TIPS

☑怡情養性、保持心情舒暢。

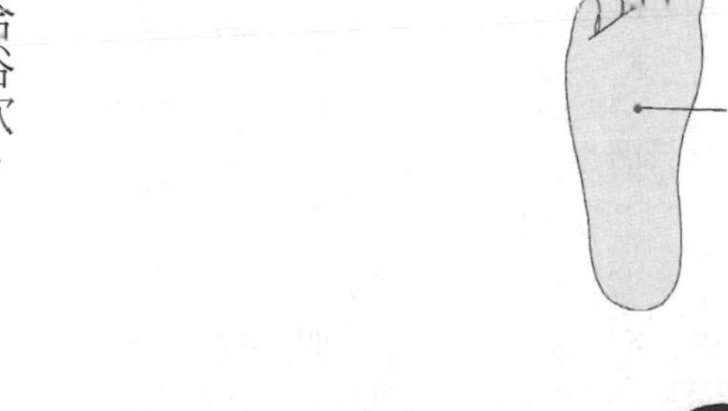

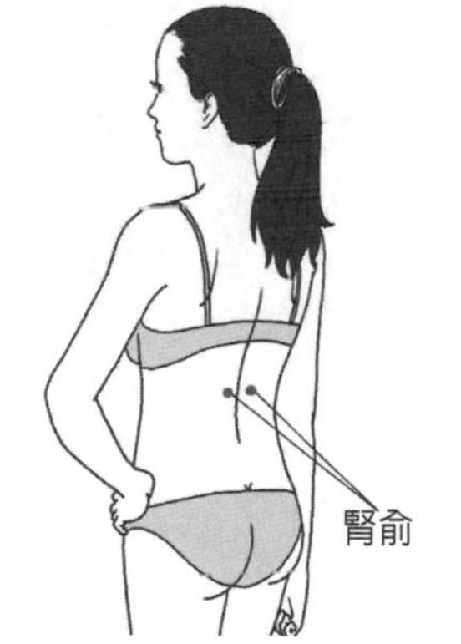

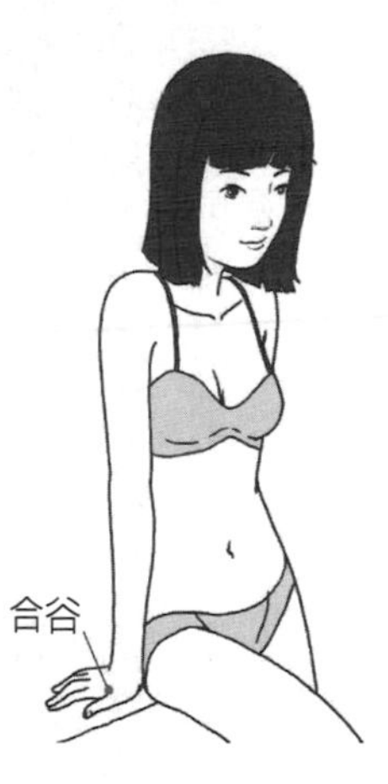

☑多吃富含維生素B、維生素C，以及鋅、鐵等微量元素的食物。

☑保持充足的睡眠。

☒戒煙戒酒。

☒避免雜訊刺激，周圍噪音應控制在85分貝之內。

頸椎病

頸椎病，又稱頸椎綜合症，因頸椎間盤發生退行性變、頸椎骨質增生，或頸椎正常生理彎曲改變而引起症狀。主要表現爲疼痛，包括頸部、頭部、胸背部、上臂部、肩胛骨內側部，有持續性或間歇性疼痛，上肢麻木無力，肌肉萎縮等。有的人還有頭暈、眼花、耳鳴。個別嚴重的有四肢癱瘓，行走困難。久治不癒還會引起失眠、煩躁、發怒、焦慮、憂鬱等症狀。

中醫認爲，人過中年後，肝腎之氣逐漸衰退，精血虧虛，筋骨失養，致使骨質日漸疏鬆。再加上日常生活中，頸椎部位反覆勞損，風寒濕邪乘虛而入，引起頸部及周圍肌肉韌帶僵硬、肥厚鈣化、頸椎間盤萎縮退化等病變，進而導致頸椎骨質增生、椎間盤突出等。

一、寒濕阻絡：頭痛或後枕部疼痛，頸僵，轉側不利，一側或兩側肩臂及手指酸脹痛麻；或頭疼牽涉至上背痛，肌膚冷濕，畏寒喜熱，頸椎旁可觸及軟組織腫脹結節。舌淡紅，苔薄白，脈細弦。

二、氣血兩虛夾淤：頭昏，眩暈，視物模糊或視物目痛，身軟乏力，納差，頭部酸痛，或雙肩疼痛。舌淡紅或淡胖，邊有齒痕。苔薄白而潤。脈沉細無力。

三、氣陰兩虛夾淤：眩暈反覆發作，臥床視物旋轉，伴噁心，嘔吐，身軟乏力，行走失穩，或心悸，氣短，煩躁易怒，咽乾口苦，眠差多夢。舌紅、苔薄白或微黃而乾，或舌面光剝無苔，舌下靜脈脹大。脈沉細而數，或弦數。

四、脾腎陽虛夾淤：四肢不完全癱（硬癱或軟癱），大小便失禁，畏寒喜暖，飲食正常或納差。舌淡紅，苔薄白或微膩，脈沉細弦，或沉細

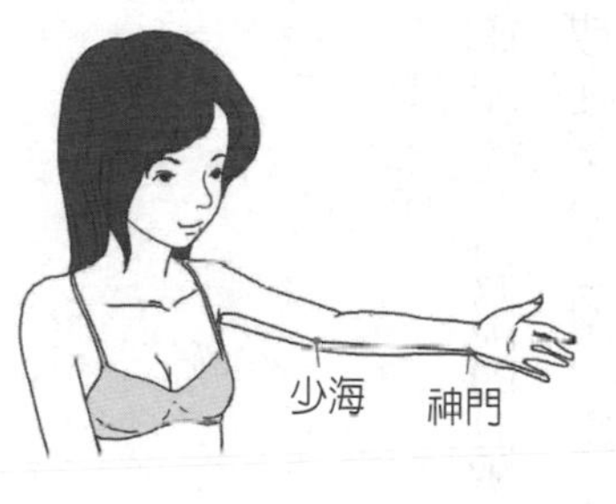

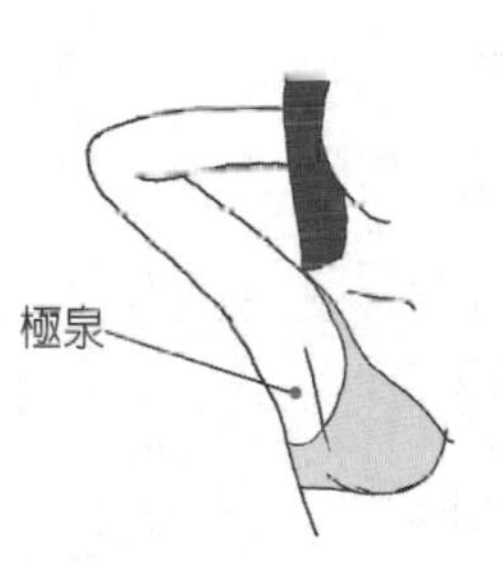

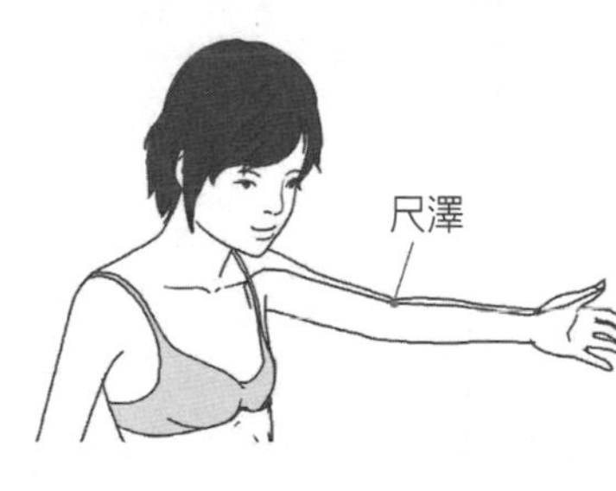

弱。

✚經穴按摩

按摩手陽明大腸經

【經穴】肩髃穴、合谷穴。

【方法】拇指指腹端按揉肩部的肩髃穴約2分鐘，每日兩次；將拇指指尖，按於對側合谷穴，其他四指放在掌心處用力壓揉，以有酸脹感爲宜。

【功效】舒經通絡、活絡鎭痛、補腎健脾、溫經通陽。

按摩手少陰心經

【經穴】極泉穴、少海穴、神門穴。

【方法】拇指放在極泉穴上，適當用力揉按約1分鐘，以酸脹感爲佳。雙手交替進行；用拇指指尖，放在對側少海穴上，用力掐約1分鐘；用手指指端，點壓手腕的神門穴約1分鐘。

【功效】溫經活血、祛寒除濕、通絡止痛、益氣導滯。

按摩手太陰肺經

【經穴】尺澤穴。

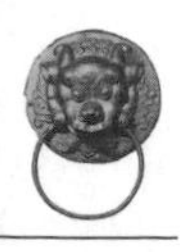

【方法】左（右）手拇指放在對側尺澤穴上，其餘四指環抱肘後，適當用力揉按約1分鐘，以酸脹感爲佳。雙手交替進行。

【功效】祛寒除濕、益氣養血。

按摩手厥陰心包經

【經穴】曲澤穴、內關穴、大陵穴。

【方法】用拇指指端輕輕按壓手臂的曲澤穴、內關穴、大陵穴約1分鐘。

【功效】活血通絡、益氣養陰、通絡散寒、理氣止痛、調和氣血。

按摩足少陽膽經

【經穴】風池穴、肩井穴。

【方法】將雙手拇指指尖分別放在同側風池穴，其他四指附在頭部兩側，用力按揉，以有酸痛感爲宜；指關節按揉肩部的肩井穴，以有酸痛感爲宜。

【功效】祛風散寒、開竅鎮痛、養陰清

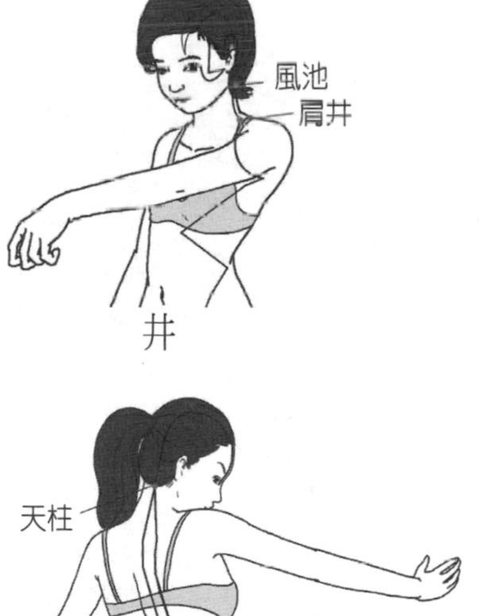

熱、通絡止痛。

按摩足太陽膀胱經

【經穴】天柱穴。

【方法】用手指指腹端，按壓頭部的天柱穴約2分鐘。

【功效】祛寒除濕、通絡止痛。

按摩手太陽小腸經

【經穴】天宗穴、曲垣穴。

【方法】指關節按揉肩部的天宗穴2分鐘，以有酸痛感爲宜；而後以指關節按揉肩部的曲垣穴，以有酸痛感爲宜。

【功效】溫經活血、補腎健脾、調和氣血、祛寒除濕。

按摩督脈

【經穴】大椎穴。

【方法】用手指指腹端，搓擦頸部的大椎穴約2分鐘。

【功效】順氣導寒、清熱解表。

大椎

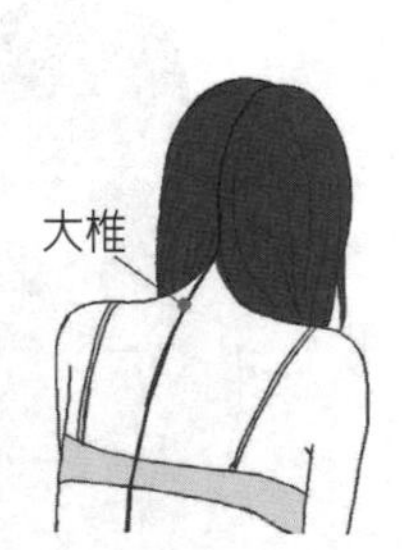

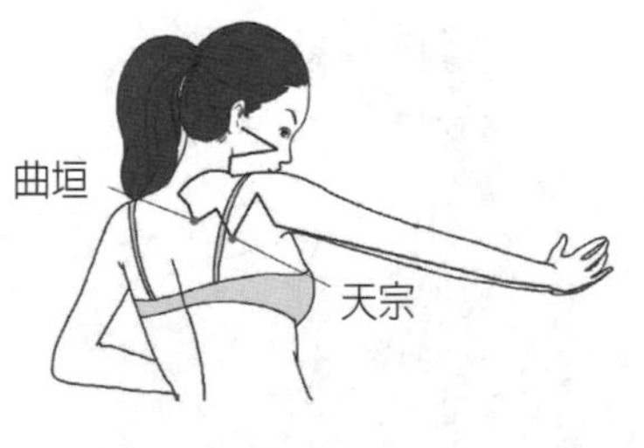

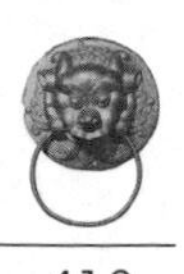

✚經穴組合按摩

- 寒濕阻絡：按揉極泉穴、風池穴。
- 氣血兩虛夾淤：按揉尺澤穴、少海穴。
- 氣陰兩虛夾淤：按壓大陵穴、曲池穴。
- 脾腎陽虛夾淤：掐壓合谷穴、大椎穴。

✚生活調理TIPS

☑日常注意頭頸姿勢，保持脊柱的正直。

☑少坐多動，以使肌肉發達，韌度增強，利於頸段脊柱的穩定性。

☑長期伏案工作者，每工作1小時左右就要站起來活動一下。

☑日常要注意保暖，避免電扇和空調直吹，外出時注意頭頸部保護。

☒不要偏頭聳肩，看書、操作電腦時要正面注視，不要躺著看書、看電視。

☒避免急拐彎、緊急煞車或突然轉頭。

腰椎間盤突出

腰椎間盤突出症指的是因腰椎間盤突出而引起脊椎病變，導致椎管狹窄，周圍較小組織黏連、損傷，血液循環減慢、缺血、缺氧壓迫腰部脊髓神經根，而出現的腰腿疼痛症狀。患者常感到腰腿脹疼、腿腳麻木、患肢發涼、坐骨神經痛、腰部活動受限、彎腰困難、脊柱生理曲線異常、咳嗽、打噴嚏時腰疼加重、重者腿部肌肉萎縮、麻痹，行走困難、嚴重者甚至不能翻身起床。

中醫認爲腰椎間盤突出症的損傷不僅在腰椎局部，而且與氣血虧虛，經絡失調，臟腑功能減退有著密切的關係，治療上以益腎舒筋活血、補腎養肝強筋爲主。

一、氣滯血淤：腰腿疼痛如刺如扎，夜間疼痛加重，痛有定處，痛處拒按，腰部板直僵硬，俯臥轉側艱難，大多數患者近期有腰部跌仆閃挫的外傷史，舌質暗紅，或有淤點淤斑，脈弦緊或細澀或結代。

二、風寒痹阻：腰膝腿足冷痛明顯，受寒或陰雨天加重，患者感覺腰膝或肢體發涼，遇寒冷則疼痛不適的感覺加重，得溫則疼痛的感覺減輕、身體舒適，舌質淡白，苔白滑或膩，脈沉緊或濡緩甚或浮緊。

三、濕熱痹阻：腰膝腿足重著疼痛，肢體或心中煩熱，遇熱或陰雨天則疼痛和煩熱的感覺加重，惡熱，汗出黏膩甚或色黃染衣，口舌乾或口中黏膩不清爽，小便短赤，大便不暢，舌質紅，舌苔黃膩，脈濡數或滑數。

四、肝腎虧虛：腰腿疼痛反覆發作，纏綿不癒，勞累後加重或復發，腰膝肢體麻木有冷感，雙下肢沉重乏力，或伴有下肢肌肉萎縮。偏於陽虛者面色蒼白，手足不溫、腰腿發涼，男性或有陽痿、早洩，女性則帶下清稀，舌質淡，苔白滑或淡紅；偏於陰虛者則面色潮紅或兩顴紅赤，咽乾口渴，五心煩熱，失眠多夢，男性或有遺精，舌乾紅少苔，脈弦細數。

✚經穴按摩

按摩足太陽膀胱經

【經穴】

腎俞穴、承扶穴、殷門穴、

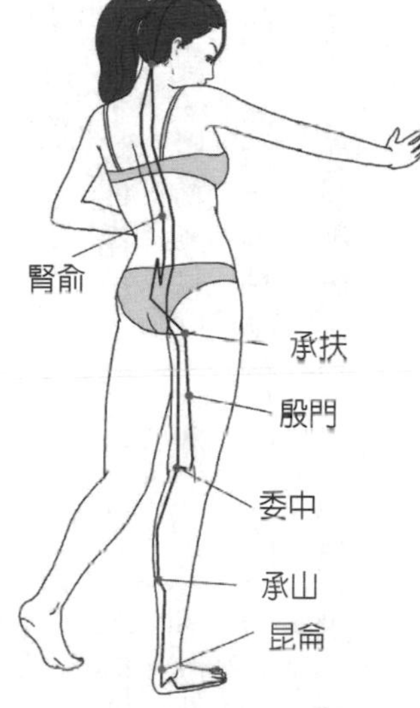

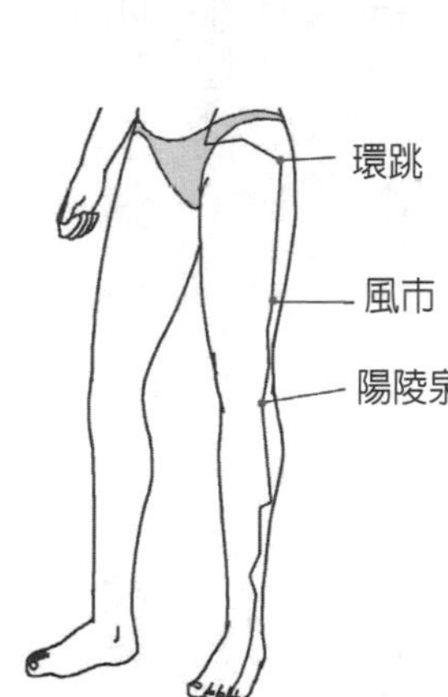

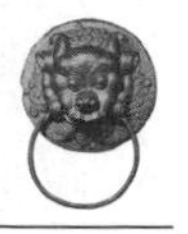

委中穴、承山穴、昆侖穴。

【方法】兩手扠腰，將拇指按在同側腎俞穴，其餘四指附在腰部，適當用力揉按約1分鐘；用拇指指端點，點按承扶穴1分鐘，以感到酸脹感爲宜；拇指指端點壓按揉腰部的殷門穴約2分鐘；拇指指尖點壓按揉腿部的委中穴約2分鐘；用拇指指端點，點按腿部的承山穴1分鐘，以感到酸脹感爲宜；最後以拇指指尖點壓按揉腿部的昆侖穴約2分鐘。

【功效】益氣活血、溫經止痛、宣通經絡、活血祛淤、行氣止痛、祛風除濕、清熱止痛、舒筋活絡。

按摩足少陽膽經

【經穴】環跳穴、風市穴、陽陵泉穴。

【方法】拇指指腹按壓腿部的環跳穴約2分鐘；中指指腹按揉腿部的風市穴約2分鐘；拇指指腹端按揉腿部的陽陵泉穴約2分鐘。

【功效】疏風解表、利濕祛寒、舒筋通絡。

按摩足少陰腎經

【經穴】湧泉穴。

【方法】左（右）下肢平放在對側膝上，用右（左）手掌心按於湧泉穴上，反覆

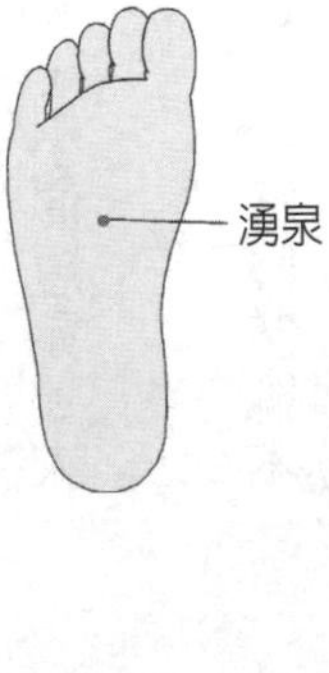

搓擦1～3分鐘。

【功效】通經活絡、舒筋活血。

✚經穴組合按摩

・氣滯血淤：按壓環跳穴、陽陵泉穴。

・風寒痹阻：點按承扶穴、湧泉穴。

・濕熱痹阻：按揉風市穴、委中穴、昆侖穴。

・肝腎虧虛：揉按腎俞穴、承山穴。

✚生活調理TIPS

☑保持良好的坐姿、站姿、

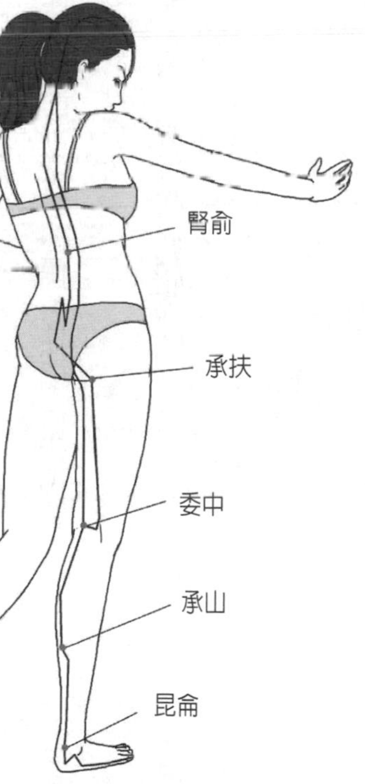

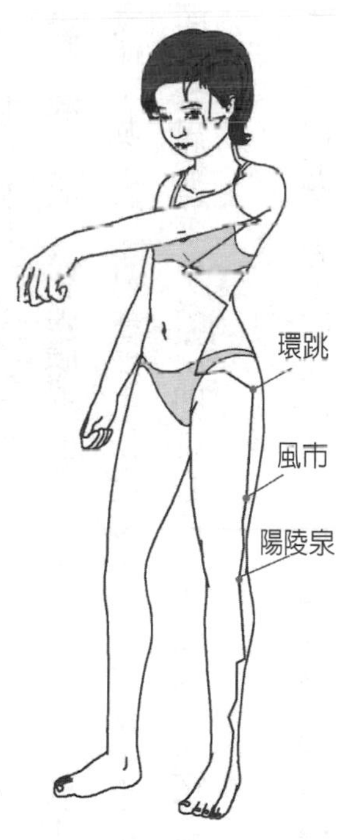

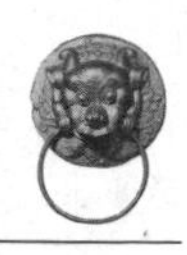

睡姿等姿勢的合理性。

☑工作的間隙應適當休息。

☑加強鍛鍊，尤其是加強腰背部肌肉的鍛鍊。

☑在運動、勞動過程中，注意保護腰部，避免摔傷、撞傷、扭傷等。

☑適時的按摩腰部，緩解腰部的疲勞狀態。

☒免受寒冷和潮濕，不要讓冷氣、寒風直接吹向腰部。

風濕性關節炎

風濕性關節炎屬變態反應性疾病，是風濕熱的主要表現之一。多以急性發熱及關節疼痛起病，四肢大關節會出現紅、腫、熱、痛，或腫脹變形及活動功能受限，其中以膝、踝關節最為多見，臨床具有多發性、遊走性、對稱性、易反覆發作等特點，少數病例可累及頸、顳、下頜或手的小關節。若病變累及心臟，則有心悸、心前區不適等表現，嚴重者出現心功能不全。

中醫將風濕性關節炎歸入「痹症」，並根據患者不同的症狀，辨證分型來治療風濕性關節炎。

一、風勝行痹：關節酸痛，遊走不定，屈伸不利，或有惡風寒發熱，苔薄，脈浮。

二、寒勝痛痹：關節疼痛較劇，痛有定處，關節屈伸不利，痛處皮膚不紅、不熱，得熱則舒，遇寒加劇，舌苔白，脈弦緊。

三、濕勝著痹：肌膚麻木，肢體疼痛沉重，痛處固定不移，活動不便，舌苔白膩，脈濡緩。

四、風濕熱痹：關節紅腫疼痛，得冷稍舒，痛不可觸，或發熱惡風，口渴，煩悶不安，苔黃，脈數。

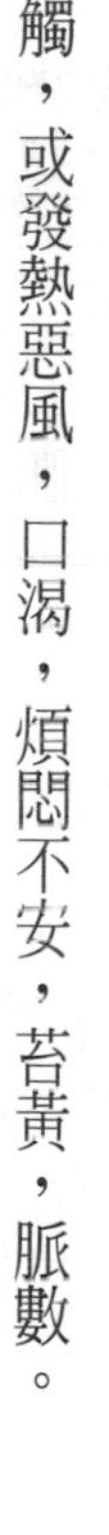

✚經穴按摩

按摩足陽明胃經

【經穴】解溪穴、梁丘穴、足三里穴、缺盆穴、氣沖穴。

【方法】用手指指腹端，點按腿部的解溪穴約3分鐘；拇指指端用力按壓腿部的梁丘穴3分鐘；用雙手手指指腹端，按壓腿部的足三里穴約1分鐘，以酸脹感爲佳；用手指指端，按揉頸部的缺盆穴約1分鐘；用雙手手指指腹端，按壓手部的氣沖穴，同時按

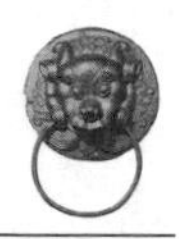

揉穴位下的動脈，一按一鬆，交替進行，直至感覺到腿腳有熱氣下流為佳。

【功效】通陽開痹、溫經散寒、清熱利濕、調和氣血、舒筋活絡。

按摩足少陽膽經

【經穴】丘墟穴、陽交穴、陽陵泉穴、風池穴、環跳穴。

【方法】用手指指腹端，按壓腿部的丘墟穴約3分鐘；用手指指腹端，按壓腿部的陽交穴約3分鐘；用拇指指腹端按揉腿部的陽陵泉穴約1分鐘，以酸脹感為佳；將雙手拇指指尖分別放在同側風池穴，其他四指附在頭部兩側，用力按揉約1分鐘；拇指指腹端按壓腿部的環跳穴約2分鐘。

【功效】溫經散寒、祛風除濕、疏肝理氣、扶正祛邪、開竅鎮痛。

按摩足少陰腎經

【經穴】太溪穴、交信穴。

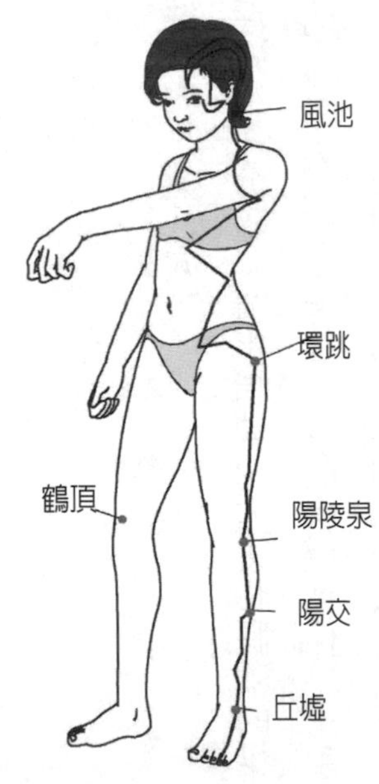

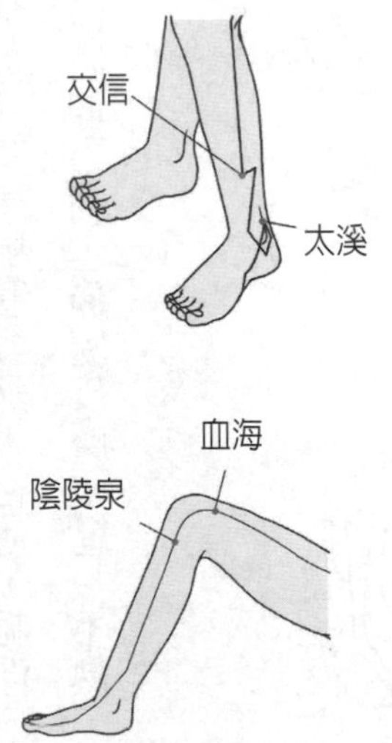

【方法】用雙手手指指腹端，按揉足部的太溪穴約1分鐘；用手指指腹端，按揉腿部的交信穴約3分鐘。

【功效】化淤通絡、通陽開痹、驅濕散寒。

按摩足太陰脾經

【經穴】血海穴、陰陵泉穴。

【方法】用拇指指腹端按揉手部的血海穴約1分鐘，以酸脹感為佳；用拇指指腹端按揉腿部的陰陵泉穴約1分鐘，以酸脹感為佳。

【功效】理血調經、清利濕熱、健脾利水，通利三焦。

按摩四肢部的奇穴

【經穴】鶴頂穴。

【方法】用手指指腹端，按壓腿部的鶴頂穴約3分鐘。

【功效】通利關節、驅濕逐寒。

按摩足太陽膀胱經

【經穴】昆侖穴、風門穴、脾俞穴。

【方法】用手指指腹端，點按腿部的

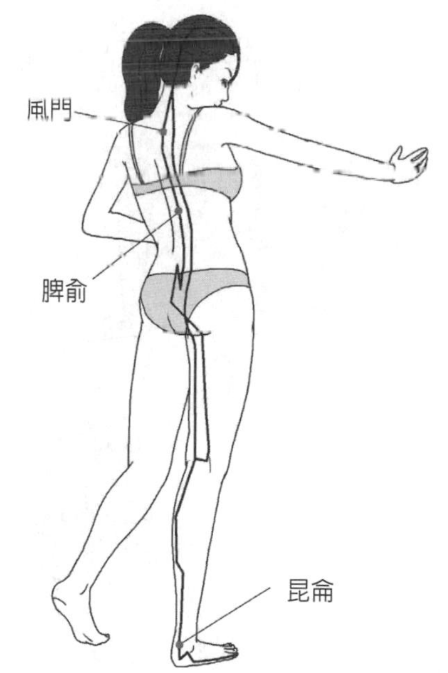

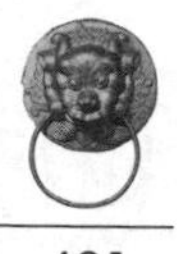

昆侖穴約3分鐘；用手指指腹端，按揉背部的風門穴約1分鐘；用雙手手指指腹端，揉搓背部的脾俞穴約2分鐘，直至感到酸脹爲宜。

【功效】祛風通絡、除濕散寒、宣肺解表、調和氣血、健脾化濕、益氣固表。

按摩奇穴

【經穴】膝眼穴。

【方法】用雙手手指指腹端，按壓腿部的膝眼穴約1分鐘，以酸脹感爲佳。

【功效】舒筋活血、解痙止痛。

按摩督脈

【經穴】風府穴、大椎穴。

【方法】用手指指腹端，按揉頸部的風府穴，以有酸痛感爲宜；用手指指腹

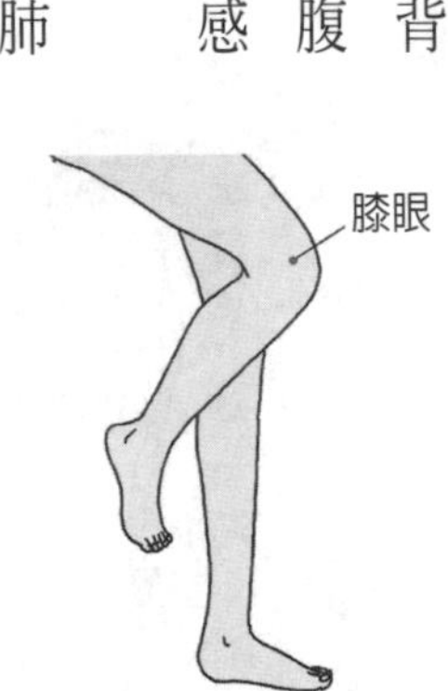

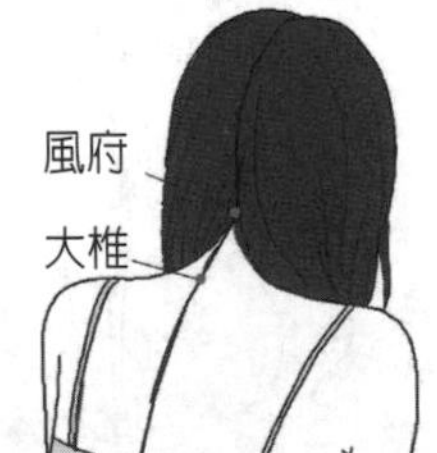

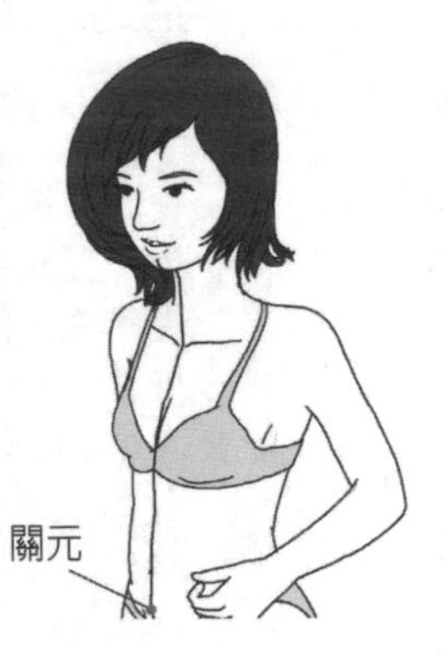

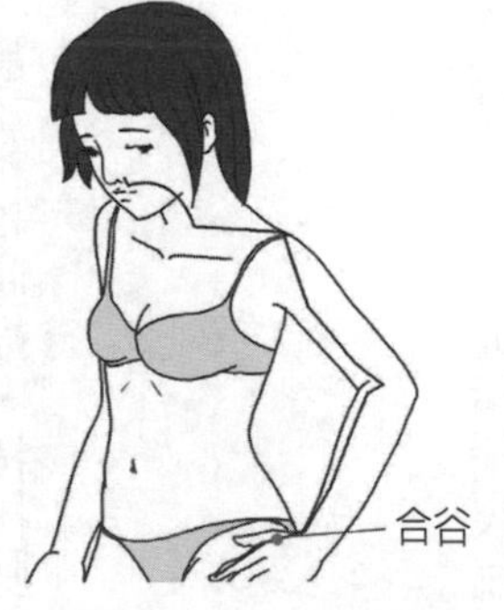

端，按壓頸部的大椎穴，直至有酸脹感爲宜。

【功效】散風熄風、通關開竅、順氣導濕、清熱解表。

按摩任脈

【經穴】關元穴。

【方法】用拇指指腹端，推拿腹部的關元穴大約2分鐘，以有酸脹感爲宜。

【功效】培補元氣、舒筋導滯。

按摩手陽明大腸經

【經穴】合谷穴。

【方法】將拇指指尖，按於對側合谷穴，其他四指放在掌心處。用力重掐壓約1分鐘。

【功效】疏風解表、宣通氣血、

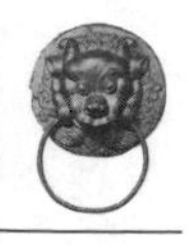

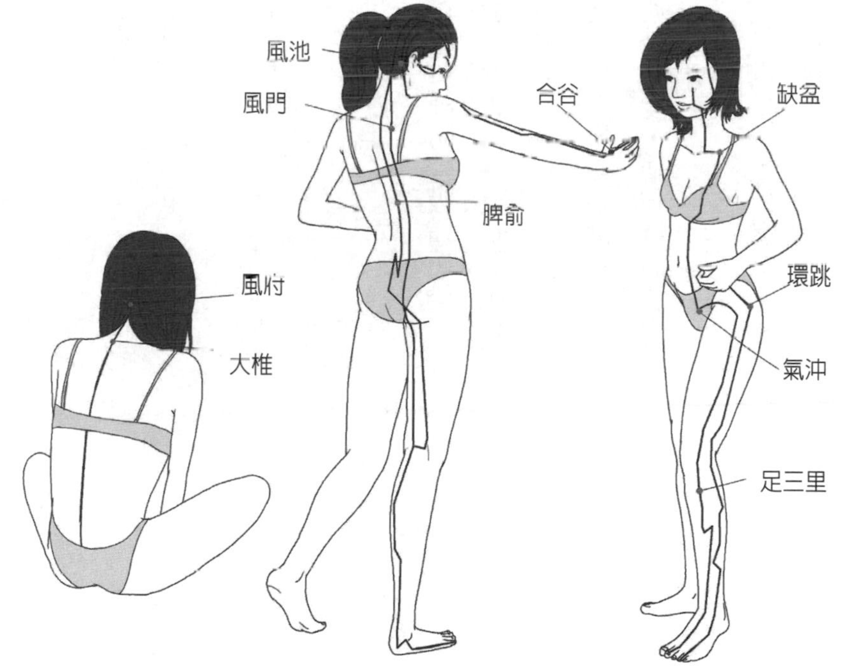

活絡鎮痛。

經穴組合按摩

- 風勝行痹：按風府穴、風池穴、風門穴。
- 寒勝痛痹：按缺盆穴、環跳穴、氣沖穴。
- 濕勝著痹：按脾俞穴、關元穴、足三里穴。
- 風濕熱痹：按風池穴、大椎穴、合谷穴。

✚生活調理TIPS

☑平日要注意氣候變化，積極防寒保暖，謹防呼吸道感染。

☑加強體育鍛鍊，如跑步、打球、騎自行車、練氣功等，以提高機體抗病能力。

☑預防鏈球菌感染，若已感染要及時治療。

☑飲食要定時、定量，食物的軟、硬、冷、熱均要適宜。

☑飲食宜清淡，以保持較好的脾胃運化功能，增強抗病能力。

☑飲食不可偏嗜，應搭配合理。

☑宜食用高蛋白、高熱量、易消化的食物。

☒不可因擔心體質虛弱、營養不夠而暴飲暴食。

☒避免久居潮濕之處。

☒少食辛辣刺激性及生冷、油膩之物。

前列腺炎

前列腺〈即攝護腺〉炎是一種因飲酒過度、房事頻繁、會陰部損傷、前列腺肥大等引起的前列腺發炎或充血症狀。慢性前列腺炎常出現排尿不適、反射性疼痛等症狀，並可伴有神經衰弱症，表現出乏力、頭暈、失眠等；長期持久的前列腺炎甚至可引起身體的變態反應。前列腺炎在中醫學屬「白濁」、「精濁」等範疇，認為該病是由「下焦濕熱」、「氣化失調」所引起，並分為五種類型：

一、濕熱壅滯型：常表現為噁心嘔吐、吃不下厭食、乏力、會陰或小腹脹痛、尿急、尿痛。

二、陰虛火旺型：常表現為腰酸腿軟、五心煩熱、周身乏力、尿末滴白、小便短赤、大便秘結。

三、腎陽虛損型：常表現為尿頻、尿道滴白、形寒肢冷、小腹會陰脹痛、陰囊濕冷、早洩遺精、頭昏頭暈。

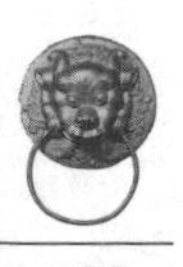

四、氣滯血淤阻型：常表現為小腹、會陰、腰 疼痛不適，尿道刺痛。

五、中氣不足型：常表現為小便清長或尿頻、尿末滴白、會陰脹痛、神疲乏力、少氣懶言、納食不香。

✚經穴按摩

按摩任脈

【經穴】關元穴、曲骨穴、會陰穴、中極穴、氣海穴。

【方法】用拇指指腹端，推拿腹部的關元穴約2分鐘，以有酸脹感為宜；用手指指腹端，按揉腹部的曲骨穴約1分鐘；用拇指指腹端，按壓腹部的會陰穴約2分鐘，以有酸脹感為宜；用手指指腹端，按揉腹部的中極穴約1分鐘；用拇指指腹端，揉捏腹部的氣海穴約2分鐘，以有酸脹感為宜。

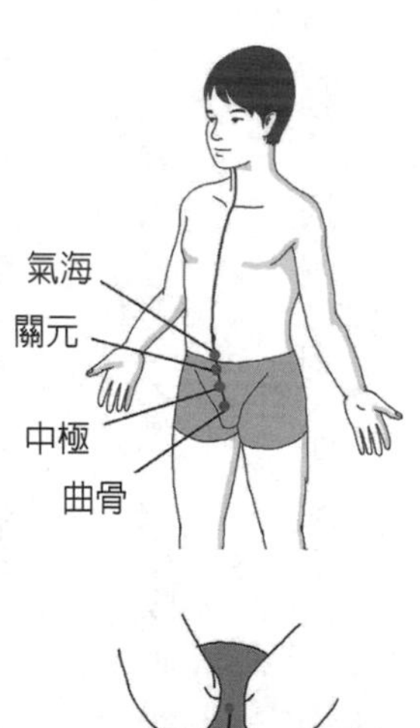

【功效】益氣健脾、溫腎益陽、利濕滲濁、升清降濁、理氣導滯、滋陰清熱。

按摩足太陽膀胱經

【經穴】腎俞穴、脾俞穴。

【方法】用雙手手指指腹端，點壓背部的腎俞穴約2分鐘，直至感到酸脹為宜；用手指指腹端，揉搓背部的脾俞穴約2分鐘，直至感到酸脹爲宜。

【功效】補腎、健脾、通血、清熱化濕、升清降濁。

按摩足少陰腎經

【經穴】湧泉穴。

【方法】用雙手手指指腹端，揉搓腳底的湧泉穴，直至感覺溫熱爲宜。

【功效】疏風清熱、調和氣血。

按摩足厥陰肝經

【經穴】太沖穴。

【方法】用雙手手指指腹揉撚足部的太沖穴，以有酸脹感爲宜。

【功效】疏肝理氣、瀉熱通腑。

按摩足太陰脾經

【經穴】三陰交、血海穴。

脾俞
腎俞

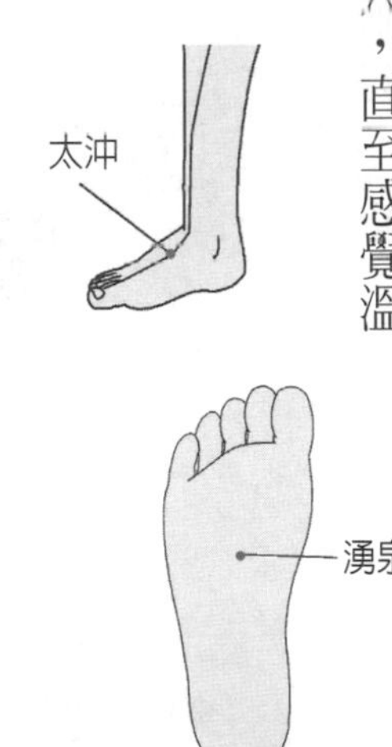

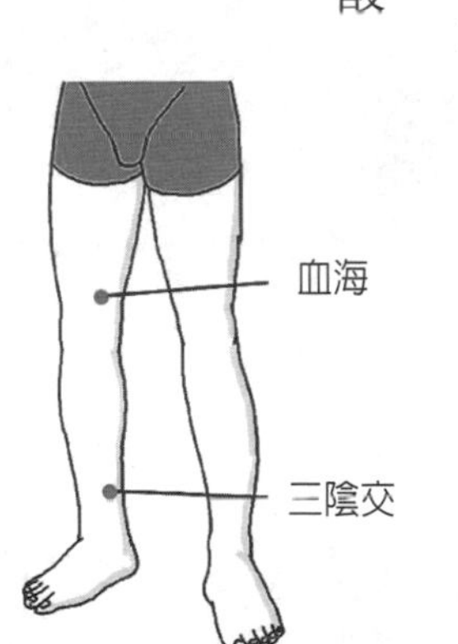

【方法】用雙手手指指腹端，揉捏腿部的三陰交約3分鐘；用拇指指腹端，按揉手部的血海穴約2分鐘，每日2次。

【功效】氣血雙補、理氣導滯。

按摩督脈

【經穴】命門穴。

【方法】用手指指腹端，點按腰部的命門穴。

【功效】舒筋通絡、解痙止痛。

按摩足陽明胃經

【經穴】足三里。

【方法】用雙手手指指腹端，按壓腿部的足三里穴約1分鐘。

【功效】行氣解鬱、清熱解毒。

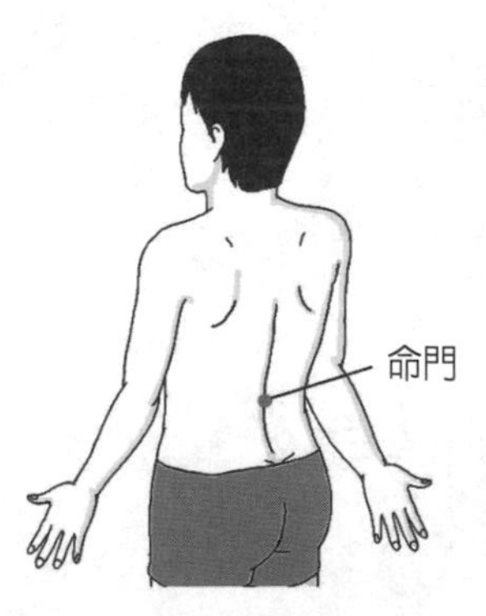

✚經穴組合按摩

- 濕熱壅滯型：按壓會陰穴、揉捏太沖穴。
- 陰虛火旺型：拿關元穴、按揉曲骨穴。
- 腎陽虛損型：點壓腎俞、揉捏三陰交穴。

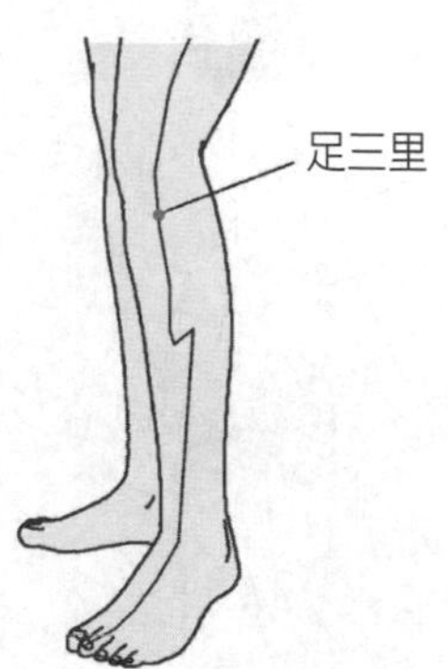

·氣滯淤阻型：按揉血海穴、揉捏氣海穴、點揉陽陵泉穴。

·中氣不足型：揉搓脾俞穴、點壓腎俞穴、按壓足三里穴、揉捏氣海穴。

✚生活調理TIPS

☑發展興趣愛好，減輕心理負擔，以免產生精神症狀。

☑若前列腺炎已治癒，每晚可用熱水坐浴，促進前列腺血液循環，防止復發。

☑注意生活起居，養成良好的生活習慣，並應防治過度疲勞。

☑多飲水，勿憋尿，以使前列腺分泌物儘快排除。

☒忌吃刺激性較強的食物，忌煙忌酒。

☒少騎自行車，不坐潮濕地。

☒注意性生理衛生，房事有度，不可手淫。

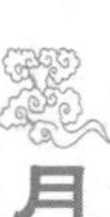

月經失調

月經失調為婦科常見疾病，多以月經的週期、經期、經量、經色、經質等方面發生異常為主要臨床症狀。月經是伴隨女性大半生的生理現象，如果月經失調，女性的身體

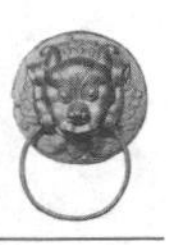

也因此受到傷害。月經失調可使面部出現色斑、暗瘡，如果不及早診治，不但影響美容，而且還會影響身體健康。月經的中醫分型為：

一、血熱型：多表現為月經週期短，或流血不止，量大，經血為紅色或深紅色，質黏稠；心胸煩悶，咽乾口燥，面紅口乾，顏面潮紅；且小便黃，大便乾，舌紅苔黃。

二、肝鬱化熱型：多表現為月經不暢，胸脅、乳房及小腹脹痛，且煩躁易怒，咳聲歎氣，噯氣食少，精神緊張；經血呈紅色或紫色，舌邊尖紅，咽乾口苦，舌苔薄黃。

三、氣虛型：多表現為月經週期紊亂，或短或長，量多色淡，質清稀；並伴有神疲乏力，肢軟氣短，心悸心跳；食少便溏，小腹空墜，舌淡苔薄。

四、血虛型：多表現為經期延後，經血量少且色談，質清稀；並常伴有頭暈眼花，心悸怔忡，動則加重，失眠多夢，面色萎黃，舌淡少苔。

五、血寒型：多表現為經期延後，經血色暗且量少，小腹冷痛、得熱痛減，或畏寒肢冷，面色蒼白，小便清長，大便稀薄，舌苔薄白。

六、氣滯型：多表現為月經延後，經血量少且色暗有塊，小腹脹痛，胸脅、乳房脹痛，易急躁生氣，舌質暗。

七、血淤型：多表現為月經延後，或經血量少，呈紫黑色有塊，小腹脹痛拒按，或刺痛，血塊排出後疼痛減輕，舌質紫暗或有淤點淤斑。

✚經穴按摩

按摩任脈

【經穴】中脘穴。

【方法】用拇指指腹端，揉捏腹部的中脘穴約1分鐘，以感到酸脹感爲宜。

【功效】祛濕散寒、滋腎養肝。

按摩足太陽膀胱經

【經穴】脾俞穴、志室穴、八髎穴。

【方法】用手指指腹端，揉搓背部的脾俞穴2分鐘，直至感到酸脹爲宜；用手指指腹端，按壓腰部的志室穴約2分鐘，直至感到酸脹爲宜；用手指指腹端，按壓腰部的八髎，以感到酸脹爲宜。

【功效】行氣理氣、活血化淤、健脾益胃、清利濕熱、補氣攝血。

按摩手陽明大腸經

【經穴】合谷穴。

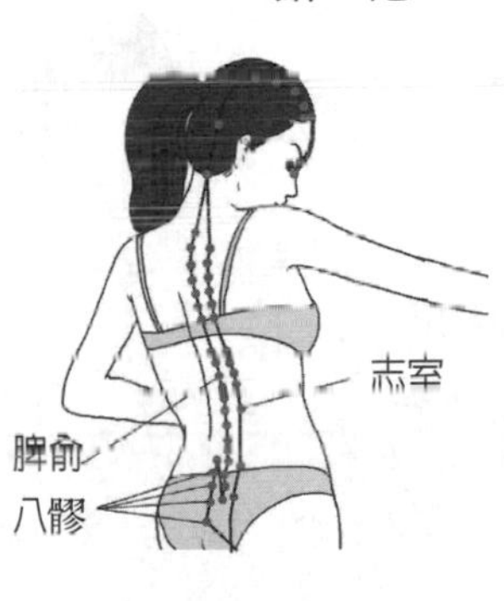

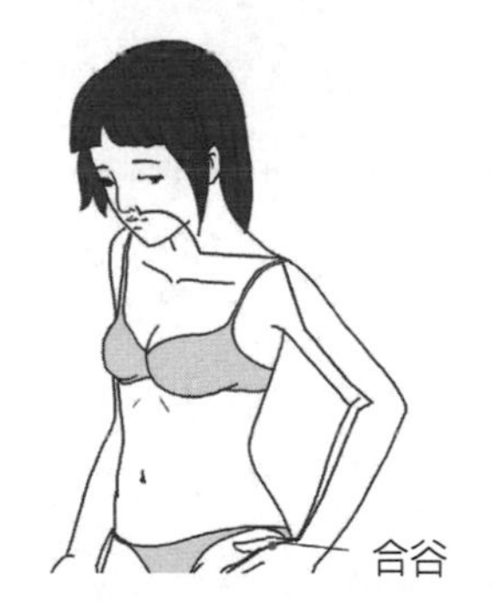

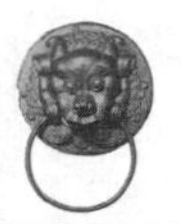

【方法】將拇指指尖，按於對側合谷穴，其他四指放在掌心處，適度用力掐壓約2分鐘。

【功效】清熱調經、疏肝解鬱。

按摩足太陰脾經

【經穴】血海穴、陰陵泉穴、三陰交穴。

【方法】用拇指指腹端，按揉手部的血海穴約2分鐘，每日兩次；接著用雙手手指指腹端，按揉腿部的陰陵泉穴約1分鐘；然後用雙手手指指腹端，揉捏腿部的三陰交穴約3分鐘。

【功效】清熱調經、調血鎮痛、補氣攝血、溫經散寒、活血化淤、行氣理氣。

按摩足厥陰肝經

【經穴】中都穴。

【方法】用雙手手指指腹端，按壓腿部的中都穴約3分鐘。

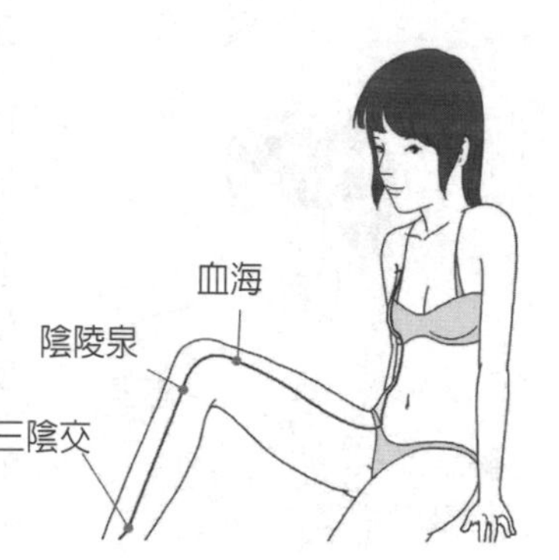

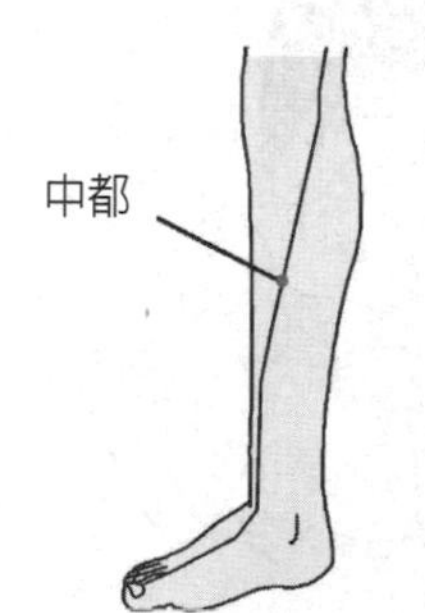

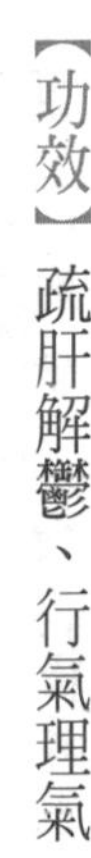
【功效】疏肝解鬱、行氣理氣。

按摩足少陰腎經

【經穴】築賓穴。

【方法】用雙手手指指腹端，按壓腿部的築賓穴約3分鐘。

【功效】溫經散寒、益腎養肝。

✚經穴組合按摩

- 血熱型：揉捏中脘穴1分鐘。
- 肝鬱化熱型：按揉血海穴2分鐘。
- 氣虛型：掐壓合谷穴2分鐘。
- 血虛型：按壓中都穴3分鐘。
- 血寒型：揉捏三陰交穴3分鐘。
- 氣滯型：按壓志室穴2分鐘。
- 血淤型：揉搓脾俞穴2分鐘。

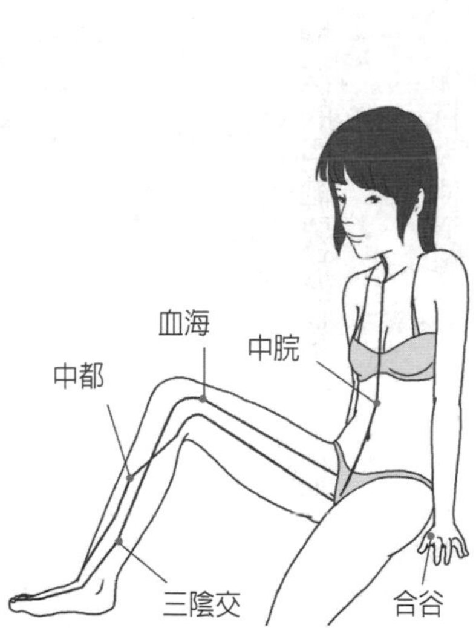

✚生活調理TIPS

☑合理安排生活、起居、勞作等，不宜過勞或過逸。
☑保持精神愉快，避免精神刺激和情緒波動。
☑注意外生殖器的衛生清潔。
☑注意保暖，避免寒冷刺激。
☑內褲要用棉質，透氣性能良好，勤洗勤換，換洗的內褲要放在陽光下曬乾。
☒經血量多者忌食紅糖。
☒不宜吃生冷、酸辣等刺激性食物，多飲開水，保持大便通暢。

經痛

經痛是女性獨有的病症，症狀是在月經前後或行經之時，出現腰酸、腰痛和小腹墜痛，重者往往由於劇痛而出現冷汗淋漓，面色蒼白，四肢冰冷，甚則昏厥等。無論是月經初潮後發生的原發性經痛，還是因盆腔炎等生殖器官病變引起的繼發性經痛，均會反覆發作而影響女性正常的生活和工作。痛經給女性的工作和生活帶來了很多不便，引起經痛的原因也很多，中醫將經痛的形成原因分爲四種：

一、氣滯血淤型：多表現爲行經之前或行經期間出現小腹脹痛，乳頭觸痛，心煩氣躁，經血量少或行經不暢等。

二、陽虛內寒型：多表現爲寒凝胞中，行經期間或行經之後出現小腹冷痛，經血色淡且量少，並伴有腰膝腿軟，手足不溫，小便清長等。

三、氣血虛弱型：多表現爲行經期間小腹綿綿作痛，月經量少，色淡質薄，面色萎黃，神疲乏力，食欲不佳，大便溏瀉等。

四、肝腎虛損型：多表現爲月經乾淨之後的1～2天內出現腰膝腿軟，小腹隱痛不適，或有潮熱，頭暈耳鳴等。

✚經穴按摩

按摩任脈

【經穴】氣海穴、關元穴、中極穴。

【方法】用手指指腹端，點壓腹部的氣海穴約1分鐘；用拇指指腹端，推拿腹部的關元穴約2分鐘，以有酸脹感爲宜；用手指指腹端，按揉腹部的中極穴約1分鐘。

【功效】通絡止痛、疏風清熱、解痙活血。

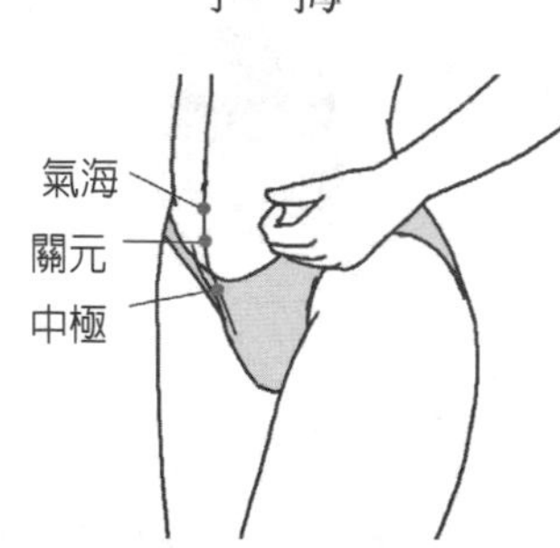

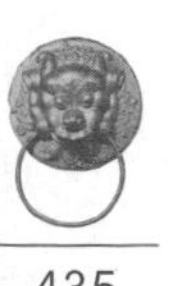

按摩足陽明胃經

【經穴】歸來穴、足三里穴。

【方法】用手指指腹端，按揉腹部的歸來穴約1分鐘；用雙手手指指腹端，點壓腿部的足三里穴約1分鐘。

【功效】調和氣血、通絡止痛、疏風散寒。

按摩督脈

【經穴】命門穴。

【方法】用手指指腹端，按壓腰部的命門穴，以有酸脹感爲宜。

【功效】通絡止痛，緩解症狀。

按摩足太陽膀胱經

【經穴】腎俞穴、次髎穴。

【方法】用雙手手指指腹端，點壓背部的腎俞穴約2分

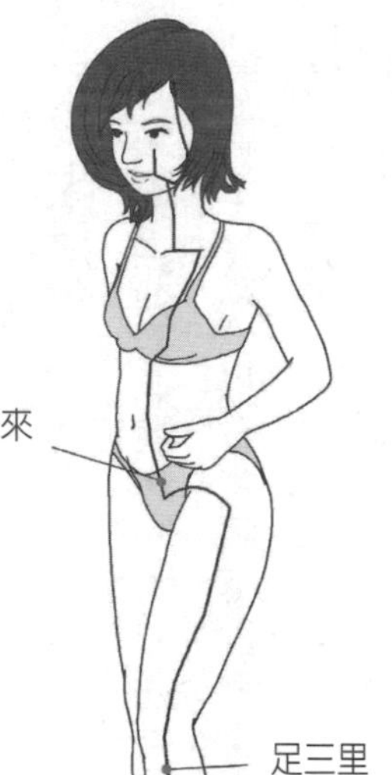
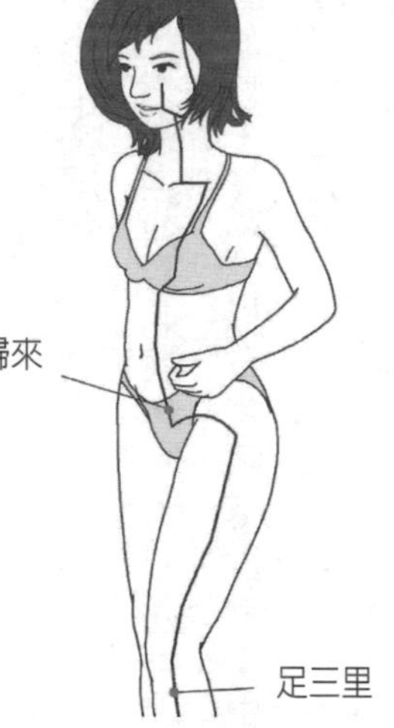

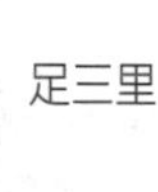

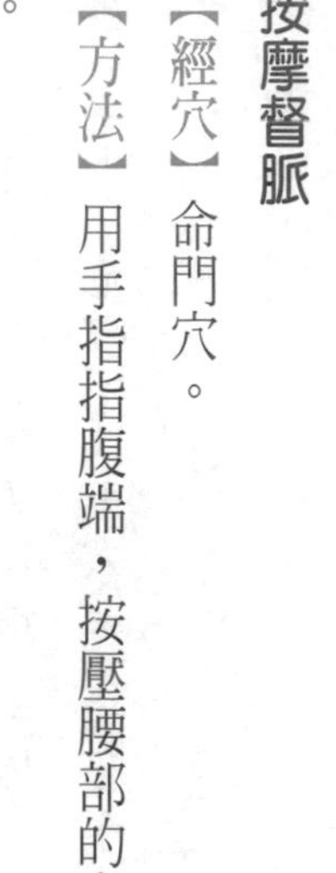
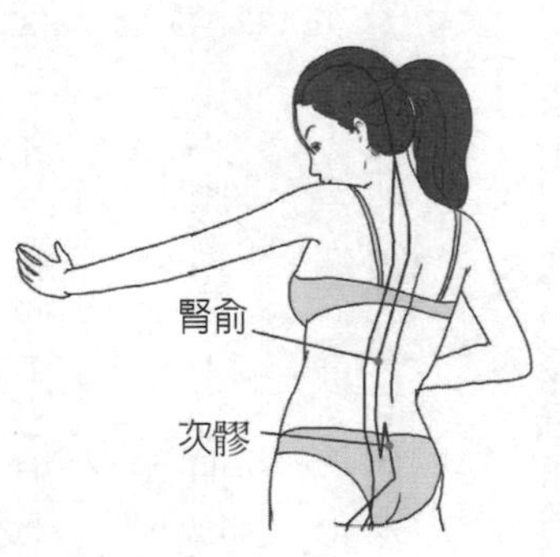

鐘，直至感到酸脹爲宜；用雙手手指指腹端，按揉腰部的次髎穴，直至感到酸脹感爲宜。

【功效】補腎活血、疏風解痙、通絡止痛。

按摩足少陰腎經

【經穴】太溪穴。

【方法】用雙手手指指腹端，按揉足部的太溪穴約1分鐘。

【功效】通筋活絡，緩解症狀。

按摩足太陰脾經

【經穴】陰陵泉穴、三陰交穴。

【方法】用雙手手指指腹端，按揉腿部的陰陵泉穴約1分鐘；用雙手手指指腹端，揉捏腿部的三陰交穴約3分鐘。

【功效】祛風散寒，舒筋止痛，調和氣血。

按摩足厥陰肝經

【經穴】太沖穴。

【方法】用雙手手指指腹端，揉捏足部的太沖穴，以有酸脹感爲宜。

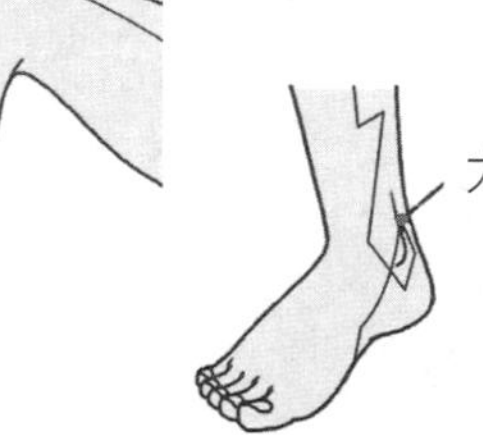

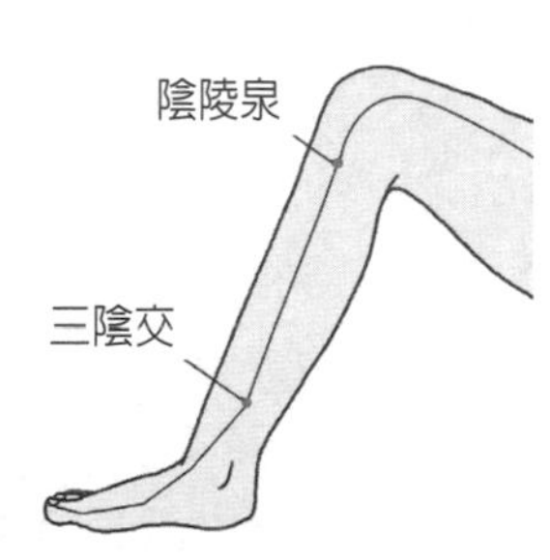

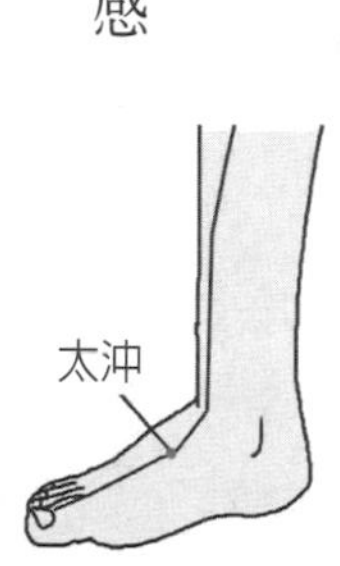

【功效】通絡止痛，緩解症狀。

經穴組合按摩

- 氣滯血淤：點壓氣海穴、推拿關元穴。
- 陽虛內寒：按揉次髎穴和歸來穴。
- 氣血虛弱：按揉陰陵泉穴和太溪穴。
- 肝腎虛損：點壓腎俞穴、按壓命門穴。

✚生活調理TIPS

☑經期應避免寒邪侵襲。

☑經期除注意衛生外，還應避免劇烈運動和過度勞累。

☑保持心情愉快，儘量控制自己的情緒變化。

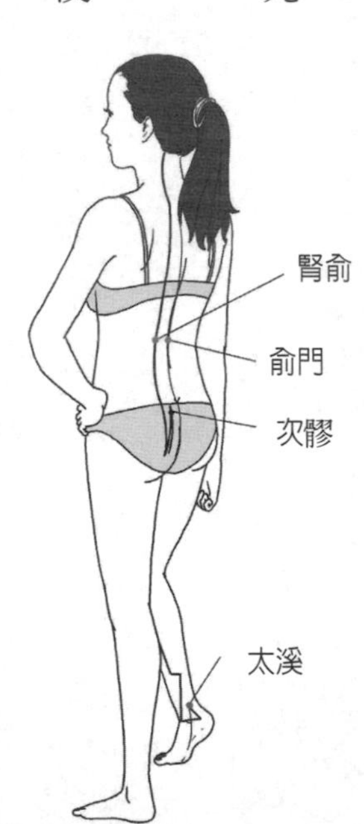

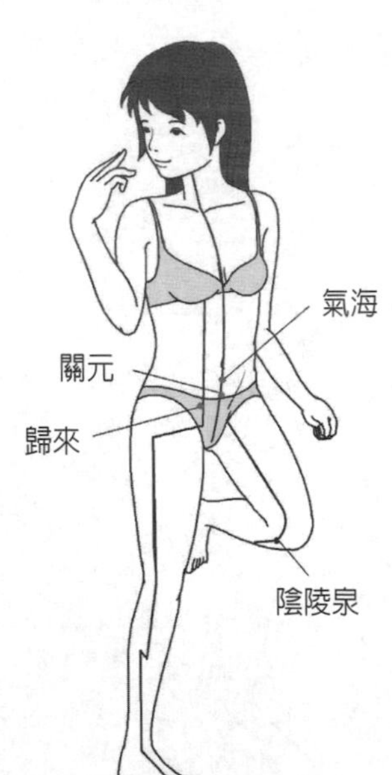

☒防止房勞過度和房事不潔。

乳腺炎

乳腺炎是西醫的叫法，在中醫裏，乳腺炎屬「乳癰」。病症多見於婦女產後哺乳期，中醫稱之爲「內吹乳癰」；但也有的婦女是在懷孕期患病，中醫稱之爲「外吹乳癰」。乳腺炎多發於乳房的外上方，其症狀初起時乳房處硬結脹痛，焮熱，並伴有惡寒壯熱，一週成形，十天左右開始化膿，若不切開可向外自潰，膿盡收口，少數人會形成化膿性瘻管，稱爲「乳漏」。乳腺炎的病因有多種，如肝氣鬱結，胃熱壅滯；乳汁積滯；乳兒吸乳損傷乳頭，感染熱毒；產後血虛、感受外邪，致濕熱蘊結，氣血凝滯等都會造成乳腺炎。中醫將其大致分爲三種類型：

一、肝鬱偏重：多表現爲乳房結塊，皮色不紅，乳汁不暢；苔白，脈弦。

二、胃熱蘊盛：多表現爲乳房紅腫熱痛，高熱口乾，便秘溲黃；苔黃膩，脈滑數。

三、肝鬱、胃熱俱甚：多表現爲乳內有硬核腫痛，皮膚不紅或鮮紅，按之灼痛，並伴有發熱口乾，大便乾結，小便短赤等症狀；且舌紅苔黃，脈數。

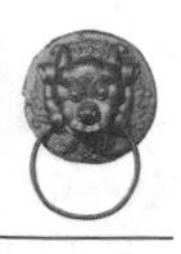

✚經穴按摩

按摩任脈

【經穴】膻中穴。

【方法】用拇指按膻中穴，力度要適中，直至感覺酸脹爲宜。

【功效】寬胸利膈，降氣通絡，利上焦。

按摩足陽明胃經

【經穴】梁丘穴、乳根穴、足三里。

【方法】用拇指指腹端，用力按壓腿部的梁丘穴約3分鐘；將拇指指尖，按壓胸部的乳根穴約2分鐘；用雙手手指指腹端，按壓腿部的足三里穴約1分鐘。

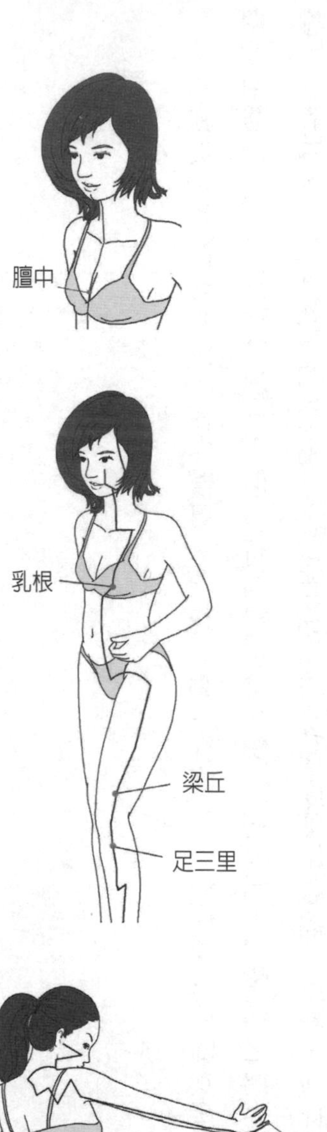

【功效】通絡散寒、疏肝理氣、宣透散結、溫經祛濕。

按摩手太陽小腸經

【經穴】少澤穴。

【方法】將拇指指尖，按揉手部的少澤穴約2分鐘。

【功效】疏肝理氣、清熱解毒。

按摩手少陽三焦經

【經穴】外關穴。

【方法】用手的中指和拇指置於另一手的外關穴，兩指對合用力按壓約1分鐘，雙手交替進行。

【功效】舒筋活血、通絡止痛。

按摩手陽明大腸經

【經穴】合谷穴。

【方法】將拇指指尖，按於對側合谷穴，其他四指放在掌心處。用力壓揉，以有酸脹感為宜。

【功效】通經活絡、宣透散結。

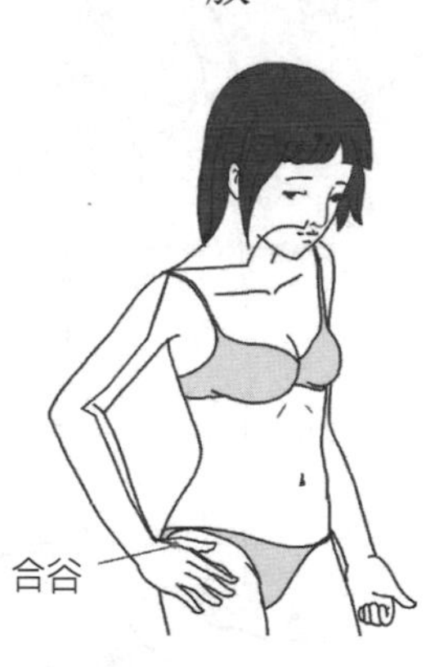

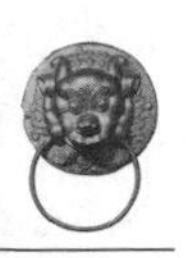

按摩足少陽膽經

【經穴】風池穴、足臨泣。

【方法】將雙手拇指指尖分別放在同側風池穴，其他四指附在頭部兩側，用力按揉，以有酸痛感爲宜；將拇指指尖，點按足部的足臨泣穴約2分鐘。

【功效】活血通絡、溫經散寒、清熱解毒、解痙止痛。

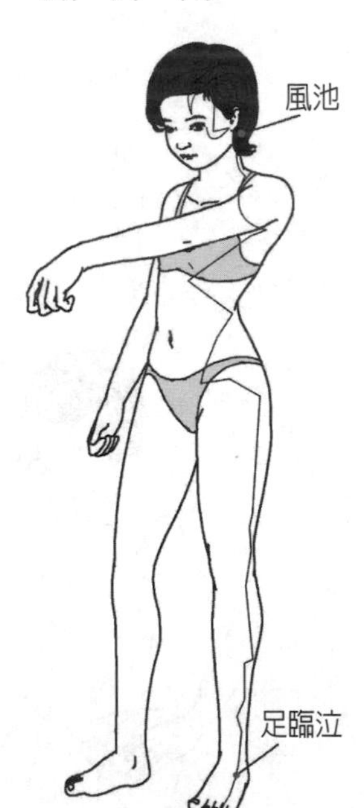

按摩足厥陰肝經

【經穴】期門穴、行間穴。

【方法】將拇指指尖，按壓胸部的期門穴約2分鐘；將拇指指尖，點按足部的行間穴約2分鐘。

【功效】清熱解毒、通絡活血、疏肝理氣。

經穴組合按摩

・肝鬱偏重型：按壓梁丘穴和期門穴、點按行間穴。

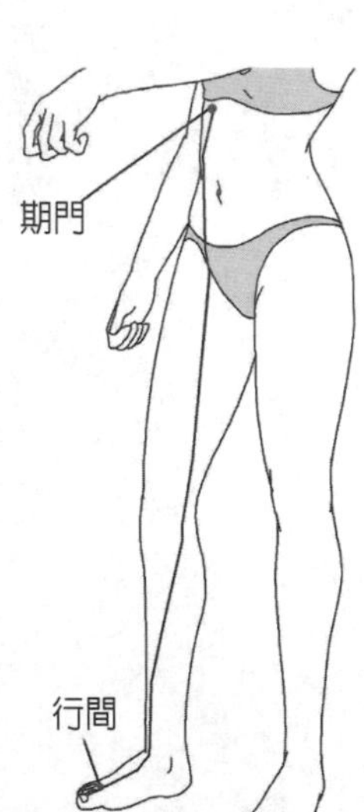

・胃熱蘊盛型：按壓膻中穴、按揉少澤穴、壓揉合谷穴。

・肝鬱、胃熱俱甚型：按壓外關穴、按揉風池穴、點按足臨泣。

✚生活調理TIPS

☑妊娠後期，常用溫水洗乳頭。

☑乳頭內陷者，洗後輕柔按摩牽拉。

☑注意嬰兒口腔清潔，及時治療嬰兒口腔炎症。

☑多吃具有清熱功效的果蔬，如番茄、黃瓜、絲瓜、綠豆、蓮藕、海帶等。

☑乳頭擦傷、皸裂，應及早治療，以免感染。

☒哺乳期避免當風露胸餵乳，每次哺乳應將乳汁吸空，防止淤積。

〈全書終〉

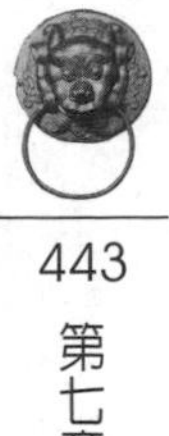

國家圖書館出版品預行編目資料

黃帝內經經絡按摩健康全書，曾子孟　著，
初版，新北市，新視野 New Vision，2022.12
面；　公分 --
ISBN 978-626-96569-1-2（平裝）
1.CST：經絡按摩 2.CST：按摩

413.915　　　11015444

黃帝內經經絡按摩健康全書

曾子孟　著

主　　編　林郁
出　　版　新視野 New Vision
製　　作　新潮社文化事業有限公司
電話 02-8666-5711
傳真 02-8666-5833
E-mail：service@xcsbook.com.tw

印前作業　東豪印刷事業有限公司
印刷作業　福霖印刷有限公司

總 經 銷　聯合發行股份有限公司
新北市新店區寶橋路 235 巷 6 弄 6 號 2F
電話 02-2917-8022
傳真 02-2915-6275

初版一刷　2022 年 12 月